Kohlhammer

Die Autorinnen und Autoren

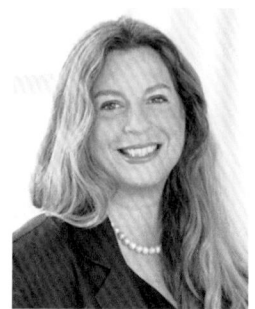

Prof. Dr. biol. hum. Dipl.-Psych. Anna Buchheim ist seit 2008 Professorin für Klinische Psychologie am Institut für Psychologie an der Universität Innsbruck, derzeit Dekanin der Fakultät für Psychologie und Sportwissenschaft sowie Psychoanalytikerin. Am Universitätsklinik Ulm absolvierte sie an der Psychosomatischen Klinik ihre Venia für Psychotherapeutische Medizin, Psychotherapie sowie Medizinische Psychologie und psychoanalytische Ausbildung (DPV). Ihre Forschungsschwerpunkte sind Klinische Bindungsforschung, Präventionsforschung, psychodynamische Psychotherapieforschung, Persönlichkeitsstörungen und die Neurowissenschaften. Sie lebt seit über 15 Jahren in Innsbruck.

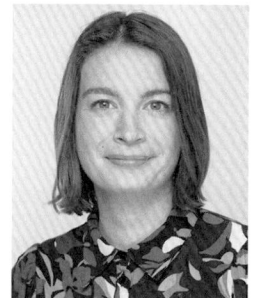

Dr. med. Katharina Biersack ist Fachärztin für Psychosomatische Medizin und Psychotherapie mit Psychodynamischem Fokus und als Oberärztin an der Klinik für Psychosomatische Medizin und Psychotherapie in der München Klinik Harlaching tätig. Schwerpunkte ihrer klinischen Arbeit sind Körperbeschwerden, Essstörungen und schwere Strukturstörungen unterschiedlicher Symptomatik. Ihre Forschung ist auf funktionelle Körperbeschwerden und psychomedizinische Versorgung konzentriert. Sie ist vertiefend ausgebildet in Mentalisierungsbasierter Therapie. Sie lebt und arbeitet in München.

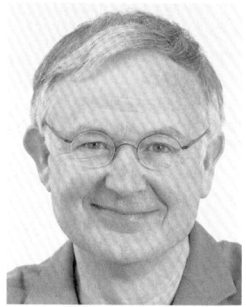

Prof. Dr. med. Eckhard Frick sj ist Professor für Spiritual Care und psychosomatische Gesundheit, Klinik für Psychosomatische Medizin und Psychotherapie, TUM Universitätsklinikum, Technische Universität München. Er ist Facharzt für Psychosomatische Medizin und Psychotherapie, Psychiater und Psychoanalytiker (DGPT/IAAP). Publikationen zu Spiritualität und Analytischer Psychologie nach C. G. Jung: Gerufen oder nicht gerufen? Spiritualität in der Analytischen Psychologie; herausgegeben mit T. Roser und G. Stotz-Ingenlath: Spiritualität und Medizin. Er lebt und arbeitet seit 1988 in München.

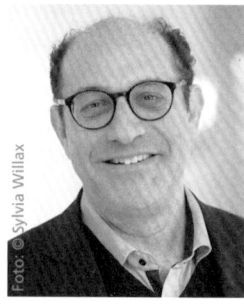

PD Dr. med. Joram Ronel ist Chefarzt und Leiter des Departements für Psychosomatische Medizin und Psychotherapie an der Klinik Barmelweid. Er ist Facharzt für Psychosomatische Medizin und Psychotherapie, Internist, Psychoanalytiker und Gruppenanalytiker. Arbeits- und Forschungsschwerpunkte sind u.a. Themen der stationären Psychotherapie, der Entwicklungspsychologie bei somatoformen und somatopsychischen Störungen sowie die psychosoziale (auch transgenerationale) Versorgung nach Extremtraumatisierungen. Er lebt im Schweizer Kanton Aargau und in München.

Das Werk wurde begründet und in der 1. bis 3. Auflage verfasst von Michael Ermann, Eckhard Frick, Christian Kinzel und Otmar Seidl.

Anna Buchheim
Katharina Biersack
Eckhard Frick
Joram Ronel

Einführung in die Psychosomatik und Psychotherapie

Ein Arbeitsbuch für Studium und Klinik

4., erweiterte und überarbeitete Auflage

Begründet und in 1.–3. Auflage verfasst von
Michael Ermann, Eckhard Frick,
Christian Kinzel und Otmar Seidl

Verlag W. Kohlhammer

Dieses Werk einschließlich aller seiner Teile ist urheberrechtlich geschützt. Jede Verwendung außerhalb der engen Grenzen des Urheberrechts ist ohne Zustimmung des Verlags unzulässig und strafbar. Das gilt insbesondere für Vervielfältigungen, Übersetzungen, Mikroverfilmungen und für die Einspeicherung und Verarbeitung in elektronischen Systemen.

Pharmakologische Daten, d. h. u. a. Angaben von Medikamenten, ihren Dosierungen und Applikationen, verändern sich fortlaufend durch klinische Erfahrung, pharmakologische Forschung und Änderung von Produktionsverfahren. Verlag und Autoren haben große Sorgfalt darauf gelegt, dass alle in diesem Buch gemachten Angaben dem derzeitigen Wissensstand entsprechen. Da jedoch die Medizin als Wissenschaft ständig im Fluss ist, da menschliche Irrtümer und Druckfehler nie völlig auszuschließen sind, können Verlag und Autoren hierfür jedoch keine Gewähr und Haftung übernehmen. Jeder Benutzer ist daher dringend angehalten, die gemachten Angaben, insbesondere in Hinsicht auf Arzneimittelnamen, enthaltene Wirkstoffe, spezifische Anwendungsbereiche und Dosierungen anhand des Medikamentenbeipackzettels und der entsprechenden Fachinformationen zu überprüfen und in eigener Verantwortung im Bereich der Patientenversorgung zu handeln. Aufgrund der Auswahl häufig angewendeter Arzneimittel besteht kein Anspruch auf Vollständigkeit.

Die Wiedergabe von Warenbezeichnungen, Handelsnamen und sonstigen Kennzeichen in diesem Buch berechtigt nicht zu der Annahme, dass diese von jedermann frei benutzt werden dürfen. Vielmehr kann es sich auch dann um eingetragene Warenzeichen oder sonstige geschützte Kennzeichen handeln, wenn sie nicht eigens als solche gekennzeichnet sind.

Es konnten nicht alle Rechtsinhaber von Abbildungen ermittelt werden. Sollte dem Verlag gegenüber der Nachweis der Rechtsinhaberschaft geführt werden, wird das branchenübliche Honorar nachträglich gezahlt.

Dieses Werk enthält Hinweise/Links zu externen Websites Dritter, auf deren Inhalt der Verlag keinen Einfluss hat und die der Haftung der jeweiligen Seitenanbieter oder -betreiber unterliegen. Zum Zeitpunkt der Verlinkung wurden die externen Websites auf mögliche Rechtsverstöße überprüft und dabei keine Rechtsverletzung festgestellt. Ohne konkrete Hinweise auf eine solche Rechtsverletzung ist eine permanente inhaltliche Kontrolle der verlinkten Seiten nicht zumutbar. Sollten jedoch Rechtsverletzungen bekannt werden, werden die betroffenen externen Links soweit möglich unverzüglich entfernt.

4., erweiterte und überarbeitete Auflage 2025

Die von Michael Ermann, Eckhard Frick, Christian Kinzel und Otmar Seidl verfassten ersten drei Auflagen erschienen unter dem Titel »Einführung in die Psychosomatik und Psychotherapie. Ein Arbeitsbuch für Unterricht und Eigenstudium«.

Alle Rechte vorbehalten
© W. Kohlhammer GmbH, Stuttgart
Gesamtherstellung: W. Kohlhammer GmbH, Heßbrühlstr. 69, 70565 Stuttgart
produktsicherheit@kohlhammer.de

Print:
ISBN 978-3-17-038946-5

E-Book-Formate:
pdf: ISBN 978-3-17-038947-2
epub: ISBN 978-3-17-038948-9

Inhalt

Die Autorinnen und Autoren ... 2

Vorwort ... 9

Was der Medizinstudent Marc Lemort Demétigny nicht ahnen konnte ... 11

1 Von der Geschichte in die Gegenwart ... 13
    1.1 Die Erforschung der Hysterie – zugleich ein kurzer Streifzug durch die lange Geschichte der Psychosomatischen Medizin ... 13
    1.2 Die Entwicklung der Psychosomatik in Spätantike und Mittelalter, ... 14
    1.3 ... Neuzeit ... 14
    1.4 ... und Moderne ... 15
    1.5 Aktuelle Psychosomatik-Konzepte ... 16

2 Frau Nowak hat Bauchschmerzen ... 18

3 Simultandiagnostik: Vom Entweder-oder zum Sowohl-als-auch ... 20
    3.1 Konsiliar- und Liaisondienst ... 20
    3.2 Simultandiagnostik: Alles miteinander ... 21
    3.3 Das Bio-psycho-soziale Modell ... 21
    3.4 Wie funktioniert das mit der Simultandiagnostik? ... 22

4 Entwicklungspsychologie: Von Primärbeziehungen zu Bauchschmerzen ... 24
    4.1 Mentalisierung: ein Konzept zu Entwicklung, Interaktion und Reflexion ... 25
    4.2 Störungen in der Entwicklung ... 25
    4.3 Entwicklung als Modell für Somatisierungsstörungen ... 26

5 Psychosomatische Anamnese? – Klar, mache ich! ... 28
    5.1 Ziele der psychosomatischen Anamnese ... 28
        5.1.1 Reflektierende Kommunikation ... 29
        5.1.2 Technische Aspekte der Beziehungsgestaltung ... 30
    5.2 Kernbereiche der psychosomatischen Anamnese ... 31
    5.3 Beschwerdefokussierte Anamnese am Beispiel Schmerz ... 31

6 Frau Nowak ist der Appetit vergangen ... 33

7 Essstörungen am Beispiel der Anorexia nervosa ... 36
    7.1 Ätiologie und Dynamik ... 36
    7.2 Anorexia nervosa ... 36
    7.3 Die »Sucht« in der »Magersucht« ... 37
    7.4 Symptome ... 37
    7.5 Körperschemastörung ... 37
    7.6 Gewichtsreduzierende Maßnahmen ... 38
    7.7 Epidemiologie und Bedeutung ... 38
    7.8 Körperliche Folgen und Komplikationen ... 39
    7.9 Behandlung ... 39

8 Frau Nowak fühlt sich verlassen ... 41

9 Bindung und Bindungskonflikt ... 42

| 10 | Herr Gerber will nicht mehr leben | 46 |

11 Depression und Suizidalität — 48
- 11.1 Formen und Schweregrad der Depression — 48
- 11.2 Behandlung der Depression — 50
- 11.3 Suizidalität — 51
- 11.4 Depression versus Demoralisierung und Trauer — 53

12 Angststörungen — 55
- 12.1 Formen der Angst — 55
- 12.2 Ätiologiemodelle — 56
  - 12.2.1 Psychologische Modelle — 56
  - 12.2.2 Kognitive Schemata — 56
  - 12.2.3 Entwicklungspsychologische Modelle — 56
  - 12.2.4 Lerntheoretische Modelle — 56
  - 12.2.5 Psychoanalyse und psychodynamische Modelle — 56
- 12.3 Behandlungsansätze — 59

13 Frau Nowak hat Albträume und erinnert sich nicht gern — 60

14 Traumafolgestörungen: Wunden der Seele — 62
- 14.1 Was ist ein Trauma? — 62
  - 14.1.1 Symptome — 62
- 14.2 Komplexe Traumatisierung (kPTBS) — 63
- 14.3 Trauma und Persönlichkeit — 63
- 14.4 Körperliche Folgen — 64
- 14.5 Behandlung — 64

15 Persönlichkeitsstörung: Borderline — 66
- 15.1 Historie — 66
- 15.2 Diagnostische Kriterien — 66
- 15.3 Ätiologiemodelle — 67
- 15.4 Behandlungsansätze — 69

16 Persönlichkeitsstörung: Narzissmus — 70
- 16.1 Ein wenig Geschichte und Mythos — 70
- 16.2 Gesunder und pathologischer Narzissmus — 70
- 16.3 Das gespaltene Selbst — 71
- 16.4 Wenn die Selbstwert-Regulation versagt: Narzisstische Krisen — 71
- 16.5 Narzissmus als Symptom bei verschiedenen Störungen — 72
- 16.6 Diagnostik der Persönlichkeitsstörungen in ICD-11 — 74
- 16.7 Narzissmus als Persönlichkeitsstörung — 74
- 16.8 Behandlung — 75

17 Frau Nowak braucht eine ambulante Weiterbehandlung — 76

18 Die passende Psychotherapie finden — 77
- 18.1 Behandlungsmöglichkeiten der Panikstörung — 78
- 18.2 Behandlungsmöglichkeiten der Borderline-Persönlichkeitsstörung — 80
- 18.3 Behandlungsmöglichkeiten bei Essstörungen — 82

19 Psychokardiologie – eine vielfältige Disziplin — 83
- 19.1 Das Herz als Symbol — 83
- 19.2 Funktionelle Psychokardiologie — 84
- 19.3 Strukturelle Psychokardiologie — 84

20 Psychoonkologie – Psychotherapie bei schweren organischen Krankheiten — 86
- 20.1 Psyche und Krebs — 86
- 20.2 Störungsspezifische oder ressourcenorientierte Diagnostik und Therapie? — 87
- 20.3 Additives Modell (psychische Komorbidität) — 87

	20.4	Integratives Modell (Bewältigungsressourcen und Disstress)	88
	20.5	Indikationsstellung für die psychoonkologische Intervention	88
	20.6	Therapeutische Grundprinzipien in der Psychoonkologie	89

21 Coping zwischen sozialer Unterstützung und professioneller Therapie 91

22 Resilienz und Spiritualität 93

Wie weiter mit der Psychosomatik? Ein Ausblick 95

Anhang

1 Tabelle: Anamnesestruktur 99

2 Tabelle: Fragetechnik 101

3 Tabelle: ICD-11-Klassifikation 102

Verzeichnisse

Literaturverzeichnis 111

Stichwortverzeichnis 115

🔊 **Podcasts: Psychosomatik zum Weiterhören**

Zur inhaltlichen Bereicherung und Auflockerung der reinen Lektüre wurden zwischen 2020 und 2022 Interviews mit Fachpersonen aus dem Bereich der Psychosomatik geführt. Auszüge dieser Interviews sind z. T. als Zitate in den Text integriert. Die vollständigen Podcasts sind jeweils online verfügbar unter:

 https://dl.kohlhammer.de/978-3-17-038946-5

Vorwort

Wen wollen wir mit diesem Buch, mit dieser Neuauflage der *Einführung in die Psychosomatik und Psychotherapie* ansprechen?

Dieses Buch ist für Studierende der Medizin, der Psychologie und der Psychotherapiewissenschaft geschrieben, auch für Ärzte, Ärztinnen, Psychologinnen und Psychologen, die sich noch nicht als Expertinnen und Experten in der Psychosomatik und Psychotherapie verstehen.[1]

Immer wieder werden im Studium Störungsbilder oft nur nach den klassischen Kriterienkatalogen gelehrt. Auch Ätiologiemodelle und Interventionen werden in vielen Fällen störungsorientiert und nach Definitionskategorien nähergebracht. Auf diese Weise kann das Verständnis für das Subjektive, also »das Menschliche« im Menschen, für sein individuelles Leiden, für die Lebenserfahrungen, die ihn geprägt und entwickelt haben, für seine (auch nonverbale) Sprache, mit der er besser oder schlechter gelernt hat, sich auszudrücken, und für die Umwelt, die ihn mal mehr, mal weniger wahrgenommen hat, nicht unbedingt entstehen. In diesem Buch kommt es uns daher darauf an, den medizinischen und den psychologischen Zugang miteinander zu verknüpfen. Im Sinne eines bio-psycho-sozialen Modells ist ein Mensch, der unter einer Erkrankung leidet, deutlich mehr als nur seine medizinische Diagnose. Eine in der Psychosomatik oft zitierte Haltung, die auch diesem Buch zugrunde liegt, lautet: »Wir behandeln keine Krankheiten, sondern kranke Menschen.«[2]

Dieses Lern- und Arbeitsbuch basiert daher auf den Grundlagen einer sogenannten integrierten Medizin, die psychische, soziale und körperliche Aspekte des Lebens gleichwertig berücksichtigt. Ein weiterer Schwerpunkt unseres Buches liegt in der Vorstellung, dass wir Menschen gar nicht anders können, als immer in Beziehungen zu leben, und nicht als isolierte Einzelwesen funktionieren. Gerade im Bereich der psychischen und psychosomatischen Leiden hat eine solche beziehungsorientierte Perspektive vielerlei Konsequenzen. Für die theoretischen Konzepte von Gesundheit und Krankheit genauso wie für Diagnostik und Behandlung.

Der Bedeutung von Beziehungen und Beziehungserfahrungen für uns Menschen tragen insbesondere psychodynamische und psychoanalytische Sichtweisen und Theorien Rechnung. Was bedeutet das? Kurz gesprochen, geht es um das Zusammenspiel von inneren Konflikten, Triebkräften, sich wiederholenden Beziehungsmustern und der durch die biografisch geprägte Entwicklung geformten Persönlichkeitsstruktur als Verstehens-Grundlage für die Entstehung von psychosomatischen oder psychischen Störungen. Die Begriffe »Psychodynamik« und »Psychoanalyse« werden hierbei oft synonym verwendet. Der erste fokussiert eher auf das Zusammenspiel der verschiedenen innerseelischen Kräfte, der zweite auf die Erfahrungen zur psychotherapeutischen Behandlung, aber auch zur gesellschaftspolitischen Kulturtheorie, welche der Wiener Arzt Sigmund Freud (1856–1939) um das Jahr 1890 begründete. Auch auf andere therapeutische »Schulen« werden wir in unserem Buch (teils auch sehr ausführlich) eingehen – aber der Schwerpunkt liegt auf der psychodynamischen Denkweise.

Wir sind davon überzeugt: Alle Fächer der Medizin sind »psychosomatisch«. Die Existenz des Facharzttitels »Psychosomatische Medizin und Psychotherapie« in Deutschland ist einerseits eine sehr große Chance. Sie birgt aber andererseits auch eine Gefahr:

> »Man würde an dieses Fach den psychischen und den sozialen Aspekt quasi ›überweisen‹, so wie man abgrenzbare hormonelle Störungen an den Endokrinologen zu delegieren vermag. Eine solche ›Psychosomatik‹ würde der übrigen Medizin also eher dazu verhelfen, ihre Verantwortung für die Einbeziehung des psychischen und des sozialen Aspektes bei jeder Krankheit und bei jedem Kranken weiterhin zu verdrängen.«[3]

Wenn wir der Patientin sagen: »Das ist psychosomatisch!« oder »Wir überweisen Sie zu einem Facharzt für Psychosomatische Medizin oder zu einer Psychotherapeutin« – was geschieht dann in der therapeutischen Beziehung? Es kann schlimmstenfalls wahrgenommen werden als ein Nicht-Ernstnehmen oder ein Abschieben. Oder es kann, wenn es konstruktiv gehandhabt wird, in dem integrierten Sinn des »Sowohl-als-auch« der Simultandiagnostik und Simultanbehandlung von körperlichen und psychischen Aspekten erfolgen, den wir diesem Buch zentral zugrunde legen wollen.

Viele unserer Patienten und Patientinnen haben den Wunsch, dass ihre Beschwerden »organisch« erklärbar sind. Das ist in den persönlichen Beziehungen und gesamtgesellschaftlich bis heute immer noch besser anerkannt und weniger stigmatisierend als eine vermeintlich rein »psychische« Verursachung. Als Fachleute für Psychosomatik und Psychotherapie haben wir stets auch die Verpflichtung, organische Aspekte von Störungen, z. B. in der Kardiologie,

---

1 Uns ist eine inkludierende Sprache sehr wichtig. Um zugleich die Lesbarkeit zu wahren, wechselt dieses Buch zwischen der weiblichen und männlichen Form. Natürlich sind damit Menschen aller Geschlechtsidentitäten (männlich, weiblich, divers) angesprochen.

2 Dieser Satz wird Ludolf Krehl (1861–1937), einem Heidelberger Internisten und frühen Psychosomatiker, zugeschrieben.

3 Horst-Eberhard Richter am 06.06.1978 in der Frankfurter Allgemeinen Zeitung.

Neurologie etc., mit dem Erleben der Betroffenen zusammenzubringen und hier keinesfalls einer einseitigen Psychologisierung oder gar »Psychopathologisierung« das Wort zu reden.

Diese besondere Art der integrierten (bio-psycho-sozialen) Perspektive sollte jedoch nicht nur eine Aufgabe für Fachleute sein. Auch diejenigen Leser und Leserinnen, die weder psychosomatische Fachärztinnen werden noch Psychologen, brauchen im Patientenkontakt den erwähnten »psychosomatischen« Blick. Dazu gehört auch die Berücksichtigung des existenziellen und spirituellen Gesichtspunkts, nicht als entbehrliches Sahnehäubchen, sondern als notwendige Perspektiv-Erweiterung: Was bedeutet eigentlich eine Erkrankung für die Biografie eines Menschen? Und wie hängt das mit der Sinnfrage zusammen? Mit dem Zerbrechen von bisherigen Sinn- oder Identitätsentwürfen möglicherweise? Auch das ist nicht nur einer kleinen Gruppe von Erkrankungen vorbehalten – wie beispielsweise in der Psychoonkologie oder Palliativmedizin –, sondern es betrifft die gesamte Medizin.

Was also ist das Besondere an unserem Buch?

Wir wollen die ärztlich-psychologisch-psychotherapeutische Perspektive der Vorauflagen durch einige Aspekte erweitern: Das Buch spricht bewusst Kolleginnen und Kollegen an, die am Anfang ihrer beruflichen Laufbahn stehen – angehende Ärztinnen, Psychologen, Psychotherapiewissenschaftler und alle anderen Gesundheitsberufe, denen die Beziehungsaspekte und eine integrierte bio-psycho-soziale Perspektive wichtig sind. Eine Besonderheit sind die Expertinnen-Interviews (im Online-Anhang als Audiodateien abrufbar) und die Einarbeitung der durch das ganze Buch hindurch beschriebenen Krankengeschichte einer Patientin (wir haben Sie Frau Nowak genannt) als anschauliches Fallbeispiel.

Die Tabellen, Übersichtskästen und Übungsmaterialien am Ende des Buches bündeln konkrete Fakten wie die Beschreibung der Störungen nach ICD-11, aber sie sind auch eine Möglichkeit, nachzuschlagen und zu lernen. Zusätzlich haben wir Materialien zusammengestellt, welche für eine gelungene und reflektierende Kommunikation mit Patientinnen und Patienten hilfreich und somit gut für die Verwendung in den entsprechenden Kursen (z. B. der ärztlichen Gesprächsführung und Kommunikation) zu nutzen sind.

Obwohl wir die gängigsten Störungsbilder des Fachgebietes der Psychosomatik und Psychotherapie hier auf eine verständliche und gleichzeitig profunde Weise näherbringen wollen und zu diesen Bereichen auch Lernmaterialien zur Verfügung stellen, kann dieses Buch kein allumfassendes Handbuch oder Nachschlagewerk sein.

Im Rahmen der Erstellung der Audioanhänge durften wir ein sehr inspirierendes Expertengespräch mit Professor Michael Ermann führen, der erstmals 1994 die bisherigen Auflagen dieses Buches als Ergänzung zu seinem Werk *Psychotherapie und Psychosomatik. Ein Lehrbuch auf psychoanalytischer Grundlage*[4] begründet und konzipiert hat.

Podcast: Michael Ermann

Was verdanken wir dem Aufschlag, den Michael Ermann, Otmar Seidl, Christian Kinzel und Eckhard Frick gemacht haben (Letzterer konnte auch für diese Ausgabe als Autor gewonnen werden)? Die Erfahrungen mit ihrem Skript des Studierendenkurses flossen in das sehr beliebte Lehrbuch der Psychosomatik auf psychoanalytischer Grundlage ein. In der vorliegenden Auflage sind wir ebenso bemüht gewesen, leicht verständlich, einprägsam und dennoch nicht oberflächlich zu formulieren. Wir waren bestrebt, neugierig auf die psychosomatische Sichtweise zu machen, wieder nicht im typisch curricularen Lehrbuchstil. So trifft sich eine wesentliche Grundhaltung der Psychosomatik mit der Schreibweise der vorherigen und dieser vorliegenden Auflage: Psychosomatik und Psychotherapie sind nicht nur wissenschaftliche Fachgebiete, sondern auch eine zutiefst »gesamtmenschliche« Angelegenheit, welche mit Beziehungen und den persönlichen, subjektiven Erzählungen und Geschichten unserer Patientinnen und Patienten zu tun haben.

Unser Dank gebührt daher zuallererst den Gründungsautoren. Ferner möchten wir besonders Dr. Elisabeth Olliges, wissenschaftliche Mitarbeiterin an der Klinik Barmelweid, für die kritisch-konstruktive Durchsicht des Manuskriptes sowie das Verfassen und Zusammenstellen insbesondere des Übungsmaterials zur Reflektierenden Kommunikation und Gesprächsführung danken. Im Hinblick auf die hier zur Verfügung gestellten Materialien zum Thema Kommunikation und Anamneseerhebung danken wir Herrn PD Dr. Nikolaus Egloff, der sich zusammen mit anderen Kolleginnen und Kollegen an der Zusammenstellung des Studierendenskriptes für das Medizinstudium an der Universität Bern und der ETH Zürich verdient gemacht hat, welches wir als Grundlage für diese Themen verwenden durften. Des Weiteren danken wir den ehemaligen Masteranden der Universität Innsbruck M.Sc. Maren Adler, M.Sc. Lena Gerbracht und M.Sc. Martin Pietsch für wertvolle vorbereitende Beiträge und Bearbeitungen. Selbstverständlich gilt auch den Mitarbeitenden des Kohlhammer-Verlages in Stuttgart, allen voran Herrn Verlagsleiter Dr. Ruprecht Poensgen und unserem wunderbaren Projektleitungs- und Lektorenteam, namentlich Anita Brutler und Julius Jansen, unser tiefer Dank für die stete Unterstützung, die strapazierfähige Geduld und die »zärtlichen« Ermahnungen. Ganz besonders aber für die Initiative zur Erstellung dieser Neuauflage, zu der wir viel Freude beim Lesen wünschen.

Innsbruck, München und Barmelweid, im Frühjahr 2025
Anna Buchheim, Katharina Biersack, Eckhard Frick und Joram Ronel

---

4 Das Lehrbuch liegt seit 2024 in der achten Auflage vor (Ermann, 2024).

Was der Medizinstudent Marc Lemort Demétigny nicht ahnen konnte …

Marc aus dem belgischen Gent reicht seine Doktorarbeit in der berühmten medizinischen Fakultät Montpellier ein, fünf Jahre vor der Französischen Revolution. Vorher studierte er Kunst, und geblieben ist ihm während des gesamten Medizinstudiums ein Hang zu philosophischen Fragen. Marc las mit großem Interesse über den Philosophen, Mathematiker und Naturwissenschaftler René Descartes (1596–1650). Dieser hatte nicht nur die Bedeutung des Herzens für den Blutkreislauf erkannt, sondern der Medizin seinen Dualismus der Substanzen ins Stammbuch geschrieben: Der Mensch besteht aus Materie, die ausgedehnt ist und die wir messen können *(res extensa)*, und einer Geistseele *(res cogitans)*.

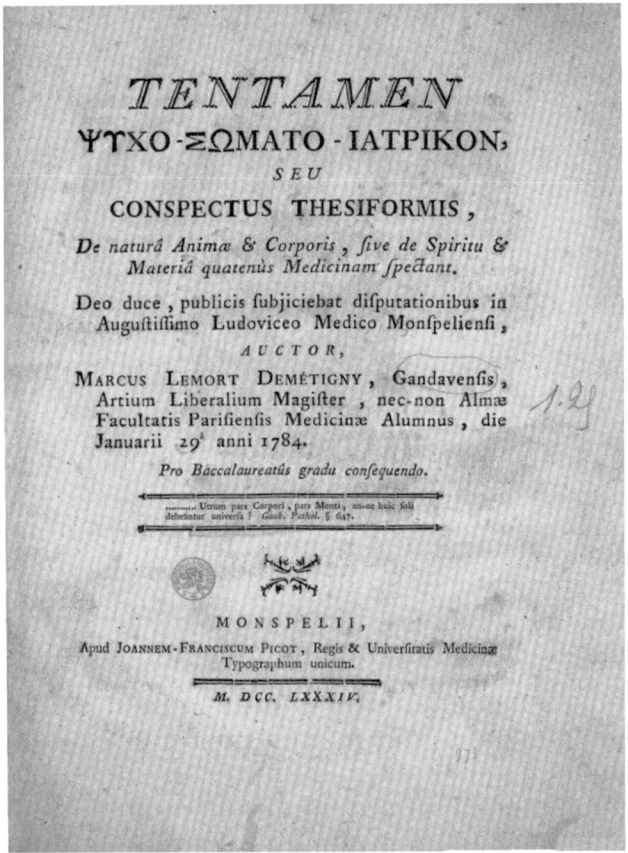

Abb. 0.1: Titelblatt der 1784 von Marc Lemort Demétigny eingereichten Doktorarbeit

Was Marc nicht gefällt: Im Studium geht es ausschließlich um den Körper. Er findet, dass die Seele das Wesentliche am Menschen sei. In seine Dissertation über die Rolle der Seele in der Krankheitsentstehung schreibt er den provozierenden Satz:

»Man wird mir entgegenhalten, dass der Körper der Haupt-Gegenstand der Medizin ist, dass es für diese Wissenschaft unerheblich ist, eine Definition und exaktere Begriffe von der spirituellen Substanz zu haben, die diesen Körper bewohnt. Darauf antworte ich, dass der Körper Materie ist und dass die Materie wie schon gesagt nicht empfinden oder handeln könnte. Der Körper als Materie könnte also nicht leben, wenn er nicht leben kann, kann er weder Subjekt von Gesundheit noch von Krankheit sein, also ist der Körper kein Gegenstand der Medizin.« (Demétigny, 1784, S. 14, Übersetzung durch E. F.)

Marc braucht noch einen Titel für seine Doktorarbeit, und zwar auf Lateinisch! Er hatte auch ein bisschen Griechisch in der Schule und überlegt: Die Griechen nannten das, was beim Sterben wie ein Schmetterling aus dem Menschen herausfliegt: *psyché* und was übrigbleibt, also die Leiche: *soma*. Und *iatrós* heißt Arzt. Marc spielt mit den Wörtern und hat schließlich die Lösung: Er bastelt einen Dreierbegriff *psycho-somato-iatrikon* als griechischen Titel für sein lateinisches Deckblatt.

Was Marc nicht ahnen konnte: Er ist wohl der erste Autor, der das Wort »psychosomatisch« verwendet. Seine Dissertation teilt das Schicksal vieler Doktorarbeiten: Sie wird weitgehend vergessen. Jedoch: Auch heute noch beschäftigt Descartes' Leib-Seele-Dualismus Patienten und Ärzte, manche bekämpfen ihn vehement und wollen eine »ganzheitliche« (holistische) Medizin oder aber sie ziehen es vor, psychische, soziale und spirituelle Aspekte aus der Medizin auszuschließen. Und eine allgemein anerkannte Definition der Seele hat die Medizin immer noch nicht gefunden, obwohl die Psycho-Fächer Psychosomatik, Psychotherapie, Psychiatrie, Psychologie, Psychoanalyse inzwischen einigermaßen etabliert sind.

Mehr als zwei Jahrhunderte nach Marcs Doktorarbeit ist »psycho-somatisch« (Demétigny, 1784; Heinroth, 1818; Steinberg, 2007) noch immer ein unreifer Begriff, ein »Säugling auf der Suche nach einer wissenschaftlichen Brust« (Engel, 1967). Der Gedankenstrich, die Verbindung zwischen beiden Worthälften, ist ebenso offen wie die Wirkungsrichtung zwischen Soma und Psyche. Dasselbe gilt für das bio-psycho-soziale Modell der Humanmedizin insgesamt (Engel, 1977).

Ob wir es gut finden oder nicht: Es gibt sehr viele unterschiedliche Zusammenhänge zwischen »Psyche« und »Soma« und zudem verschiedene Bedeutungen von »psychosomatisch« im medizinischen Sprachgebrauch (▶ Tab. 0.1). Wie können wir die hier gezeigte Tabelle verstehen?

Einige zentrale Beispiele erläutern wir hier:

(1) Wird keine kausale Verknüpfung zwischen körperlicher und seelischer Störung angenommen, spricht man im medizinischen Jargon von *Komorbidität*: Der Patient hat »Läuse und Flöhe«, in diesem Fall eine oder mehrere psychische Diagnosen (aus dem Kapitel 6 des ICD-11) neben Diagnosen aus anderen ICD-11-Kapiteln.

Tab. 0.1: Häufig benutzte Begriffe und ihre angenommenen zugrundeliegenden Mechanismen

(1)	Komorbidität	Körperliche Störung	gleichzeitig mit	seelischer Störung
(2)	Somatopsychisch (oder psychoreaktiv)	Körperliche Störung	verursacht	seelische Störung
(3)	Psychogen	Seelische Störung	verursacht	körperliche Störung
(4)	Iatrogene Schädigung	Behandlung	verursacht	seelische Störung
				körperliche Störung
(5)	Komplikation/Verhaltenskonsequenz	Seelische Störung	verursacht	körperliche Störung
(6)	Psychosomatische »Ausschluss-Diagnose«	Unklare Kausalität (seelische Störung vermutet, körperliche Störung ausgeschlossen)	verursacht	körperliche Störung

Das Stresskonzept wird sowohl im wissenschaftlichen als auch im alltäglichen Sprachgebrauch verwendet: Ein Stressor kann gleichzeitig eine körperliche und eine seelische Störung verursachen.

(2) Eine seelische Störung als Folge einer körperlichen nennt man *psychoreaktiv* oder *somatopsychisch*. Diese Verursachungsrichtung verträgt sich besser mit dem gewohnten ärztlichen Denken als die ...

(3) ... *Psychogenese*: »jener rätselhafte Sprung aus dem Seelischen ins Körperliche« bei der Konversionsneurose (Freud, 1916–17/1940, S. 265) oder aus heutiger Sicht des Embodiments: Der Körper zeigt, was die Seele spürt.

(4) Störungen können auch als Nebenwirkung eines ärztlichen Handelns entstehen (*iatrós* bedeutet »Arzt« auf Griechisch): Auch eine Psychotherapie kann seelisches oder psychosomatisches Leid verursachen, und ein Medikament kann ebenfalls körperliche oder seelische Nebenwirkungen haben.

(5) Eine körperliche Störung entsteht aus einer seelischen Problematik, z. B. über bestimmte Verhaltensweisen. Eine Leberzirrhose kann die Folge von chronischem Alkoholabusus oder extremes Untergewicht (Kachexie) die Folge einer Anorexie sein. Unter (6) können wir auch sog. *Psychosomatosen* einordnen, »organische Erkrankungen mit fassbaren morphologischen Veränderungen, auf deren Entstehung und/oder Verlauf psychische Faktoren nachweisbar einen wesentlichen Einfluss haben« (Ermann, 2024). Franz Alexander, ein jüdischer Arzt und Psychoanalytiker, der aus Österreich-Ungarn nach Chicago emigrieren musste und der als einer der Mitbegründer der Psychosomatischen Medizin gilt, ging von einer Organwahl durch spezifische Konflikte und Persönlichkeitsmuster der einzelnen Psychosomatosen aus (Alexander, 1950/1977; Alexander & French, 1948). Er zählte sieben dieser Störungen auf und nannte sie »Holy Seven« (Entzündliche Darmerkrankungen, Ulcus pepticum, Asthma bronchiale, essenzielle Hypertonie, atopische Neurodermitis, Hyperthyreose und rheumatoide Arthritis). Heute würde man diese Einteilung der »Holy Seven« nicht mehr vornehmen, dennoch sind die Entdeckungen von Alexander weiterhin wegweisend, auch nach der Entdeckung der Ulcus-Ätiologie durch *Helicobacter Pylori* (Marshall & Warren, 1984). Alexanders Perspektive auf Erkrankungen des Menschen unter psychosomatischen Gesichtspunkten kann heute z. B. besser im wissenschaftlichen Feld der »Psychoneuroimmunologie« verstanden werden, wo inzwischen gut nachweisbar ist, dass psychische Stressoren z. B. durch eine Entzündung vermittelte Wirkung auf den Körper ausüben können.

(6) Schließlich gibt es als häufige Restkategorie die *psychosomatische »Ausschlussdiagnose«*. Gründliche, auch apparative und möglicherweise wiederholte Suchen nach einer körperlichen Störung bleiben ohne Ergebnis: Die seelische Störung wird nicht positiv (durch Überprüfung diagnostischer Kriterien) diagnostiziert, sondern negativ dadurch, dass körperliche Ursachen nicht nachzuweisen sind. Wir sehen diese Haltung kritisch und stellen in diesem Buch einen anderen Weg vor: Psychosomatische Beschwerden sind keine Verlegenheits- oder Ausschlussdiagnosen. Vielmehr werden sie im Dialog mit dem kranken Menschen wahrgenommen und verstanden.

Heute verstehen wir das bio-psycho-soziale (Engel, 1977) oder bio-psycho-sozio-spirituelle (Dyer, 2011) Modell als eine bewusste Gegenreaktion auf ein dualistisches Weltbild, welche vielmehr im Sinne einer »Sowohl-als-auch«-Haltung alle »Grundelemente« des menschlichen Organismus einschließt (▶ Kap. 3).

Der Neurologe und Psychosomatiker Viktor von Weizsäcker verwendete den Vergleich der Drehtür für das »Hin- und Hergehen« des Arztes zwischen den »Räumen« des naturwissenschaftlichen Beobachtens und Handelns und des biografischen Verstehens (Weizsäcker, 1997). Die Achse der Drehtür wäre demnach das erkennende Subjekt, die Türflügel begrenzen die jeweils mögliche Wahrnehmung. Sie können verhangen sein und als Scheuklappen des Subjekts wirken oder durchsichtig auf den jeweils anderen Ausschnitt (Hahn, 2007). Die Zahl der Türflügel und Ausschnitte ist im Prinzip offen: somatisch, psychisch, sozial, spirituell, bewusst, unbewusst ...

Wäre Marc mit diesem Vergleich einverstanden? Wahrscheinlich würde ihn die Funktionsweise von Drehtüren, die es damals noch nicht gab, ebenso interessieren wie von Weizsäckers Vergleich.

1 Von der Geschichte in die Gegenwart

1.1 Die Erforschung der Hysterie – zugleich ein kurzer Streifzug durch die lange Geschichte der Psychosomatischen Medizin

Der Schriftsteller und Journalist Kurt Tucholsky (1890–1935), der schon 1929 aus dem zunehmend faschistischen Deutschland emigrierte, schrieb einst: »*Wenn ein Mann weiß, daß die Epoche seiner stärksten Potenz nicht die ausschlaggebendste der Weltgeschichte ist – das ist schon sehr viel.*«[5]

Ähnliches kann für die Medizingeschichte gelten und uns unbedingt ein wenig Bescheidenheit in der Betrachtung medizinischer Paradigmen früherer Zeiten abfordern. Auch wenn wir über gewisse, aus heutiger Sicht teils absurde Theorien schmunzeln müssen, beispielsweise der mittelalterlichen Säftelehre (»zu viel der schwarzen Galle!«), so kann uns niemand versprechen, dass unsere Nachfahren in nur wenigen Jahrzehnten auch unsere eigenen Theorien, Leitlinien und Kategorisierungssysteme belächeln werden. Denken wir nur an unsere Diagnosesystematiken, z. B. die Klassifikationsverzeichnisse der WHO, die ICD-Listen, welche alle paar Jahre angepasst werden. Diese sind nämlich bei kritischer Betrachtung nicht nur Evidenz-, sondern in vielen Unterbereichen lediglich »Eminenz«-basiert (d. h. von Fachleuten definiert und nicht ausschließlich aus wissenschaftlichen Studien abgeleitet).

Aber zurück zur Potenz der Männer, die Tucholsky hier in Frage stellt. Die Geschichte der Psychosomatischen Medizin ist über die Jahrhunderte eine Geschichte aus fast ausschließlich männlicher Perspektive. Männer waren die Ärzte, die Gelehrten, die Lehrer, die über ihre weiblichen Patienten und deren »hysterische« Beschwerden berichteten. Merkmale der Jahrtausende alten patriarchalischen Machtausübung, die bis heute ihren Nachhall findet. Aus guten Gründen wird der Begriff der Hysterie in den aktuellen Diagnosesystemen daher nicht mehr verwendet. Insbesondere wegen der diskriminierenden sexistischen Konnotation als vermeintliche Frauenerkrankung, welche sich über die Zeiten tradiert hat. Dennoch und gerade deswegen ist es lohnend, sich der Geschichte der Hysterie als Inbegriff psychosomatischer Erkrankungen zuzuwenden.

Die Konzeptualisierung psychosomatischer Störungen beginnt mit der faszinierenden Geschichte über das Phänomen der Hysterie. Der Psychiatrie-Historiker Henry Ellenberger übertrieb wahrscheinlich nur geringfügig, als er 1961 behauptete, dass die Geschichte der Psychiatrie »zur Gänze auf den Studien zum Verständnis der Hysterie« beruht (Janssen, 2009). An dieser Stelle kann nur umrisshaft auf teils uralte Entwicklungen eingegangen werden, eine empfehlenswerte Übersicht wurde 1994 von Mark S. Micale und R. Porter erstellt (Micale & Porter, 1994).

Die Beeinflussung organischer Prozesse durch seelische Faktoren beschäftigt seit Urzeiten Forscher und Ärzte. Schon in der Antike wurden Fragen nach der Rolle der Psyche auf die Entstehung von Krankheiten gestellt. Platon, Hippokrates, Aristoteles, Galen und viele andere Denker prägten ein medizinisches Paradigma, welches bis heute teils in beachtenswerter Präzision Relevanz hat (Janssen, 2009). Die europäische Geistesgeschichte kennt aber auch wissenschaftsverachtende Strömungen, deren trauriger Höhepunkt die Verbrennung des Astronomen und Naturgelehrten Giordano Bruno (1548–1600) auf dem Scheiterhaufen in Rom darstellt.

Hystéra ist das griechische Wort für Gebärmutter, und *Hysteria* bezeichnet die herumwandernde Gebärmutter. Die antike Vorstellung einer Organstörung des Uterus scheint aus unserer heutigen Perspektive auf den ersten Blick zunächst befremdlich. Die Hysterie wurde über Jahrhunderte als Prototyp einer frauenspezifischen Erkrankung betrachtet, was teilweise bis heute in epidemiologischen Vorstellungen (z. B. hinsichtlich dissoziativer Störungen) beharrlich andauert. Eine spezifisch feministische Historiografie und Gender-Forschungen setzen sich mit dieser Thematik immer wieder auseinander (Spitzer & Freyberger, 2008). Trotz der nicht nur aus heutiger Sicht Gender-unsensiblen Perspektive lohnt der Blick in die Medizingeschichte:

Die Vorstellung einer umherwandernden Gebärmutter geht auf Platon (427–347 v. Chr.) zurück, der im 44. Kapitel seines Timaios-Dialoges schreibt:

> »[Gleich einem der Vernunft nicht gehorchendem Tiere] aber empfindet es das, was man bei den Frauen Gebärmutter und Mutterscheide nennt, welches als ein auf Kinderzeugung begieriges Lebendiges in ihnen ist, dies empfindet es mit schmerzlichem Unwillen, wenn es länger, über die rechte Zeit hinaus, unfruchtbar bleibt, und schafft, indem es dann allerwärts im Körper umherschweift und durch Versperren der Durchgänge das Atemholen nicht gestattet, große Beängstigung, so wie es noch andere Krankheiten aller Art herbeiführt.«
> (Platon, 1998)

Die Zusammenhänge, die Platon hier beschreibt, kommen auf eine besondere Weise der triebtheoretischen Neurosen-

---

5 Kurt Tucholsky, Werke 1907–1935. Schnipsel [4], in: Die Weltbühne, 22.12.1931, Nr. 51 (unter Pseudonym Peter Panter).

lehre Sigmund Freuds (1856–1939) nahe. Freud und nach ihm in konsequenterer Weise auch Wilhelm Reich (1897–1959) beschrieben den Konflikt zwischen »Realitäts- und Lustprinzip« (Freud, 1930/2012) bzw. die Dysregulation der »Sexualökonomie« (Reich, 1972) als Ursache für eine Vielzahl körperlicher Störungen. In dem auf die Lehren des Hippokrates (466–377 v. Chr.) zurückzuführenden *Corpus Hippocraticum* (um ca. 300–400 v. Chr.) werden sexuell nicht aktive Frauen (Witwen, Jungfrauen) beschrieben, die an verschiedensten Symptomen wie Krampfanfällen, Schmerzen, Lähmungen, Schwindel, Übelkeit und Sprachlosigkeit leiden. Ursächlich wird eine ausgetrocknete Gebärmutter diagnostiziert und insofern wird (für unser heutiges Empfinden ein wenig absurd) als Behandlung die Wiederaufnahme sexueller Beziehungen (Heirat, Schwangerschaft) empfohlen (Golder, 2007).

1.2 Die Entwicklung der Psychosomatik in Spätantike und Mittelalter, …

In der Spätantike verwirft Galen von Pergamon (129–199 n. Chr.) die Doktrin des frei beweglichen Uterus, wobei hysterische Symptome als in Verbindung mit im Körper zurückbleibenden, schädigenden vaginalen und uterinen Sekreten stehend verstanden bleiben. Interessanterweise beschreibt Galen auch Männer mit Hysterie-ähnlichen Symptomen, was in diesen Fällen mit im Körper zurückbleibendem Sperma begründet wird (Veith, 1965).

Diese Auffassungen Galens blieben weitgehend bis ins Hochmittelalter bestehen. Im christlich fundierten Mystizismus lösten klerikal-religiöse Ursachenattribuierungen medizinische Vorstellungen ab. Krankheit wurde mit Schuld, Hysterie mit dem Bösen in Verbindung gebracht (Veith, 1965). Die Entmedikalisierung der Hysterie führte dazu, Menschen mit hysterischen Symptomen (»stigmata diaboli«) als Dämonen, Hexen und Teufel zu brandmarken. Im *Malleus Maleficarum* (»Hexenhammer«), einer Schrift des Dominikaners Heinrich Kramer (Institoris), die zu einer zentralen Schrift der Hexenverfolgung wurde und der eine Bulle Papst Innozenz' VIII. vorangestellt wurde, werden »Hexen« dargestellt, die Verhaltensweisen hervorbringen, die den Beschreibungen der Hysterie sehr genau entsprechen (Kramer, 2000). Noch 1631 rief der Jesuit Friedrich Spee heftige kirchliche Kritik hervor, als er mit seiner *Cautio Criminalis* dem kollektiven Hexenwahn entgegentrat. Inquisition, Hexenverbrennungen und Teufelsaustreibungen als »Behandlung« hysterischer Symptome sind wohl eines der dunkelsten Kapitel nicht nur in der Geschichte der Hysterie. Es ist anzumerken, dass der Vatikan bis heute unter besonderen Voraussetzungen (z. B. dass ein Psychiater vorher hinzugezogen wurde) exorzistische Rituale gestattet. Tragischerweise kam es dabei noch in den letzten Jahren zu tödlichen Ausgängen (Schulz, 1979).

1.3 … Neuzeit …

In der Neuzeit wurde die Uterustheorie von verschiedenen Ärzten wieder aufgegriffen und es kam nach den Dämonisierungen des Mittelalters endlich zu einer Demystifizierung der Hysterie, zurück in die Medizin, woran bereits Paracelsus (1493–1541) maßgeblich durch seine Arbeiten beteiligt war. Der italienische Chirurg Charles Lepois (auf Italienisch Carlo Piso, 1563–1633) sowie die Engländer Thomas Sydenham (1624–1689) und Thomas Willis (1621–1675) kamen getrennt voneinander zu der Auffassung, dass die Hysterie in erster Linie eine Erkrankung des Kopfes sei und dass sie deshalb (wie die Hypochondrie) auch bei Männern auftreten könne. Insbesondere Sydenham beschrieb als Erster zudem seelische und psychosoziale Faktoren (Zorn, Eifersucht, Trauer, Kummer), welche hysterische Symptome auslösen können. Eine Abkehr von hippokratischen Vorstellungen einer viszeralen Uterus-Ätiologie war eingeleitet, wenngleich sich die alten Theorien durch das Zeitalter der Aufklärung hindurch in der Ärzteschaft noch lange aufrecht hielten (Gilman et al., 1993).

Die Symptome der Hysterie waren, wie von Sydenham zutreffend geschildert, insbesondere bei Patienten in den wohlhabenderen Schichten inflationär zu beobachten und entsprechend entwickelten sich Methoden der Hysterie-Behandlung, die einer Erwähnung in diesem Buch wert sind.

Franz Anton Mesmer (1734–1815) fiel mit einem Bericht über die Behandlung von *Fräulein Österlein* auf, die (wie später Freuds und Breuers Anna O.) in die Literatur einging. Fräulein Österlein konnte durch Auflage von Magneten »durch biologische Strömungen« über Bauch und Füße von ihrer »Krampferkrankung« geheilt werden (Mesmer, 1779). Aus Wien vertrieben, führte der Arzt und Heiler in der vorrevolutionären Pariser Gesellschaft ab 1778 überaus erfolgreiche Behandlungen mit seiner Methode des »animalischen Magnetismus« durch, was – neben einer begeisterten Anhängerschaft – gleichzeitig wütende und hasserfüllte Ablehnung durch führende Ärzte und die französische Akademie nach sich zog (Ronel, 2010). 1784 wurde auf Wunsch Mesmers und auf Geheiß König Ludwigs XVI. eine illustre Untersuchungskommission eingesetzt, der neben Benjamin Franklin (dem damaligen Botschafter der amerikanischen Südstaaten) unter anderem auch ein gewisser Doktor Guillotin (der Erfinder der nach ihm benannten Maschine, die alle Symptome für immer in Sekundenschnelle heilte) angehörte.

Ein Junge wurde mit verbundenen Augen im Rahmen dieser Untersuchung in einen Garten geleitet. Als dieser in die Nähe eines zuvor von einem Schüler Mesmers magnetisierten Baumes geriet, kam der Junge in eine körperliche »Krise«, was sich mit Versteifungen an den Extremitäten äußerte. Drei Ursachen dieser Reaktion des Jungen wurden benannt: »Imagination, Imitation und Kontakt [zum Magnetisierer]« und konnten die Kommission nicht zu einem favorisierenden Urteil bewegen. Im Gegenteil: Die Kommission warnte vor der Verwerflichkeit und den moralischen Folgen des Mesmerismus (Bromberg, 1975). Mesmer verstarb einsam und verbittert in Deutschland. Trotzdem wurde er 1882, 67 Jahre nach seinem Tod, von der französischen Akademie der Wissenschaften rehabilitiert und seine klinischen Erfolge anerkannt. Neben den unbestreitbaren imaginativen und suggestiven Effekten des Mesmerismus stellt dieser Exkurs (als Vorschau auf spätere psychotherapeutische Entwicklungen) auch den Beginn kontrollierter klinischer Untersuchungen dar, bemerkenswerterweise durch die Technik der Verblindung, die heute als Goldstandard etabliert ist (Herr, 2005).

1.4 ... und Moderne

Entscheidende paradigmatische Fortschritte von »*hysterischen*« zu »*nervösen*« Konzeptualisierungen kamen letztlich erst im 19. Jahrhundert zustande. 1859 schrieb Pierre Briquet (1796–1881) im Vorwort seines *Traité clinique et thérapeutique de l'hystérie* (Briquet, 1859) über seine Unlust, sich mit »unwissenschaftlichen Erkrankungen« auseinanderzusetzen:

> »Eine abstoßende Unternehmung ist es, eine Beschwerdegruppe zu behandeln, die – wie alle Autoren übereinstimmend beschreiben – durch Instabilität, Irregularität, Phantasie und Unvorhersagbarkeit charakterisiert ist [...]. Diese Beschwerden sind nicht durch Gesetze oder Regeln oder ernstliche theoretische Formulierungen vorherzusagen [...], der Gang meiner Arbeit gestaltet sich resignativ.« (Übersetzung durch J. R.)

Das Ergebnis der zunächst mühsam begonnenen klinischen Forschung von Briquet fand sich in einem etwa 700 Seiten starken Buch wieder, in dem – dies passend zur Geschlechtergeschichte – 430 fast ausschließlich weibliche »hysterische« Patienten untersucht, beschrieben und kategorisiert wurden. Das zentrale Merkmal der polysymptomatischen Beschwerden war eine »extreme Empfindlichkeit des Nervensystems« für äußere Stimuli, welche zu unterschiedlichsten Schmerzsymptomen, insbesondere im Bereich des Epigastriums und der linken Thoraxhälfte, führte. Eine weitere Beobachtung Briquets war es, dass mit diesen Symptomen Angstattacken und »sensomotorische Paralysen« einhergingen, was den Beginn eines grundlegenden Verständnisses somatoformer Störungen einläutete. Briquet unterschied *prädisponierende* Faktoren (Geschlecht, Alter, Sozialstatus, Erziehungsfaktoren) von *auslösenden* Faktoren (in erster Linie psychische und soziale Faktoren). Ferner grenzte er erstmals *hysterische Symptome* von einer *hysterischen Charakterstruktur* ab. Mit dem Zugewinn an Einsicht wuchsen für den Pariser Nervenarzt desgleichen wieder der Enthusiasmus und das Interesse an einer bis dahin unverstandenen Erkrankung:

> »Zu meinem großen Erstaunen zeigten sich gänzlich andere Zusammenhänge als von den klassischen Autoren beschrieben. Es wurde mir bald klar, dass die Hysterie nicht wie andere Erkrankungen durch Beobachtung und daraus folgenden Erkenntnissen studiert wurde [...]. Es bestand kein Fehlen einer Theorie, aber ein Mangel an Fakten, welche ergründet werden mussten. Dieses wurde meine Aufgabe.«
> (Briquet, 1859)

Briquets Arbeiten wurden von späteren Theorien verdrängt und gerieten bald in Vergessenheit. In den USA wurden sie 100 Jahre später wieder aufgegriffen und bis in die 1980er-Jahre hinein waren somatoforme Störungen bei vielen Ärzten unter der Bezeichnung *Briquet-Syndrom* bekannt (Mai, 1983; Meares et al., 1985).

Der in seiner Zeit hoch geachtete Pariser Internist und Begründer der modernen Neurologie, Jean-Martin Charcot (1825–1893), der von Zeitgenossen als »Napoleon der Neurosen« bezeichnet wurde, machte es sich zur Aufgabe, die Hysterie positivistisch zu systematisieren. Er sah die Hysterie als neuromuskuläre Übererregung (»Reflexirritation«), welche durch psychische Faktoren ausgelöst werden kann. Charcots Schriften und Illustrationen zur Hysterie und seine ab 1862 viel gehörten Dienstagsvorlesungen am Pariser *Hôpital Salpêtrière* weckten das Interesse von vielen medizinischen Schülern, die später ebenfalls Medizingeschichte schrieben, so z. B. Gilles de la Tourette, Joseph Babinski, Joseph Breuer und Pierre Janet (welcher den bis heute gebräuchlichen Begriff der Dissoziation einführte). In seinen *Leçons du mardi* rehabilitierte er Mesmers Methode der Hypnose, indem er hysterische Symptome provozierte und anschließend eindrucksvoll heilen konnte (Morschitzky, 2007).

Auch das Interesse von Sigmund Freud wurde durch Charcot geweckt, zu dem er 1885 29-jährig für ein halbes Jahr nach Paris kam. Freud führte später den psychodynamischen Begriff der Konversionshysterie ein und postulierte die direkte Verschiebung eines seelischen Konfliktes auf ein körperliches Symptom. Allerdings hatte auch Freud seine Schwierigkeiten mit diesem Krankheitsbild (Freud, 1926):

> »Die echte Konversionshysterie ist von solcher Art, deren schwerste Symptome ohne Beimengung von Angst gefunden werden [...]. Die häufigsten Symptome der Konversionshysterie, eine motorische Lähmung, Kontraktur oder unwillkürliche Aktion oder Entladung, ein Schmerz, eine Halluzination, sind entweder permanent festgehaltene oder intermittierende Besetzungsvorgänge, was der Erklärung neue Schwierigkeiten

bereitet. Man weiß eigentlich nicht viel über solche Symptome zu sagen. Durch die [Psycho]Analyse kann man erfahren, welchen gestörten Erregungsablauf sie ersetzen [...]. Woher die besondere Undurchsichtigkeit der Symptombildung bei der Konversionshysterie rührt, können wir nicht erraten, aber sie gibt uns ein Motiv, das unfruchtbare Gebiet bald zu verlassen.«

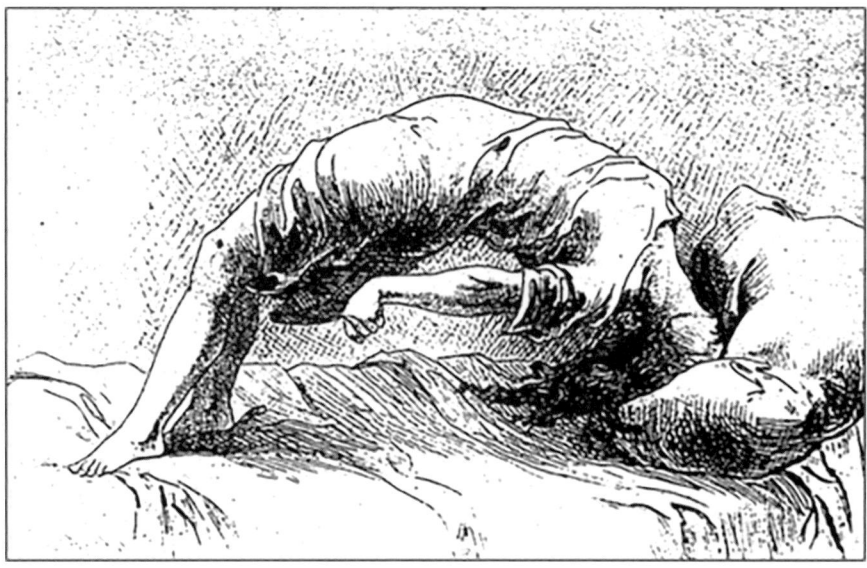

Abb. 1.1:
Illustration des »Arc de cercle«, des hysterischen Bogens (aus Paul Richer: Études cliniques sur l'hystéro-épilepsie ou grand hystérie, 1885)

In den *Studien zur Hysterie* beschrieben Breuer und Freud 1895 anhand ihrer berühmten Kasuistiken zu Anna O. und Emmy v. N. hysterische Symptome erstmals als »neurotische Scheinlösung« intrapsychischer Konflikte (Breuer & Freud, 1977). Sie sahen einen Kompromiss zwischen konflikthaftem Triebimpuls und dessen psychologischer Abwehr in meist monosymptomatischen und pseudoneurologischen und in der Regel symbolhaften Symptomen münden, die durch bekannte pathophysiologische Mechanismen nicht hinreichend erklärbar waren (Adler, 1990). Ihren psychodynamischen Ansatz in Erweiterung zum Verständnis ihres Lehrers Charcot wollten Breuer und Freud immer auch als neurologische Theorie verstanden wissen, die in unserer heutigen Terminologie sicher in das zeitgeistlich populäre Feld der »Neurobiologie« einzuordnen wäre. Die hier vorgestellte kurze Übersicht über die Geschichte der Konzeptualisierung und Behandlung der Hysterie kann nur einen Teil der oftmals umwälzenden Änderungen aufzeigen und beschränkt sich ferner auf abendländisch-europäische Traditionen und Denkschulen. Ethnologisch-komparatistische Ansätze sind in der Literatur nur wenig verfügbar. Eine faszinierende Analogie chinesischer und europäischer Konzepte wurde von Beng-Yeong Ng 1999 veröffentlicht (Ng, 1999).

1.5 Aktuelle Psychosomatik-Konzepte

Aktuell sind verschiedene Begrifflichkeiten, Konzepte und Modelle für verwandte Phänomene in Verwendung: Im DSM-5 wurde der Begriff »Körperbelastungsstörung« eingeführt und das »Somatoforme« entfernt. Zudem existieren eine Reihe oft banalisierender Begriffe, die unterschiedlich theoriegeleitet sind: *Psychogene Störung, funktionelle Störung, vegetative Dystonie, allgemeines psychosomatisches Syndrom, psychische Überlagerung, Neurasthenie, Multiple* bzw. *Medical Unexplained Physical Symptoms*. Auch fachspezifischere Bezeichnungen wie *Chronic Fatigue Syndrom, Fibromyalgie, Irritable Bowel Syndrom* oder *Multiple Chemical Sensitivity* können nicht darüber hinwegtäuschen, dass bis heute unterschiedlichste konzeptionelle Vorstellungen über dieses »unfruchtbare Gebiet« vorhanden sind. Entsprechend bestehen bis heute auch therapeutische Unsicherheiten, denen erst in der letzten Zeit evidenzbasiert begegnet wurde (Ronel et al., 2008).

Und heute? Eine aktuell viel diskutierte Theorie des »Embodiments« greift interessanterweise diese, aber auch andere Strömungen vor allem aus kognitions- und neurowissenschaftlichen Traditionen auf, in denen postuliert wird, dass das Bewusstsein nicht ohne einen Körper existieren könne (Durt et al., 2017).

Die folgende Übersicht ist teilweise nach einer Zusammenfassung von Morschitzky modifiziert (Morschitzky, 2007):

Die Hysterie ist ein *unpräziser Sammelbegriff* für unterschiedliche Phänomene, welche keine einheitliche kausale Basierung aufweisen und deren theoretischen Implikationen sogar widersprüchlich sind:

- *Körperliche Funktionsstörungen* (Muskelschwäche, Lähmungen, Krampfanfälle, Zittern, Erbrechen, Sprach-, Seh-, Hörstörungen etc.)

- *Psychische Funktionsstörungen* (Fugue, Amnesie, Halluzinationen)
  - *Hysterische Verhaltensmuster* (Dramatisierung, Exaltation)
  - *Hysterische Persönlichkeit* (emotional-stürmisches und theatralisches Verhalten, Egozentrismus, Übererregbarkeit, Suggestibilität, emotionale Labilität etc.)
  - *Hysterische Identitätsstörung* (früher *multiple*, jetzt *dissoziative* Persönlichkeitsstörung genannt)

Heute finden sich sechs Formen der alten Bezeichnung Hysterie in den Diagnose-Systemen ICD-10 und DSM-5 (▶ Tab. 1.1).

Tab. 1.1: Formen der alten Bezeichnung Hysterie in den Diagnose-Systemen ICD-10 und DSM-5

Typus der Hysterie	Historische Ableitung	Charakterisierung	ICD-10/DSM-5-Einordnung
Konversionstyp	Freud	Monosymptomatisch, pseudoneurologisch	Als »Dissoziative Störung« im ICD, als »Konversionsstörung« im DSM
Dissoziativer Typ	Janet	Störungen des Bewusstseins (Amnesie, Fugue, Stupor)	Dissoziative Störungen
Polysymptomatischer Typ	Briquet	Chronische Körperbeschwerden	Somatisierungsstörung
Hysterische Persönlichkeit	Briquet, Freud	Emotional-stürmisches Verhalten, Theatralik	Histrionische Persönlichkeitsstörung
Dissoziative Persönlichkeit	Janet, Freud, Wilbur	Früher »multiple Persönlichkeit«, abspaltende Persönlichkeitsausprägung	Dissoziative Identitätsstörung
Hysterische Reaktion	Kraepelin	»Nervenzusammenbruch« auch bei Gesunden	Akute Belastungsreaktion

◁)) **Podcast: Eckhard Frick**

◁)) **Podcast: Joram Ronel**

2 Frau Nowak hat Bauchschmerzen

Seit einer Woche liegt die 31-jährige Frau Nowak wegen andauernder Bauchschmerzen und Durchfällen auf der gastroenterologischen Station der internistischen Klinik des Universitätsklinikums.

Sie ist davon überzeugt, dass sie sich beim Geburtstag der Mutter ihres Freundes vor ungefähr vier Monaten den Magen verdorben hat. Seither sind die Beschwerden nicht mehr besser, sie sind vielmehr immer schlechter geworden. Sie befürchtet, eine schwere Infektion zu haben. Bislang konnte sich auch kein Arzt und keine Ärztin ihre Beschwerden, trotz ausführlicher Diagnostik, erklären.

Bei der Visite redeten die Ärzte auf der Station sogar von einem möglichen Tumor, was Frau Nowak ziemlich beunruhigte. Der Hausarzt meinte, es sei vielleicht auch die Bauchspeicheldrüse. Sicherheitshalber nimmt sie deshalb bereits seit geraumer Zeit Pankreasenzyme, »um überhaupt verdauen zu können«.

Viele Ärzte, Allgemeinmediziner, Gastroenterologen und andere Internisten haben sich bereits mit Frau Nowak beschäftigt. Alle »tappen bislang im Dunkeln«, während die gequälte Patientin jeden Monat mehrere Kilo Gewicht abnimmt und immer schwächer wird. Sie ist immer verzweifelter auf der Suche nach einer Erklärung und einer wirksamen Behandlung. »Lange halte ich das nicht mehr durch!«, denkt sie sich. Ihr Freund Peter und ihre Eltern sind genauso ratlos wie sie selbst. Deshalb möchte sie ihre Angehörigen nicht mehr mit ihren Beschwerden belasten.

Jetzt befindet sich die Patientin auf der internistischen Station, die auf Forschung und Therapie bei seltenen Erkrankungen des Magen-Darm-Traktes spezialisiert ist. Die Oberärztin Frau Priv.-Doz. Dr. Kiermeier zeigt sich gegenüber der Patientin zuversichtlich, dass ihr hier geholfen werden kann. Doch auch nach zusätzlichen Untersuchungen, Magen- und Darmspiegelung ergibt sich kein weiterführender Hinweis. Die Ärztinnen und Ärzte sind sich unsicher und diskutieren, ob eine mögliche Fehlbesiedelung antibiotisch zu behandeln sei. Frau Nowak zeigt sich derweil immer belasteter, weint tagsüber und macht nachts kein Auge zu. Das Behandlungsteam macht sich auch Sorgen über ihre Äußerungen, dass sie »so« nicht leben wolle. Sie nimmt zwar nicht mehr weiter ab, da sie nun über einen venösen Zugang Nahrung erhält, sie nimmt jedoch auch kaum etwas zu sich – und wenn doch, »fällt es einfach unverdaut wieder raus«.

Die Oberärztin zieht den psychosomatischen Konsildienst zu Rate und bittet um Einschätzung hinsichtlich der seelischen Verfassung der schwierigen Patientin und ob es möglicherweise psychosoziale Einflussfaktoren auf die Beschwerden geben könnte. Sie schreibt auf die Konsil-Anforderung:

»Pat. mit Durchfällen, Verdauungsstörung und Schmerzen seit 6 Monaten. Dünndarmfehlbesiedelung sonst bislang kein somatisches Korrelat. Bitte um Mitbeurteilung.«

Am selben Tag wird Frau Nowak von der zuständigen Konsiliarin, Frau Dr. Huber, gesehen. Die Ärztin findet eine sehr schmal wirkende blonde Frau vor. Im Zimmer stehen zahllose Drinks mit Flüssignahrung sämtlicher Geschmacksrichtungen, alle unberührt. Auf dem Krankenbett liegt eine Wärmflasche neben einer abgegriffenen Plüscheule. Frau Nowak freut sich über den Besuch der Ärztin aus der Psychosomatik und sprudelt direkt los:

»Ich habe ständig Durchfälle. Alles, was ich esse, kommt unverdaut wieder raus. Das sehe ich ja. Mit meinem Darm stimmt etwas nicht. Ich kann einfach nicht mehr verdauen. Sofort, wenn ich etwas esse, beginnt es zu grummeln und ich muss dann eigentlich sofort zur Toilette. Manchmal gelingt es mir nicht rechtzeitig und dann geht etwas in die Hose. Das ist furchtbar für mich. Ich kann so nicht leben. Ich habe irre abgenommen. Wahrscheinlich zehn Kilo. Ich bemühe mich schon die ganze Zeit, zuzunehmen, aber es fällt mir auch schwer, etwas zu essen, weil es mir dann sofort schlecht geht. Meine Familie denkt, ich spinne und mache das absichtlich. Die haben alle keine Ahnung, wie ich mich fühle.«

Frau Dr. Huber will wissen, ob sich die Symptome verändern oder ob die Patientin Strategien kennt, die ihr helfen.

»Nach dem Essen sind sie am schlimmsten. Am besten ist es eigentlich, wenn ich gar nichts esse. Nachts muss ich auch raus, wenn ich spät noch etwas esse. Ich glaube, ich habe eine Nahrungsmittelunverträglichkeit. Laktose und vielleicht auch Fruktose und Gluten. Ich merke schon auch, dass ich manchmal viel Stress habe und es dann schlimmer wird. Aber eigentlich geht es mir wegen der Bauchkrämpfe schlecht und nicht umgekehrt. Wie wären Sie denn drauf, wenn Sie gar nichts mehr essen könnten?«

Die Ärztin fragt nach anderen Dingen, die Frau Nowak belasten. Nach ihrem »Stress«. *Was ihr möglicherweise Bauchschmerzen bereitet.* Die Patientin erzählt von ihrem Lehramtsstudium, das fast abgeschlossen ist. Eigentlich wollte sie schon immer Lehrerin werden, aber das Disziplinieren der Kinder und das dafür notwendige Durchsetzungsvermögen fallen ihr schwer. Ihr Freund lebt etwas entfernter und das Paar führt eine Wochenendbeziehung. Eigentlich ist sie sehr zufrieden mit diesem Konzept. Aber mit dem nahenden Referendariat ist sie vor die Frage gestellt, ob sie dies nicht nutzen wolle, um näher an ihn heran oder gar zu ihm zu ziehen. Peter, ihr Freund, ist sehr unterstützend und fürsorglich, vor allem jetzt in der Erkrankung. Sie telefonieren mehrfach täglich, allerdings hat Peter sie noch nicht in der Klinik besucht. Sie hat große Angst, er könnte sie verlassen, weil er sie wegen der Beschwerden abstoßend finden könnte.

»Aber das sind alles Dinge, die ich halt klären muss, wenn ich wieder gesund bin. Gesundwerden ist jetzt das Wichtigste. Deswegen bin ich hier. Egal wie das geht. Ich bin nicht verrückt, aber wenn das noch lange so geht, dann werde ich das sicher.«

Frau Dr. Huber bemüht sich, schon im ersten Gespräch die Ängste und den entstandenen Druck aufzugreifen und die Patientin zu beruhigen. Im selben Klinikum gibt es eine Klinik für Psychosomatische Medizin und Psychotherapie, wohin Frau Priv.-Doz. Dr. Kiermeier schon wiederholt schwierige Fälle verlegt hat. Die beiden Ärztinnen besprechen am Nachmittag ihre Eindrücke und einen möglichen Plan. Es gibt noch einige Untersuchungen, die gemacht werden sollten. Nahrungsmittelunverträglichkeiten sollten getestet werden. Gleichzeitig haben die Internisten Sorge, die Patientin nicht ausreichend in ihrer Angst und Verzweiflung unterstützen zu können. Ein Antidepressivum wurde am Vortag angesetzt, aber davon bemerkt die Patientin, bis auf eine leichte Zunahme der Übelkeit, noch gar nichts. Zufällig ist auf der psychosomatischen Station ein Bett frei durch eine spontane Absage einer geplanten Patientin. Frau Kiermeier bittet um Übernahme und bietet an, die verbleibenden Untersuchungen parallel bereits zu planen und die Patientin diagnostisch und wenn nötig auch therapeutisch weiter zu begleiten.

3 Simultandiagnostik: Vom Entweder-oder zum Sowohl-als-auch

In unserem privilegierten Medizinsystem werden Patienten häufig von hochspezialisierten Fachabteilungen oder in fachärztlichen Spezialambulanzen behandelt. Dies bietet eine hohe Zugänglichkeit zu genauer Diagnostik und damit eine raschere und eine sehr spezifische Behandlung. So entstehen viele Perspektiven auf manchmal unterschiedliche, manchmal auch dieselben Beschwerden. Patienten mit Schwindel werden häufig sowohl zur Neurologin, als auch zum Hals-Nase-Ohren-Arzt und zur Kardiologin geschickt, die sich jeweils um mehr oder weniger voneinander abgegrenzte Organsysteme kümmern. Nicht immer werden psychische oder soziale Aspekte als auslösende oder aufrechterhaltende Faktoren mitbetrachtet oder dies geschieht erst nach langer Zeit und vielen Besuchen bei Ärztinnen und Ärzten. Dieselbe Problematik findet sich auch in umgekehrter Richtung, indem Patienten in psychiatrischer oder psychosomatischer Behandlung »psychologisiert« werden. Körperliche Aspekte bleiben in diesen Fällen außen vor.

Eine Analyse ist, der Wortbedeutung nach, eine Untersuchung, bei der das zu Untersuchende erst einmal zerlegt wird, um es zu vereinfachen und unter die Lupe zu nehmen. Medizinstudenten und Ärztinnen kennen dies aus dem Studium: Unter dem Mikroskop können sowohl Zellformationen als auch das Innenleben der Zellen betrachtet werden. Fragt die Dozentin nach Anomalien im Zellkern, wähle ich sicher eine andere Vergrößerung als für die Frage, ob ich mich in der Haut oder der Muskulatur befinde.

Für ein genaueres Verständnis eines identifizierten Fokus lohnt es sich, möglichst genau hineinzuzoomen. Ein zusammenhängendes, ganzheitliches Bild der Beschwerden entsteht jedoch über die Zusammenschau.

Doch wie behält man hier eigentlich den Überblick und wie setzt man den mühsam in seine Einzelteile zerlegten Patienten am Ende wieder zusammen? Oder anders gefragt: Wie kommen wir vom Entweder-oder zum Sowohl-als-auch?

In unserem Fallbeispiel werden gleich zu Beginn mehrere Fachabteilungen aktiv. Aufgrund ihrer Hauptbeschwerde, der Anamnese nach im Darm, in einem bestimmten Organsystem, wird die Patientin zunächst gastroenterologisch untersucht und behandelt. Als diese Behandlung keine hinreichende Besserung und die Diagnostik keine hinreichende Erklärung für die Beschwerden liefert, wird der psychosomatische Konsiliardienst miteinbezogen.

3.1 Konsiliar- und Liaisondienst

In Krankenhäusern mit psychosomatischer Abteilung existiert neben einem psychiatrischen meist ein psychosomatischer Konsiliardienst (*consilium* = Rat auf Latein). Beim *Konsiliardienst* handelt es sich um eine Dienstleistung einer Fachrichtung, bei dem anhand einer spezifischen Fragestellung Patienten anamnestiziert und untersucht werden. In der Folge wird eine Diagnose gestellt und eine Empfehlung gemäß dieser abgegeben. Die Konsiliarärztin berät dabei, behandelt jedoch nicht direkt. Beim *Liaisondienst* (*liaison* = Beziehung/Verbindung auf Französisch) handelt es sich hingegen um eine gemeinsame Behandlung. In unserem Beispiel wird eine Übernahme geplant. Dies kann vorkommen, jedoch sind auch niederschwellige Beratungen und Mitbehandlungen möglich.

In der Psychosomatischen Medizin wird der Konsiliardienst meist durch Ärzte und Psychologinnen gebildet. In anderen Fachabteilungen ist dies eine rein ärztliche Aufgabe. Die Fragestellungen reichen von rein diagnostischen Anfragen bis zur Bitte nach psychotherapeutischer Mitbetreuung und Anbindung an ambulante Strukturen der Weiterbehandlung. Im Kasten finden Sie beispielhafte Anforderungen aus dem universitätsmedizinischen Kontext. Neben einer fachlichen Beurteilung wird oft, wenn auch meist nur implizit, um Hilfe oder Abhilfe bei »schwierigen Patienten« gebeten, die medizinisch indizierte Behandlungen ablehnen oder auf leitliniengerechte somatische Behandlung nicht oder nur wenig ansprechen. Auch »Querulanten«, die »nichts haben«, sich jedoch immer wieder mit denselben oder immer neuen Beschwerden vorstellen, gehören zu der Klientel der psychosomatischen Mitbehandlung. Deren oft frustran verlaufende Vorstellung bindet Ressourcen und lässt sowohl Patient als auch Ärztin häufig frustriert und verärgert zurück.

Beispielhafte (originalgetreue) Konsilanforderungen einer psychosomatischen Abteilung

- »*Depression. Insgesamt sehr schwieriger Patient!!*«
- »*Patient weint.*«
- »*Viermonatiger Intensivstationaufenthalt bei COVID-19. Pat. sehr belastet. Anpassungsstörung?*«
- »*Keine Schmerzverbesserung nach viermaliger Knie-OP. Bitte um Ausschluss einer psychosomatischen Schmerzursache.*«
- »*V. a. akute Belastungsstörung. Sohn ist ausgezogen. Dialyse.*«
- »*Pat. verweigert OP. Depression in der Vorgeschichte. Bitte um Mitbeurteilung.*«
- »*Seit acht Jahren idiopathischer Juckreiz. Psychosomatische Ursache?*«
- »*Chronische Kopfschmerzen. cMRT, Liquor, BB unauffällig. Bitte um Mitbeurteilung.*«
- »*Pat. wollte am Wochenende gehen. Sehr aufgebracht wegen unklarer Diagnose. Bitte Gespräch.*«
- »*Rezidivierende Sehstörungen. Pat. gibt an, viel Stress zu haben. Bitte Mitbeurteilung.*«
- »*Amputation des Vorfußes nach Motorradunfall. Pat. sehr belastet.*«
- »*Parästhesien und subjektive Lähmung der linksseitigen Extremitäten. Pat. glaubt an Borreliose trotz mehrfacher negativer Serologie.*«
- »*Bitte Mitbehandlung bei v. a. Anpassungsstörung nach LWS-Stabilisierung. Pat. hat keinen Antrieb mehr.*«
- »*Zahlreiche körperliche Beschwerden ohne klinisches Korrelat. Bitte um Übernahme.*«

3.2 Simultandiagnostik: Alles miteinander

Bestimmte Fachbereiche wie Neurologie und Gastroenterologie, aber auch z. B. die Dermatologie, behandeln häufig Patientinnen, deren Beschwerden teilweise oder überwiegend funktionell sind. Zunehmend erfolgt in solchen Fällen standardisiert eine *Simultandiagnostik*, also die gleichzeitige somatische Abklärung und Erhebung psychosozialer Belastungsfaktoren. Mitunter ist dies bereits in der Akutmedizin möglich. Ein beachtlicher Anteil von Vorstellungen in der Notaufnahme erfolgt aufgrund psychiatrischer oder funktioneller Beschwerden. Das klassische »Bitte gehen Sie, Sie haben nichts!« kann durch eine rechtzeitige Überweisung und Anbindung (im Sinne eines Beziehungsaufbaus) abgelöst werden. Die Einordnung von Beschwerden als »psychisch« verstehen viele als Synonym für »eingebildet« oder zumindest »nichts Ernstes«.

So kann auch eine verbesserte Beziehungserfahrung Ziel und Möglichkeit eines psychosomatischen Konsils sein. Auch hartnäckige Annahmen von Patienten – und mitunter auch Ärzten – wie beispielsweise, dass es sich bei funktionellen um »eingebildete« und damit nicht ernstzunehmende Beschwerden handele, können so entkräftet und aufgeklärt werden. Durch Psychoedukation, d. h. durch eine therapeutisch wirksame Aufklärung über psychische Prozesse und Möglichkeiten der Krankheitsverarbeitung, kann so ein ganzheitliches Bild von Beschwerden entstehen, welches körperliche, soziale und psychische Vorgänge und Mechanismen mit einbezieht.

> **◁)) Podcast: Ulrich Lamparter**
>
>
> »*Ein Subjekt steht immer in einer bestimmten Situation. Ein Subjekt versucht sein Leben zu bewältigen, versucht es zu regulieren, kommt damit besser oder schlechter zurecht, aber ist erstmal ein Mensch in allen seinen Bezügen. Und er ist aber nicht eine Maschine und er ist nicht etwas, was man einfach so behandeln kann.*«
> Ulrich Lamparter

3.3 Das Bio-psycho-soziale Modell

Hier findet das *Bio-psycho-soziale Modell* (▶ Abb. 3.1), welches auf George Engel zurückgeht, Verwendung: Das Modell postuliert, dass Krankheit und Gesundheit aus diesen drei Bereichen bestehen beziehungsweise dass jeder Prozess und Zustand Komponenten aus diesen Bereichen beinhaltet. Als »biologisch« versteht man dabei klar abgegrenzte physiologische Prozesse wie Genetik, infektiologische Prozesse oder sichtbare physische Verletzungen; als »psychologisch« werden sämtliche mentale Prozesse, wie z. B. Affekte, verstanden; mit »sozial« sind Beziehungen und Umweltfaktoren gemeint, also wie jemand eingebunden ist, Beziehungsqualität oder auch beispielsweise finanzielle Möglichkeiten.

Beim Blick auf die einzelnen Sphären wird bereits deutlich, dass zwischen ihnen vielfache Überschneidungen bestehen. Die drei Bereiche werden also nicht als getrennte

Entitäten, sondern als sich bedingende Einflussfaktoren, Wirkorte und Perspektiven gesehen. In allen Bereichen liegen nicht nur krankheitsfördernde Faktoren vor, sondern auch Resilienzfaktoren und Ressourcen: Hilfreiche Beziehungen, stabile finanzielle Verhältnisse, Interessen und Hobbies ebenso wie genetische Anlagen und physische Konstitution können dabei helfen, gesund zu bleiben und im Falle von Krankheit besser und rascher zurück ins Leben zu finden.

In jeder Krankengeschichte und Behandlung spielen alle diese Bereiche eine Rolle und müssen berücksichtigt werden. Nicht alle Umstände können durch die Patienten oder durch uns verändert werden, manche Faktoren können nur in der Umwelt der Patientinnen und Patienten beeinflusst werden.

> 🔊 **Podcast: Peter Joraschky**
>
> *Wie Prof. Joraschky das Biopsychosoziale Modell am eigenen Leib erlebte …*

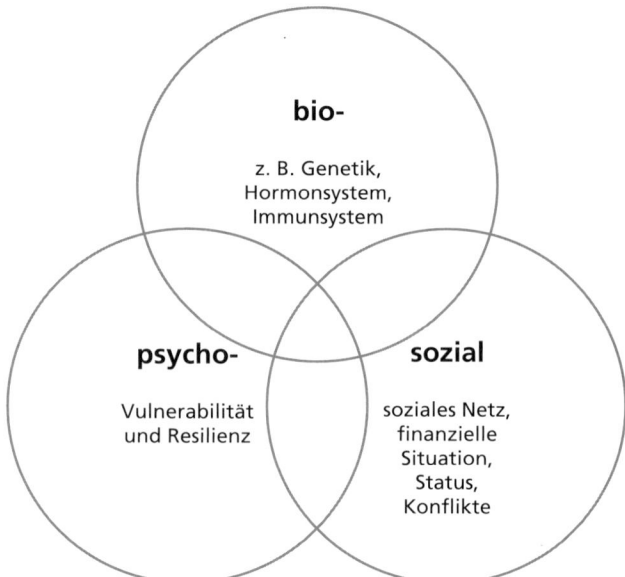

Abb. 3.1: Bio-psycho-soziales Sphärenmodell (nach Meier & Roth, 2022): Alle drei Bereiche überschneiden sich in der Entstehung und Behandlung von Beschwerden. Alle Sphären beinhalten sowohl Ressourcen als auch erschwerende Faktoren.

3.4 Wie funktioniert das mit der Simultandiagnostik?

In der erwähnten *Simultandiagnostik* geht es nicht darum, erst alle denkbaren körperlichen Erkrankungen auszuschließen, sondern früh alle Aspekte miteinzubeziehen. Das klassische »Entweder-oder« wird damit zum »Sowohl-als-auch«. Jeder Patient ist somit auf diese Weise abbildbar. Durch die Simultandiagnostik werden zwei diagnostische »Holzwege« vermieden, die vorurteilsbehaftet und damit fehleranfällig sind:

- *Ausschlussdiagnostik:* »Das ist nichts Psychosomatisches. Im Röntgen sieht man ganz klar einen Bandscheibenvorfall« → Psychosoziale Faktoren werden nicht beachtet.
- *Denkfehler »psychogen«:* »So wie sich diese Patientin benimmt, hat sie sicher was Psychisches.« → Somatische Faktoren werden nicht beachtet.

In einer beispielhaften Simultandiagnostik werden, wie üblich in der Medizin, zunächst alle abwendbaren gefährlichen Verläufe ausgeschlossen. Dies gelingt klinisch über die Vitalzeichenkontrolle, aber auch die Anamnese kann Hinweise auf soziale (z. B. bei häuslicher Gewalt) oder psychische (Suizidalität) Gefährdung geben.

Wenn diese ausgeschlossen sind, erfolgt die weitere Evaluation der Beschwerden.

Fallbeispiel

Der 21-jährige Manuel befindet sich nach einem schweren Autounfall auf der chirurgischen Station eines Krankenhauses. Im Laufe der Behandlung wird ihm ein Teil des linken Beines abgenommen, da dieses trotz aller Bemühung nicht mehr zu erhalten ist. Die Beifahrerin – er war der Fahrer – liegt in einem anderen Krankenhaus. Ihr Zustand ist stabil, aber sie hat noch einiges an medizinischen Eingriffen vor sich und es ist unklar, ob alles wieder so wird wie zuvor. Der junge Mann selbst wird vermutlich zunächst einige Ressourcen einbüßen, zum Beispiel nicht mehr – oder nicht mehr ohne Probleme und Anpassung – Fußball spielen können. Vor dem Autofahren fürchtet er sich nun. Er lebt auf dem Land und ist auf das Auto angewiesen, auch für die Autonomie gegenüber seinen Eltern ist es ihm wichtig. Jetzt sind damit Erinnerungen von Angst und Schmerzen und Schuldgefühle der Beifahrerin gegenüber verbunden. Zunächst macht der junge Mann noch alles mit, übt auch ohne Physiotherapie fleißig Gehen und Stehen mit der Prothese. Doch dann wird es schwerer, der Schmerz nimmt wieder zu.

In einem Fall wie in diesem Beispiel kann eine frühzeitige *psychosomatische Intervention* hilfreich erscheinen, auch wenn die Erkrankung primär körperlich verursacht ist. Im Fall eines Unfalls spielen soziale Faktoren in der Entstehung (Beruf, Arbeitsweg etc.), in der Behandlung (soziales Netz) und in den möglichen Folgen (Arbeitsplatzverlust, Verlust von Ressourcen) stets eine wichtige Rolle.

In die andere Richtung ist eine psychische Beschwerde im Verlauf nicht »nur« ein psychisches Problem, denn auch seelische Erkrankungen können gefährlich werden:

Eine Patientin mit einer schweren Depression ist durch diese Erkrankung eingeschränkt in Lust und Antrieb. Dies kann so weit führen, dass bereits der Weg aus dem Bett zu weit ist und das Leben immer mehr liegend und im besten Fall noch sitzend stattfindet. Dies verschlechtert weiter die Stimmung und hilft auch nicht zu mehr Antrieb. Ein Teufelskreis. Unterdessen muss auch der Körper mit dieser Situation umgehen. Durch das Liegen werden Infektionen wahrscheinlicher, auch eine Thrombose ist möglich. Unsere Patientin kann, bei zuvor exzellenter körperlicher Gesundheit, durch eine ungünstige Krankheitsanpassung eine Lungenembolie erleiden. Eine möglicherweise fatale Komplikation.

Auch bei Essstörungen finden sich schwerwiegende und lebensbedrohliche Komplikationen bei psychosomatischer Erkrankung (▶ Kap. 7).

»Simultandiagnostik habe ich jetzt verstanden, aber im klinischen Alltag habe ich sicher keine Zeit, jemanden nach seinen Hobbies zu fragen. Also schicke ich einfach alle zu den Psychosomatikern, oder?«

Nein, das geht natürlich auch selbst. Deswegen ein Vorschlag, dies gleich beim nächsten Kontakt auszuprobieren:

Sie sind in der Notaufnahme oder einer Praxis und haben Dienst. Die nächste Vorstellung wartet. Bevor Sie die Person hereinbitten, halten Sie einen Moment inne und fragen sich:

- »Was sagt mir der Modus der Vorstellung über die Person? Wie viel Uhr ist es? Sind alle jetzt schon in Aufruhr oder ganz ruhig? Sind wir genervt?«

Bitten Sie die Person herein, beobachten Sie kurz und fragen Sie sich:

- »Wie ist die Person gekleidet? Wie wirkt sie und tritt in Kontakt mit mir? Fühle ich mich wohl oder ist es mir unangenehm?«

Nach Ihrer Anamnese und der Untersuchung überlegen Sie erneut:

- »Was sind meine Annahmen über die Person? Hatte Sie einen Akzent, wirkte Sie arm oder reich? Würde ich sie als gebildet einstufen? Ist sie mir eher sympathisch oder unsympathisch?«
- »Kam sie mir bedrückt vor? Aufgeregt? Sorgenvoll?«

Nehmen Sie einen Moment für Ihre Assoziationen. Schreiben Sie sich, wenn Sie Zeit haben, kurz etwas dazu auf. Sie können beispielsweise in einem Notizbuch Ihre Eindrücke sammeln. Wenn Sie einen Verlauf länger verfolgen, können Sie so Ihre Vorannahmen mit den im Nachhinein erfassten Daten vergleichen.

Sie werden vielleicht bemerken, wie viele Gedanken Sie sich zu jedem Patienten machen, die Sie nicht in den Arztbrief schreiben. Gleichzeitig beeinflussen diese Annahmen unser ärztliches Handeln immer, es ist also hilfreich, sich diese bewusst zu machen.

4 Entwicklungspsychologie: Von Primärbeziehungen zu Bauchschmerzen

Wie entwickelt sich der Mensch? Wie entwickelt sich ein Kind zu einem Erwachsenen? Wie lernt ein Baby, was es lernen muss, um das zu wissen und zu können, was es braucht, um den Herausforderungen des Lebens gewachsen zu sein? Es ist faszinierend, darüber zu lernen und nachzudenken, wie unsere menschliche Entwicklung aus unterschiedlichen Schichten und Komponenten genetisch-biologischer, sozialer und psychischer Interaktionen und Wirkfaktoren dynamisch abläuft und an sehr unterschiedlichen Stellen in verschiedene Richtungen beeinflusst werden kann. In »gute und schlechte« Richtungen. Durch das Verständnis solcher Entwicklungsprozesse können wir sehr viel über die Entwicklungen, aber auch Behandlungsmöglichkeiten von psychischen und psychosomatischen Störungen ableiten. Insbesondere für Entstehung und Aufrechterhaltung chronischer Körperbeschwerden bieten sie ein gutes Modell.

»Es braucht ein ganzes Dorf, um ein Kind aufzuziehen.«[6]

Oftmals stellen wir die sehr spezielle Interaktion zwischen einer Mutter oder auch einem Vater in den Mittelpunkt solcher Theorien. Inzwischen wissen wir, dass solche sogenannten »dyadischen« (ein soziologischer Begriff für eine intensive Zweierbeziehung) Beziehungskonstellationen bestenfalls als vereinfachtes Modell zu verstehen sind. Modernere Forschungen zur Entwicklungstheorie nehmen inzwischen an, dass ein Geflecht an Beziehungen von frühester Kindheit an für eine gesunde Entwicklung bedeutsam ist. Es gibt also nicht nur eine Zwei-Personen-Perspektive, sondern es spielen neben Mutter und Vater andere Familienmitglieder eine Rolle. Auch Mitglieder der weiteren Familie, viele Verwandte und Freunde, beeinflussen von Anfang an auf vielschichtige Weise, wie ein Kind über sich und seine Umwelt lernt.

Aus didaktischen Gründen betrachten wir nun dennoch beispielhaft die frühe und bedeutsame Mutter-Kind-Beziehung: Bereits vom ersten Moment nach der Geburt an finden Interaktionen des Babys mit seiner Mutter (oder einer anderen bedeutsamen Bindungsperson) statt. Wobei Mutter und Baby zweifelsohne auch schon intrauterin kommunizieren (diese Mechanismen werden wir hier nicht weiter vertiefen). Wie reagiert und kommuniziert eine ausreichend gesunde Mutter mit ihrem Baby? Wie versteht eine Mutter, was das Baby braucht, wenn es weint? Wie weiß eine Mutter, wie es ihr Baby beruhigen soll? Und wie funktioniert es, dass sich ein Baby dann auch wirklich beruhigt und sogar lernt, beim nächsten Mal vielleicht etwas anders zu machen?

Die kommunikativen Mechanismen, die wir bei erwachsenen Menschen anwenden, funktionieren bei einem Baby anders. Obwohl das Baby zwar noch keine Sprache spricht, es im kognitiven Sinne noch nicht verstehen kann, es weder Fragen konkret beantworten noch seine Befindlichkeit sprachlich mitteilen und noch nicht einmal grob gestikulieren kann: Das Baby bringt auf vielen nonverbalen Ebenen eine sehr hohe Kompetenz mit, sich auszudrücken und zu zeigen, was es genau in diesem Moment braucht. Es ist immer wieder erstaunlich, wie gezielt Eltern sich verhalten, um ihr Baby zu beruhigen und es aus dem schlimmsten Schreien und Leiden zu erlösen und manchmal sogar zu einem Lächeln bewegen.

Stellen wir uns für einen Moment ein Baby vor, welches verzweifelt schreit. Und vergegenwärtigen wir es uns: Wie schreit ein Baby im Alter von einem, zwei oder drei Monaten? Wir würden es wohl als durchdringend, schrill, laut, herzbewegend und in manchen Fällen als existenziell beschreiben. »Es klingt so, als ginge es um Leben und Tod«, würden manche Eltern in einer ersten Hilflosigkeit berichten. Interessanterweise ist so ein schreiendes Baby – so schwer das manchmal ist – für die Eltern leichter auszuhalten als für manche Freunde der Eltern. Denn die Eltern wissen auf eine spezifische Art und Weise genau, wie sie das Schreien ihres Kindes einordnen müssen. Durch diese besondere Form der Einfühlung, des empathischen Verstehens, entsteht für die Eltern die Fähigkeit, sich in den psychischen und körperlichen Zustand ihres Kindes auf eine besondere (»regressive«) Art und Weise hineinzuversetzen. Etwas, was man als »Mentalisierungsfähigkeit« bezeichnet (Fonagy et al., 2023). Fremde würden bei einem ihnen unbekannten schreienden Baby oftmals am liebsten schneller als später auf ihrem Absatz kehrtmachen, weil das Schreien schwer auszuhalten ist.

---

6 Der Ursprung dieses weisen Wortes ist nicht ganz geklärt. Die dazu oft verwendete Attribuierung »afrikanisches Sprichwort« bekommt einen kolonialistischen Beigeschmack, da ein ganzer Kontinent als Herkunftsgebiet bezeichnet wird. Dennoch gibt es aus Sicht von Afrikanisten durchaus Gründe, tatsächlich eine afrikanische Herkunft anzunehmen (https://www.npr.org/sections/goatsandsoda/2016/07/30/487925796/it-takes-a-village-to-determine-the-origins-of-an-african-proverb, abgerufen am 04.01.2024).

4.1 Mentalisierung: ein Konzept zu Entwicklung, Interaktion und Reflexion

Wir können die Mechanismen, die hier wirken, bislang oft nur erahnen. Seit einigen Jahrzehnten beschäftigt sich eine Reihe renommierter Forschungsgruppen mit den hier beschriebenen Prozessen, die inzwischen zu sehr nachvollziehbaren und hilfreichen Theorien zur Feinfühligkeit und Bindungsbeziehung geführt haben (siehe auch ▶ Kap. 9). Eine dieser Theorien ist das Konzept der *Mentalisierung*, welches in der Arbeitsgruppe des ungarisch-britischen Psychoanalytikers Peter Fonagy in London erarbeitet wurde und verschiedene entwicklungspsychologische Strömungen in sich vereint (Fonagy et al., 2023). Der Begriff der Mentalisierung beschreibt die Fähigkeit des Menschen, sich in andere Menschen, vor allem die Hauptbindungspersonen, einzufühlen, Gefühlsbewegungen zu unterscheiden, zu verstehen, zu steuern und in einen Gesamtkontext zu setzen. Sie bedeutet u.a. auch, Wünsche, Gefühle, Bedürfnisse, Erwartungen, Meinungen von anderen, aber auch von sich selbst einzuschätzen. Mentalisierung ist somit die soziale Grundlage unserer Interaktionen.

Mentalisierung als zentraler Prozessbestandteil der menschlichen Entwicklung beinhaltet insofern einerseits das gemeinsame Verstehen des Anderen, aber speziell in den frühen Mutter-Baby-Interaktionen zudem auch ein Beruhigen, Verständlich-Machen und ein Sich-aufeinander-Verlassen. Dies im Sinne einer nicht missbräuchlichen, sondern guten Form von allumfassender Abhängigkeit.

Zurück zum Beispiel der Mutter: Eine ausreichend gesunde Mutter[7] wird aufgrund ihrer tiefen Bindungsfähigkeit zu ihrem Kind ziemlich genau spüren, was das schreiende Baby in diesem Moment benötigt. Sie wird es wahrscheinlich sehr gezielt auf den Arm nehmen, durch mit dem Baby speziell eingeübte »schaukelnde« Körperbewegungen beruhigen, vielleicht einen dazu passenden Stimmlaut machen (»Schhhhhhh«) oder auch – je nach kulturellem Hintergrund – etwas Leises singen: »Ist doch nicht so schlimm ...« Sie wird intuitiv wahrnehmen, ob es ein körperliches oder eher ein seelisches Problem ist, entsprechende Lösungen anbieten und immer wieder verschiedene Strategien ausprobieren (zur Brust nehmen, streicheln, festhalten etc.). Zusätzlich wird sie möglicherweise auch kindgerecht mit dem Baby sprechen, ihm Erklärungen vorschlagen wie: »Hast Du ein Aua?« oder »Magst Du zur Mama?« oder »Du Armer ...« Dies alles mit oftmals sehr deutlicher und verständlicher und unbewusst feinsinniger Stimme und einem entsprechend klaren und deutlichen Gesichtsausdruck.

Dieses »Wunder« an Beziehungsdialog mit einem Baby, das von seiner kommunikativen Ausstattung noch sehr eingeschränkt ist und beispielsweise auf an sich sehr anspruchsvolle Fragen wie »Ja, was hast Du denn?« kognitiv gar nicht reagieren kann, ist immer wieder erstaunlich. Der Kontakt ist gleichzeitig unspezifisch, aber kann im Zusammenspiel mit der Mutter sehr präzise werden, was die Bedürfnisse des Kleinkindes betrifft. Insofern unterscheidet sich eine derartige Kommunikation stark von jener, welche sich zwischen Erwachsenen abspielt. Es ist eine einzigartige Kommunikation, die nur mit der Mutter, mit dem, wie sie klingt, wie sie sich anfühlt, wie sie sich bewegt, abgestimmt ist. Eine Verbindung, die auf einem gemeinsamen Fühlen und Sich-aufeinander-Verlassen fußt und auf einer prälinguistischen Basis aufbaut, die erst im Laufe der ersten beiden Lebensjahre zielgerichteter wird. Anders gesagt: Das Baby wird von den Erwachsenen mentalisiert, d. h., bevor es reden, argumentieren, zeigen kann, wird es von den Erwachsenen schon als geistiges, fühlendes, intentionales Wesen behandelt und in mentale Zusammenhänge »verwickelt«.

4.2 Störungen in der Entwicklung

In der Medizin und insbesondere in der Psychosomatischen Medizin müssen wir uns immer auch fragen: Was ist die Konsequenz, wenn es in diesem feinfühligen Zusammenspiel zwischen Mutter und Baby zu Störungen kommt? Was geschieht, wenn ein Baby mit seinen Bedürfnissen alleingelassen wird? Wir wissen seit Bowlby (Bowlby, 1969, 1973, 1980), dass Vernachlässigungserfahrungen die häufigste Traumatisierungsform im frühen Alter sind. Dies bedeutet nicht zwangsläufig, dass ein Baby gänzlich ohne Bindungspersonen (in der Regel die Eltern) aufwächst, aber dass die Menschen, die in der Entwicklung des Babys eine zentrale Bedeutung haben, psychisch oder physisch nicht ausreichend zur Verfügung stehen. Dies kann dann eine Rolle spielen, wenn die Eltern selbst psychische Probleme haben, beispielsweise an einer Depression leiden. Die Folge daraus ist, dass das Baby die beschriebene permanente dialogische vorsprachliche Kommunikation nicht so angeboten bekommt, wie es notwendig wäre, und dadurch sehr zentrale Lernerfahrungen im entwicklungspsychologischen Prozess nicht stattfinden können, was in schwereren Fällen auch zu psychischen oder psychosomatischen Symptomen führen kann.

Konkret: Unter »ausreichend guten« Bedingungen findet eine ausreichend gesunde Entwicklung statt. Das Baby lacht, schreit, weint und begreift (gerade auch im Wortsinn des Greifens). Die Mutter, mit ihrer an das noch vorsprach-

---

7 Der Begriff der »ausreichend guten Mutter« (»good enough mother«) geht auf den britischen Kinderarzt und Psychoanalytiker Donald W. Winnicott (1896–1971) zurück. Winnicott wollte den oftmals in Beratungskontexten entstehenden hohen sozialen Druck auf Familien verringern, alles richtig machen zu müssen. Es braucht keine »ideale« Mutter, um ein Kind gut in seiner Entwicklung zu begleiten und zu fördern.

lich strukturierte Baby angepassten Zuneigung, Sprache und Gestik, richtet feinfühlige und präzise Aussagen oder Vorschläge an ihr Kind (wie oben schon beschrieben: »Hast Du ein Aua« oder »Magst Du zur Mama?«). Die Theorie nun ist, dass das Baby durch diese Interaktionen, welche in den ersten Lebensjahren zehn- bis hunderttausendfach wiederholt werden, mit der Zeit lernt, welcher innere Gefühlszustand zu welcher Beschreibung und zu welchem Körper- oder Gefühlszustand passt.

Das menschliche und insbesondere kindliche Gehirn kann nicht anders als zu lernen (Spitzer, 2006). Die Impulse und Signale, die es von frühester Kindheit bekommt, sind notwendig, um wichtige entwicklungspsychologische Lernschritte zu bewältigen: Gibt es einen Unterschied zwischen mir und der Welt? Zwischen dem »Ich« und dem »Du«? Gibt es einen Unterschied zwischen »gut« und »böse«? Gibt es einen Unterschied zwischen »Körper« und »Gefühl«? Alle diese Paarungen sind zentrale Lernelemente für die Fähigkeiten, die im Leben notwendig sind. Es ist gut vorstellbar, wenn diese Form der frühen Kommunikation und Interaktion gestört ist oder gar ausbleibt, dass sich solche grundlegenden Lernprozesse nur verzögert oder gestört einstellen.

Ein chronisch traumatisiertes Baby mit einer physisch oder psychisch nicht anwesenden Mutter hat insofern auf zwei Ebenen Einschränkungen zu erleiden. Es hat Defizite in der Fähigkeit zu mentalisieren, sich in sich selbst und andere hineinzuversetzen. Zudem versäumt das Baby die Erfahrung, sich auf eine gute und gesunde Weise abhängig von engen Bindungspersonen machen zu können. Dies kann dazu führen, dass Störungen auftreten, wenn es darum geht, Vertrauen in Beziehungen zu anderen Menschen aufzubauen. Diese doppelte Entwicklungsproblematik kann – sofern diese nicht auf die eine oder andere Weise kompensiert und »geheilt« wird – im Laufe des weiteren Lebens schwerwiegende Folgen haben.

4.3 Entwicklung als Modell für Somatisierungsstörungen

Menschen mit Störungen der psychischen Entwicklung leiden somit unter häufigen Fehleinschätzungen, was sie selbst und andere betrifft. Die Fähigkeiten eines Menschen, über sein Inneres und ebenso über die Beziehungen in der realen (Um-)Welt adäquat zu fühlen, zu denken und zu sprechen, sind deutlich eingeschränkt. Zudem haben Menschen mit solchen schweren Traumatisierungserfahrungen oftmals Schwierigkeiten, sich auf andere Menschen zu verlassen, ihnen zu trauen oder sich auf eine gute Weise abhängig fühlen zu können.

Stellen wir uns für einen Moment einen 47-jährigen Patienten vor:

Fallbeispiel

Dieser Patient leidet unter stärksten Rückenschmerzen, wobei sich in der Bildgebung kein wegweisender Befund darstellen ließ und auch die funktionelle Überprüfung keine schwerwiegenden Einschränkungen im muskuloskelettalen Bereich erbrachte. Sein Hausarzt und sein Psychiater haben eine somatoforme Schmerzstörung diagnostiziert, womit der Patient allerdings nichts anfangen kann. Die Ärzte haben ihm schon mehrfach vermittelt, dass seine Schmerzstörung möglicherweise mit dem sehr hohen Stresslevel in Verbindung zu sehen sei. Schließlich habe er vor kurzem seinen Job verloren und seine Partnerin hat sich vor fast einem Jahr von ihm getrennt, was auch dazu geführt hat, dass er seine Kinder nur noch sehr selten sieht. Diese Erklärung macht für den Patienten aber keinen Sinn, da er nicht das Gefühl hat, dass er durch den Jobverlust oder durch die Trennung von seiner Familie besonders leide. Er fühlt sich sehr unverstanden, weil »immer alles auf die Psyche« geschoben wird. Der Patient ist zudem grundsätzlich davon überzeugt, sich auf die Aussage von Ärzten nur sehr eingeschränkt verlassen zu können. Er drängt auf wiederholte bildgebende Diagnostik mittels Kernspinuntersuchungen und war zuletzt sehr enttäuscht, als man ihm mitteilte, dass so eine Untersuchung nicht sehr viel bringen werde (die letzte Kernspin-Untersuchung fand vor ca. sechs Wochen statt). Er selbst ist davon überzeugt, dass man etwas Gefährliches bei ihm übersehen hat. Biografisch berichtet der Patient, dass er bis zum Alter von vier Jahren im Kinderheim aufgewachsen sei; seine leiblichen Eltern kenne er fast gar nicht. Gelebt habe er dann ab dem fünften Lebensjahr bei wechselnden Pflegefamilien.

Der geschilderte Fall ist zwar exemplarisch, natürlich aber nicht beweisend für eine entwicklungspsychologische Störung. Dennoch lohnt es sich, eine solche Perspektive einzunehmen. Ist der Patient aufgrund seiner frühen Traumatisierung in der Lage, angemessen zu mentalisieren? Besitzt er Fähigkeiten, sich selbst zu spüren? Zwischen körperlicher Empfindung und Emotionen zu unterscheiden? Hat dieser Patient Erfahrungen machen können, die ihn dazu befähigen, anderen Menschen zu vertrauen? Wie feinfühligen Eltern kommt auch den Therapeuten die Aufgabe zu, die Symptomatik des Patienten zu »mentalisieren«, d. h. nicht nur mit einem Begriff wie »psychisch bedingt« oder »stressabhängig« zu belegen, sondern auf das Leiden des Patienten adäquat und feinfühlig einzugehen, was der Patient selbst noch nicht kann. Psychotherapeutisch wäre ein Verständnis hierüber genau der reparative Ansatzpunkt, um mit neuen Erfahrungen innerhalb einer Therapeuten-Patienten-Beziehung die Behinderungen einer gesunden Entwicklung aufzulösen und den Prozess des Lernens über sich selbst und die soziale Welt wieder aufzunehmen und fortzusetzen.

Der exemplarische Patient leidet unter *funktionellen Körperbeschwerden*, ein häufiges Phänomen in der Psychosomatik. Hierunter versteht man aufgrund somatischer Befunde nicht hinreichend erklärte Körperbeschwerden. Die Beschwerden sind in der Gesamtbevölkerung sehr häufig und werden in einzelnen Fällen und bei bestehenden anderen Risikofaktoren chronisch, wie im beschriebenen Fall. Sie gehen häufig mit Krankheitsängsten und oft, aber nicht immer mit einer großen psychischen Belastung, mitunter auch mit Suizidalität einher. In der ICD-10 finden sich noch die Begriffe »Somatisierungsstörung« und »somatoforme Störungen«. Da die genaue Abgrenzung zu »somatisch erklärten« Beschwerden aber häufig schwierig ist, werden in der ICD-11 Störungen, die mit chronischen Körperbeschwerden und »übermäßiger Aufmerksamkeit« den Symptomen gegenüber einhergehen, unter der *Körperbelastungsstörung* (6C20) zusammengefasst. Dies kann eine Möglichkeit sein, mehr Menschen, bei denen oben beschriebene Prozesse eine Rolle spielen, eine psychosomatische Behandlung zugänglich zu machen. Der Nachteil der ICD-11-Kategorisierung ist allerdings, dass psychosozialen Belastungsfaktoren in der biografischen Entwicklung der Patientinnen und Patienten im neuen Diagnosekatalog keinerlei ursächliche Rolle mehr zugesprochen wird.

5 Psychosomatische Anamnese? – Klar, mache ich!

Damit am Aufnahmetag alles gut klappt, entscheiden die Ärztinnen und Ärzte der psychosomatischen Station, dass es gut wäre, die psychosomatische Anamnese der Patientin zu ergänzen. Leider hat aufgrund zahlreicher Aufnahmen an diesem Tag niemand so recht Zeit. Glücklicherweise hat die Medizinstudentin Kim Schuster vor einigen Tagen ihr Praktikum begonnen. Sie ist sehr interessiert, viel zu lernen, und sitzt, wenn sie gerade nichts zu tun hat, mit ihrem Lehrbuch im Stützpunkt und wartet darauf, Aufträge anvertraut zu bekommen. Dort ist sie auch jetzt schnell gefunden. Sie soll heute noch auf die Station rüber. Dort sei nach der Visite gut Zeit und der Patientin vermutlich ohnehin langweilig. Bitte einmal psychosomatische Anamnese mit allem, was da so dazugehört. Kim nickt eifrig. Ja, ja, genau, mache ich. Schon ist sie wieder allein mit ihrem Lehrbuch, freut sich, doch noch Programm am Nachmittag zu haben. Aber Moment – was gehört alles zur Anamnese? Was ist denn nun eine psychosomatische Anamnese? Ist das etwas anderes als eine »normale«? Muss ich da diese Rorschachtest-Tintenkleckse mitbringen und wo finde ich die bitte? Kim wird nun doch etwas nervös, aber sie will nicht nochmal fragen. Alle sind ja so beschäftigt und sie hat ja bereits gesagt, dass sie es gleich macht. Sie macht sich nochmal einen Kaffee und blättert zum Stichwortverzeichnis. Zum Glück gibt es in ihrem Buch ein Kapitel über Anamnese.

Studierende und werdende Fachleute stellen sich häufig diese oder ähnliche Fragen, wenn sie das erste Mal mit dieser Aufgabe konfrontiert sind. Dieses Kapitel soll die zugrundeliegende Haltung und die Struktur einer psychosomatischen Anamnese erklären.

5.1 Ziele der psychosomatischen Anamnese

Die *psychosomatische Anamnese* hat am Anfang der Behandlung zwei grundlegende Funktionen: Zum einen dient sie der Informationsvermittlung in beide Richtungen, zum anderen ist sie Anfang und Grundlage der ärztlichen oder therapeutischen Beziehung.

Das primäre Ziel der Anamnese besteht darin, Informationen über den Patienten oder die Patientin zu erlangen. Diese sind zum einen wichtig, um eine fundierte Diagnose zu stellen. Von dieser, aber auch von anderen individuellen Faktoren leitet sich die Indikation einer Therapie ab. Dabei geht es um Wichtigkeit, Dringlichkeit und nötige Intensität, also ist eine ambulante oder eine stationäre Behandlung indiziert.

Neben der »auf dem Papier« indizierten Behandlung ist auch wichtig, was sich der Patient oder die Patientin erwartet oder wünscht beziehungsweise wozu er oder sie bereit ist. Was ist der Behandlungsauftrag?

Hierzu kann das individuelle *Krankheitsmodell* Aufschluss geben. Was denkt die Person selbst über Ursprung und (erwartete) Behandlung der Störung? Ein kollektives prominentes Beispiel: Während der COVID-19-Pandemie entstand rasch nach den ersten Erkrankungswellen eine international vernetzte patientenseitige Bewegung. Viele Menschen verständigten sich und klagten über diverse Körperbeschwerden, die sie als ähnlich erkannten und die sie aufgrund der zeitlichen Nähe zur Infektionserkrankung »Long-COVID« nannten. Übersetzt könnte dies heißen: »Ich habe immer noch COVID.« Betroffene mit diesem Modell suchen daher häufig eine infektiologische oder immunologische Erklärung ihrer Beschwerden. So werden häufig Laborwerte erwartet oder diesen wird eine hohe Bedeutung beigemessen. Alternative und ergänzende Modelle passen nicht oder werden eher nachrangig betrachtet. Nicht nur die Herkunft, auch die Behandlung, die erwartet wird, hat notwendigerweise mit dem Abwehrsystem zu tun. So werden häufig immunmodulatorische Medikamente verlangt oder gar eine umfassende Blutwäsche, um potenziell schädigende Antikörper zu entfernen. Es kann in diesem Fall schwierig sein, eine multimodale oder psychosomatische Behandlung anzubieten und dafür Motivation aufzubauen, da dieser Behandlungsansatz dem eigenen Modell widerspricht.

Ein anderes Beispiel: Der Umgang mit chronischen Erkrankungen wie Multipler Sklerose ist für Betroffene besonders herausfordernd, vor allem wenn die Ätiologie komplex ist. So kann ein Patient mit dieser Erkrankung auch, bei entsprechender Prägung, davon ausgehen, dass der nicht klare genetische Zusammenhang bedeutet, dass er die Erkrankung selbst herbeigeführt hat, etwa durch charakterliche Schwäche, falsche Ernährung oder Lebensstil. Das könnte heißen, dass er selbst auch derjenige ist, der es in der Hand hat, gesund zu werden.

Dies kann einen gesunden Lebensstil nach sich ziehen, aber andererseits auch bedeuten, dass dieser Patient nicht oder nur sehr ungern (wirksame) Medikamente einnimmt und damit weitere Schübe riskiert oder gar herbeiführt.

Diese Beispiele sollen illustrieren, warum es wichtig ist, Patienten und Patientinnen nach ihrem eigenen Krankheits- und Behandlungsmodell zu fragen. Einen Überblick über Krankheitsmodelle am Beispiel des Kreuzschmerzes bietet auch ▶ Abb. 5.1.

Mechanisch

„Abnutzung, der Rücken ist kaputt!"

Psychologisch

„Kein Wunder in der ständigen Anspannung, wie ich lebe, das muss ja zu Rückenschmerzen führen."

Philosophisch

„Dass mir das gerade jetzt passiert ist, hat vielleicht einen Sinn: ich bin so gezwungen, meine Aktivitäten neu zu überdenken."

Energetisch

„Energieflussblockade des Meridians xy."

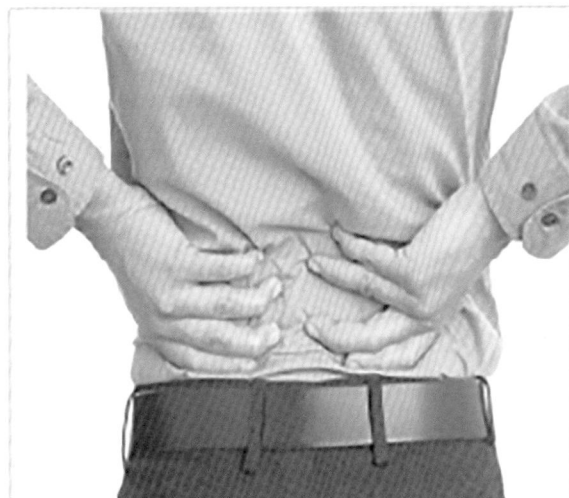

Traditionell

„Ich habe wohl Ischias, meine Mutter hat das auch immer wieder gehabt. Wir haben halt Probleme mit dem Rücken."

Worst-Case-Szenario

„Es könnten wie bei meiner Arbeitskollegin Wirbelmetastasen sein."

Lokal organisch bedingt

„Wurzel-Reizung L4 oder Reizung der Fazettengelenke."

Demographisch

„Jeder Vierte hat Rückenschmerzen, das ist etwas Normales. Berufe mit sitzender Arbeitshaltung sind davon besonders betroffen."

Magisch

„Hexenschuss – jemand fügt mir auf obskure Wege Leid zu."

Abb. 5.1: Krankheitsmodelle bei Rückenschmerzen

Ein weiteres wichtiges Ziel der Anamnese, also klassischerweise des ersten Kontaktes zwischen behandelter und behandelnder Person, ist der *Beziehungsaufbau*. Es soll die Grundlage für eine konstruktive Behandlungsbeziehung gelegt werden. Dazu braucht es vor allem Vertrauen. Dieses wird durch Gesprächsführung und Gesprächsumgebung erleichtert. Dazu gehört, interessiert und empathisch zuzuhören, aber auch die Informationsweitergabe in die andere Richtung. Sich selbst, soweit sinnvoll, transparent zu machen, erleichtert die Entwicklung gegenseitigen informierten Vertrauens. Ob und wie leicht dies gelingt, hängt auch von den Bindungserfahrungen der beiden Gesprächspartner ab (▶ Kap. 9).

5.1.1 Reflektierende Kommunikation

Wie bei jeder anderen Beziehung auch, spielt das subjektive Erleben im gemeinsamen »Raum« der *Arzt-Patienten-Beziehung* eine wichtige Rolle. Allein sich auf unsere Intuition zu verlassen, auf unser Bauchgefühl – das klingt ziemlich antinaturwissenschaftlich, oder? Gleichzeitig sind wir Menschen genau auf diese Gabe angewiesen, um beispielsweise Neugeborene oder kleine Babys zu spüren und sie in ihrer Entwicklung zu unterstützen. Bei Babys dürfen wir uns nicht auf den Sprachkanal verlassen, da dieser »selbstredend« noch gar nicht entwickelt ist. Als Eltern besitzen wir aber eine Fähigkeit, unsere Kinder nonverbal zu begreifen. Und diese Fähigkeit haben wir selbstverständlich auch bei Erwachsenen. Eine Fähigkeit, die es uns ermöglicht, durch die bereits selbst erlebten emotionalen Zustände auf die Verfasstheit des Gegenübers zu schließen. Wir tun dies eigentlich andauernd, in allen Beziehungen. Nur ist es uns in der Regel nicht sonderlich bewusst. In der Psychoanalyse bezeichnet man diese menschliche Fähigkeit (die nichts mit einem okkultistischen Gedankenlesen oder dergleichen zu tun hat!) als *Gegenübertragung*. Mein Gefühl von Langeweile oder Müdigkeit während der Anamnese könnte ein sicherlich gut zu prüfender Hinweis auf die innere Leere oder eine depressive Situation des Patienten sein. In den letzten Jahren konnten solche Fähigkeiten, vermittelt über die sog. »Spiegelneuronen«, in etlichen Untersuchungen, auch bei Primaten, nachgewiesen werden, was dieser psychodynamischen Hypothese ein insgesamt empirisches Fundament verschafft hat (Rizzolatti et al., 2009).

Zusammenfassend: Es lohnt sich sehr, das eigene subjektive Erleben im Anamnesegespräch ernst zu nehmen, zu prüfen und gut zu reflektieren, am besten auch im Kreis von Kolleginnen und Kollegen. Seien Sie daher mutig, nicht unnötig schüchtern und vertrauen Sie auf Ihre Intuition: »Je frecher, desto besser!« ist ein Wort, welches oft im Zusammenhang mit einer sich selbst gegenüber ehrlicheren und gleichsam reflektierenderen Nutzung der Gegenübertragung Verwendung findet.

> **Übertragung**
>
> Unter Übertragung versteht man die im jeweiligen Moment aktualisierten inneren Erlebens- und Beziehungsmuster des Patienten, die die Beziehung zum Therapeuten oder zum therapeutischen System prägen und färben.
>
> Stellt sich in allen menschlichen Beziehungen *spontan* her.
>
> *Universal* = kommt bei jedem Menschen vor
>
> *Wiederholung* = Gegenwart wird unter dem nachhaltigen Eindruck der vergangenen Erfahrungen erlebt
>
> **Gegenübertragung**
>
> Gegenübertragung ist die Gesamtheit aller emotionalen Reaktionen des Therapeuten auf den Patienten, aller – auch leibnahen – Empfindungen, aller Handlungsimpulse und Fantasien gegenüber dem Patienten.

5.1.2 Technische Aspekte der Beziehungsgestaltung

Bei der Beziehungsgestaltung in der Anamnese können folgende Strategien helfen:

- *Fragetechnik:* Grundsätzlich lassen sich Fragen in offene (W-Fragen) und geschlossene (mit ja oder nein zu beantwortende Fragen) unterteilen. Suggestivfragen sind dabei geschlossene Fragen, die eine der beiden Antworten nahelegen (Bsp.: »Sie trinken keinen Alkohol, oder?«). Es ist hilfreich, sich über die eigene Technik bewusst zu werden, insbesondere darüber, wie bestimmte Antworten zustande gekommen sind. Diese sind nämlich nicht objektiv, sondern stark davon abhängig, wie gefragt wird. Grundsätzlich dienen offene Fragen der Exploration und fördern einen Gesprächsfluss, während geschlossene Fragen stoppen und fokussieren. Fangen Sie gerne zunächst offen an und fragen dann lieber noch einmal gezielt nach, statt sich sofort zu sehr einzuengen. Zur genaueren Beschreibung, siehe im Anhang die ▶ Tabelle: Fragetechnik.
- *Aktives Zuhören:* Auch zwischen zwei Fragen, beim Zuhören, sind die meisten Menschen intuitiv sehr aktiv. Dies kann auch geübt und gefestigt werden. Durch Augenkontakt, Nicken und Spiegeln des Gesagten und der mitschwingenden Affekte entsteht schnell eine gelingende Atmosphäre. Die meisten Menschen merken jedoch rasch, ob dies authentisch geschieht oder vor dem Spiegel geübt wurde. Es ist hilfreich, sich einmal im Gespräch zu filmen. Zuhören gelingt dann, wenn Sie sich wirklich für das Gesagte interessieren. Also seien Sie ruhig neugierig. Was interessiert Sie? Ist das Gesagte nachvollziehbar oder haben Sie Nachfragen? Wenn es Sie wirklich interessiert, hören Sie automatisch gut zu.
- *Pausen:* Es mag zunächst widersprüchlich erscheinen, aber bewusste Pausen sparen oft Zeit. Wenn Sie nicht gleich auf jede Antwort mit einer Frage reagieren, erhalten Sie oft noch wichtige Informationen, und Sie lassen der anderen Person Raum und schaffen so Ruhe. Auch dienen Pausen dazu, Ihnen den Druck zu nehmen. Wenn Sie nur am Blatt und vielleicht sogar schon gedanklich im nächsten Termin sind, ist es schwer, sich auf das Gespräch und die derzeitige Beziehung einzulassen. Lassen Sie sich den Raum, zu überlegen und das Gesagte wirklich zu hören. Gespräche werden so meist nicht länger, sondern gehaltvoller und angenehmer für beide.
- *Fazit und Ausblick:* Um Klarheit zu vermitteln und Feedback zu geben, was Sie gehört und verstanden haben, bietet es sich an, am Ende noch einmal das Gesagte zusammenzufassen, Ihre eigene Einschätzung der Situation und der nötigen Interventionen sowie einen Ausblick abzugeben. Dies vermittelt auch Sicherheit und sorgt dafür, dass sich die Patientin oder der Patient wichtige Informationen gut merken kann.

Auch die Gesprächsumgebung kann merklich den Beziehungsaufbau unterstützen. Beachten Sie dabei:

- *Zeitlicher Rahmen:* Klären Sie gleich zu Beginn über den zeitlichen Rahmen, Ihre Möglichkeiten, Grenzen und Spielräume auf. Dies schafft Ihnen selbst Ruhe und ist für die andere Person wichtig zu wissen. Sie können so leichter im Gespräch darauf zurückkommen, z. B.: »Was Sie sagen, erscheint mir sehr wichtig zu sein und ich würde gerne mehr darüber erfahren. Leider können wir diesem Punkt in diesem Gespräch nicht gerecht werden. Ich schlage vor, dass wir zu einem anderen Zeitpunkt noch einmal darauf zurückkommen.«
- *Gesprächsumgebung:* Schaffen Sie idealerweise eine Umgebung, in der Sie und die andere Person sich ausreichend wohl und ungestört fühlen können. Dazu gehört vor allem die geschlossene Tür und dass nur Personen anwesend sind, die von der Patientin oder dem Patienten zum Gespräch eingeladen wurden, also z. B. Angehörige oder Dolmetscher. Mehrbettzimmer sind ein Hindernis, es ist aber in vielen Fällen möglich, sich in einen Raum zurückzuziehen, andere Personen aus dem Zimmer zu bitten oder z. B. sogar nach draußen zu gehen. Binden Sie Ihre Patientin und Ihren Patienten in diese Entscheidung mit ein. Telefone sollten idealerweise nicht klingeln oder Anrufende vertröstet werden.

5.2 Kernbereiche der psychosomatischen Anamnese

Inhaltlich ist die psychosomatische Anamnese der Anamnese in anderen (somatischen) Fachgebieten sehr ähnlich. Sie wird um weitere Bereiche ergänzt, die den psychosozialen Bereich noch tiefer erfassen, als das sonst der Fall ist. Die Bereiche sind:

1. *Aktuelle psycho-soziale Situation:*
   Aktuelle Partnerschaft/Kernfamilie, (eigene und/oder Stief-)Kinder, sekundäre Bindungserfahrung, Arbeitsplatz, Wohnsituation, soziale Situation (soziales Umfeld, soziale Integration), Finanzen (Einkommen, Lohn, Versicherung, Rente, Sozialdienst), Schulden, ev. ausstehende Behörden- oder Gerichtsentscheidungen, Freizeit, Hobbies, Interessen (Ressourcen, Ausgleich, gesunde Persönlichkeitsanteile)
2. *Ursprungsfamilie (Eltern, Geschwister, Großeltern etc.):*
   Soziokulturelle Herkunftsgeschichte, ggf. Flucht-/Migrationserfahrungen, Hinweise auf Art der Sozialisation, vermittelte Werte, religiöse Haltungen, familiäre Belastung mit psychischen Leiden, positive Personen, die elterliche Verantwortung wahrgenommen haben, Geschwisterkonstellation, Rolle innerhalb der Familie, Erziehungsstil der Eltern
3. *Lebensanfang:*
   Komplikationen, psychosoziale Probleme während Schwangerschaft und Geburt
4. *Kleinkinderphase:*
   Hinweise auf primäre Bindungserfahrung und psychomotorische Entwicklung, z. B. »Schreikind«
5. *Vorschulalter:*
   Hinweise auf Ängste, auf Umgang mit Trennungssituationen (Übernachten bei fremden Familien, Besuch der Spielgruppe), Art der Sozialisation
6. *Kindergarten und Schulzeit:*
   Hinweis auf Bildungszugang, erste Leistungserfahrungen, Umgang mit Trennungssituationen als Hinweis für den Bindungsstil (Besuch des Kindergartens, Schule) oder auf Ängste oder andere psychische Probleme, Erfahrungen mit Lehrern und Schulkameraden (Freunde finden, Mobbingerfahrungen)
7. *Pubertät, Adoleszenz:*
   Umgang mit der geschlechtstypischen Umgestaltung des Körpers und den verstärkten sexuellen Impulsen, vermehrte Ausrichtung auf Gleichaltrige, Individualisierung und Loslösung aus der Familie, Umgang mit der vergrößerten Selbstständigkeit und Selbstverantwortung (Ablösungsumstände), Hinweise auf psychische Probleme (z. B. Ängste, Depressionen, Süchte, Selbstverletzungen, Essstörungen etc.), Umgang mit Konflikten
8. *Ausbildung, berufliche Entwicklung/Karriere:*
   Umgang mit Leistungsanforderungen, Konkurrenz, Konflikten, Entwicklung eigner Vorstellungen, grobe Orientierung (Gelingen stellt eine wichtige Ressource hinsichtlich Selbstwertentwicklung dar); Arbeitsplatzwechsel, Kündigungen, Arbeitslosigkeit
9. *Militärdienst:*
   Hinweis auf Resilienzfaktoren und Umgang mit Leistungsanforderungen in einem hierarchischen Umfeld und unter aversiven körperlichen (und oft auch sozialen) Bedingungen
10. *Partnerschaften, Gründung einer Familie, Kinder:*
    Umstände der Partnerwahl, Umgang mit der Belastung, Beruf, Kinder, Haushalt, soziale Kontakte und Selbstfürsorge (Freizeit, Hobby, Sport etc.) zu vereinbaren; Trennungen von Partnerschaften, Ablösung der Kinder, Verlust der Eltern
11. *Prägende Lebensereignisse:*
    Umgang mit Verlusten, Krankheiten, Misserfolgen, Einbrüche bei Partnerschaften und Beruf, aber auch mit Erfolgen in diesen Bereichen; Traumata

Um nichts zu vergessen und einen nachvollziehbaren Gesprächsaufbau zu gewährleisten, ist es wichtig, sich an einer Struktur zu orientieren. Im Folgenden sind Strukturelemente und Ablauf veranschaulicht. Nutzen Sie dazu die Tabelle im Anhang.

5.3 Beschwerdefokussierte Anamnese am Beispiel Schmerz

Bei Körperbeschwerden ist es von besonderer Bedeutung, diese so genau wie möglich zu erfragen. Dies dient nicht nur der Informationserfassung, sondern auch gleich dem Beziehungsaufbau. Am Beispiel *Schmerz* kann dies wie folgt aussehen:

- *Zeitliches Auftreten:* »Erinnern Sie sich, wie es mit den Beschwerden/dem Schmerz angefangen hat?«
  - Zeitpunkt des Beginns? Auslöseereignis?
  - kontinuierlich, intermittierend, regelmäßig, unregelmäßig?
  - morgens, abends, nachts …?
- *Qualität:* »Wie würden Sie die Art der Beschwerden/des Schmerzes beschreiben?«, »Können Sie schildern, wie sich die Beschwerden/der Schmerz anfühlen?«
  - Eigenschaft des Symptoms: ziehend, stechend, juckend, brennend …?
- *Intensität:* »Wie würden Sie die Intensität der Beschwerden/die Schmerzstärke beschreiben?«, »Wenn Sie auf einer Skala von 0–10 die Intensität der Beschwerden/die Schmerzstärke mit einer Zahl angeben würden, wie hoch wäre der Schmerz jetzt, maximal, minimal, im Schnitt (0 = kein Schmerz, 10 = maximal vorstellbarer Schmerz)?«

- *Lokalisation und Ausstrahlung* (Bei Schmerzen am besten anhand einer Zeichnung erheben): »Können Sie die Beschwerden/den Schmerz lokalisieren? Strahlt er irgendwo aus? Eher an der Oberfläche, eher innerlich?«
  - Hinweise für lokal umgrenzten, eher nozizeptiven Schmerz? »Referred pain?« Myofasziales Ausbreitungsmuster? Hinweise für überregionale Schmerzperzeptionsstörung? Generalisierte Hyperalgesie?
- *Begleitzeichen:* »Ist Ihnen aufgefallen, dass die Beschwerden/der Schmerz gemeinsam mit anderen Symptomen auftreten/auftritt?«
  - z. B. Schwitzen, Schwindel, Übelkeit, Erbrechen
- *Intensivierende/Lindernde Faktoren:* »Gibt es Faktoren, welche die Beschwerden/den Schmerz eher verstärken/lindern?«
  - z. B. anstrengungsabhängig? Stressinduziert? Reagibel auf konventionelle Analgetika oder Ruhigstellung?
- *Situative Umstände:* »Können Sie schildern, in welchen spezifischen Situationen die Beschwerden/der Schmerz typischerweise auftreten/auftritt?«
  - z. B. stets nach dem Essen auftretend (Darmstenose), beim Abwärtsgehen (enger Spinalkanal), stets nach Stressexposition (Spannungskopfschmerz, Migräne)
- *Auswirkungen des Symptoms im Alltag:* »Können Sie schildern, welche Einschränkungen oder Folgen die Beschwerden für Sie oder Ihre Umgebung haben?«
  - z. B. schmerzbedingte Schlafstörungen, Konzentrationsstörungen, Gedächtnisstörungen, erhöhte Reizbarkeit, Verlust der Mobilität, medikamentöse Nebenwirkungen, Verlust der Arbeitsfähigkeit, Verlust der Freudfähigkeit, Verlust der Ernährer-Funktion, versicherungsmedizinische Unwägbarkeiten, Selbstwerteinbuße, Angst vor Zukunft, Suizidgedanken, Pflegebedürftigkeit
- *Krankheitsmodell des Patienten:* »Wie erklären Sie sich selbst Ihre Krankheit? Welche Auswirkungen hat diese auf Sie und Ihr Umfeld?«
  - Erfassen des Vorwissens, der Vorstellungen zu Ursache, Auslöser, gesundheitlichen Folgen, Krankheitsmechanismus, Dignität, Verlauf
  - Auswirkungen auf Arbeit, Schlafbefinden, Beziehung, Freizeit
  - Ängste, Befürchtungen im Zusammenhang mit den Beschwerden
  - Vorstellungen/Präferenzen/Erwartungen an Abklärung und Behandlung

6 Frau Nowak ist der Appetit vergangen

Am nächsten Tag zieht Frau Nowak mit ihren zwei Koffern um auf die psychosomatische Station. Sie wird sicherheitshalber im Rollstuhl gebracht, ärgert sich aber darüber. Sie wäre lieber gelaufen. In der Eingangsuntersuchung fallen am ganzen Körper feine und helle Haare auf. In Unterwäsche wirkt sie noch deutlich schmaler. Das Messen ergibt ein Gewicht von 42 kg bei einer Körpergröße von 1,71 m, was einem BMI von ungefähr 14 kg/m^2 entspricht. Hochgradiges Untergewicht.

Frau Nowak wird am selben Tag noch von ihrem psychosomatischen Stationsarzt, Herrn Dr. Scharf, der auch ihr Bezugstherapeut ist, aufgenommen. Er bespricht mit der Patientin, dass es auch therapeutische Aufgabe sei, zu sehen, dass sie bald zunehme und sie dabei zu unterstützen. Auf der Station gibt es sogenannte Gewichtsverträge. Das Team ist sich unsicher, ob Frau Nowak in der Lage sei, zuzunehmen, jedoch hat sie bereits auf der letzten Station etwa ein Kilo wieder zugenommen. Dies stimmt hoffnungsvoll. Frau Nowak versteht den Vorschlag nicht und ärgert sich.

»Ich würde ja zunehmen, wenn ich könnte. Zuerst muss ich ja wieder verdauen können. Ich will nicht bestraft werden für etwas, für das ich gar nichts kann.«

Herr Dr. Scharf ist verunsichert. Das Team einigt sich, es mit dem Vertrag zu versuchen, da ja auch das Stationsteam in der Gewichtszunahme ein Therapieziel sieht. Frau Nowak unterschreibt widerwillig und eigentlich nur, weil sie es gerne mit der psychosomatischen Station versuchen möchte. Sie weint im Gespräch viel und fühlt sich durch die Vorgabe unverstanden und unter Druck gesetzt. Der Arzt beruhigt die aufgebrachte Patientin. Man wolle ihr helfen und dazu gehöre nun mal, sich auch um ihr viel zu geringes Gewicht zu kümmern.

Frau Nowak wird täglich gewogen und nimmt am stationären Programm teil. Sie genießt es, mehr Freiräume zu haben, zieht sich jedoch oft auf ihr Zimmer zurück. Fast alle Therapien finden in der Gruppe statt. Frau Nowak geht gerne in die Körpertherapien und die Imagination, sie versteht nicht, warum Qigong auf dem Plan steht, macht aber dennoch gerne mit. Sie ärgert sich, dass sie aufgrund ihres niedrigen Gewichts noch nicht ins Nordic Walking darf. Sie geht ja ohnehin den ganzen Tag über viel spazieren, das mache ja keinen Unterschied. In den Gruppenpsychotherapien fühlt sie sich oft fehl am Platz. Aus ihrer Sicht sprechen alle über ihre Probleme mit ihrer Familie oder dem Arbeitsplatz, keiner kann wirklich nachvollziehen, wie es ist, auf Kriegsfuß mit dem eigenen Körper zu stehen. Nur von einem älteren Patienten, Herrn Adam, fühlt sie sich verstanden. Dieser leidet unter chronischen Rückenschmerzen, die alle Aspekte seines Lebens bestimmen. In den regelmäßigen Gesprächen mit ihrem Arzt und Psychotherapeuten, Herrn Dr. Scharf, kann sie manchmal auch Dinge besprechen, die für sie schwierig waren oder sind. Hier fühlt sie sich zunehmend verstanden. Die junge Frau bemüht sich, den Regeln der Station zu entsprechen und auch einen Sinn in der Behandlung, vor allem in den psychotherapeutischen Elementen, zu sehen. Leider gibt es jedoch einige Schwierigkeiten:

Wegen der manchmal plötzlich auftretenden Durchfälle kommt sie regelmäßig zu spät zu Gruppen oder geht mitten in der Stunde und kommt so spät zurück, dass die Gruppenleiterinnen sie nicht mehr teilnehmen lassen. Und auch mit der Gewichtszunahme läuft es nicht so wie geplant. Sie nimmt zwar zunächst rasch knappe zwei Kilogramm zu, worüber sie sich gemeinsam mit Herrn Dr. Scharf sehr freut, kann das Gewicht jedoch in der darauffolgenden Woche weder steigern noch halten. Die Konsequenz laut Vertrag ist schließlich, dass sie sich nur noch auf dem Klinikgelände bewegen darf. Dies ärgert sie und macht ihr große Angst. Wie soll sie dies in den kommenden Wochen schaffen? Die letzte Vertragskonsequenz wäre ihre Entlassung. Frau Nowak meldet sich oft beim Pflegestützpunkt. Die Bauchschmerzen, die nie wirklich weg waren, sind in der letzten Zeit wieder sehr viel stärker geworden. Sie klagt, dass sie sich kaum mehr auf andere Dinge konzentrieren kann, und bleibt deswegen regelmäßig Therapien fern, um sich mit einer Wärmflasche in ihr Zimmer zurückzuziehen. Sie verpasst Mahlzeiten. Der besorgte Herr Adam bringt ihr Zwieback, der sich auf dem Nachtkästchen sammelt. Auch die Durchfälle werden wieder schlimmer. Herr Dr. Scharf wird mehrfach ins Zimmer der Patientin gerufen, um sich selbst davon zu überzeugen, dass der Stuhlgang »sicher nicht normal« ist. Die Pflegekräfte sind immer besorgter, da der ohnehin niedrige Blutdruck der Patientin nun einen neuen Tiefpunkt erreicht habe.

In einem Therapiegespräch weint Frau Nowak verzweifelter als sonst. So schlimm seien die Beschwerden noch nie gewesen. Der Arzt bespricht gemeinsam mit der Patientin, dass eine neue, konsiliarische Vorstellung bei den Gastroenterologen sinnvoll sei und geplant werde. Direkt am nächsten Tag nimmt sich Frau PD Dr. Kiermeier Zeit und bespricht mit der Patientin und dem Stationsteam alle Befunde. Der klinische Befund ergibt rege Darmgeräusche und einen ausgebreiteten Druckschmerz über das gesamte Abdomen. Eine Darmspiegelung ist bereits erfolgt. Dabei ist eine Fehlbesiedelung im Dünndarm festgestellt worden. Diese kann theoretisch behandelt werden. »Theoretisch«, sagt Frau PD Dr. Kiermeier, weil nicht ganz klar sei, ob dies die Beschwerden lindert. Sie ist sich nicht sicher, ob das wahrscheinlich ist, und bespricht mit Herrn Dr. Scharf noch einmal den Fall. Was meint denn der Bezugstherapeut? Herr Dr. Scharf ist dankbar für die Einschätzung der Kollegin.

Wir haben bisher zur Biografie herausgefunden, dass sie als Kind häufig Bauchschmerzen hatte und deswegen nach dem Übertritt auf das Gymnasium oft krank daheim war. Ihre Mutter hat ihr dann gut Verdauliches gekocht. So richtig erklären kann sie sich das nicht, es ist ihr aber eingefallen, dass sie sowas Ähnliches schon mal hatte. Die Familie war aber wohl nie so richtig mit ihr bei der Kinderärztin und sie weiß nicht, ob sie nicht doch eine Allergie oder eine Unverträglichkeit hat.«

Der Therapeut und die Ärztin einigen sich darauf, noch die ausstehenden Tests für Nahrungsmittelunverträglichkeiten zu ergänzen, da dies konkrete Hinweise und Behandlungsansätze bieten könnte. Auch Frau Nowak ist froh und erleichtert.

Dr. Scharf überlegt, wie er mit der Patientin in der Psychotherapie weitermachen kann: Wie läuft es denn eigentlich mit »Peter«, dem Partner von Frau Nowak? Wie steht es um die gegenseitige »Verträglichkeit«? Soll man sich nicht einmal zusammensetzen und sich diese Beziehung ansehen? Vielleicht sogar mit Peter? Der ist Ingenieur und hat gerade recht viel um die Ohren, höchstens am Freitagnachmittag kann er dafür eine halbe Stunde erübrigen, was Frau Nowak weiß, ohne ihn überhaupt fragen zu müssen. »Dann«, so sagt sich Dr. Scharf, »bleibe ich eben mal etwas länger am Freitag.« Er vermutet, dass es nützlich sein kann, eine weitere Perspektive auf die Erkrankung der Patientin zu gewinnen oder mit den beiden an Themen in der Beziehung zu arbeiten, die vielleicht mit der Symptomatik in Zusammenhang stehen.

Zum Termin erscheinen alle drei pünktlich. Als Herr Dr. Scharf seinen Raum verlässt, um beide hereinzubitten, lehnt das Paar mit einigem Abstand in der Mitte, jedoch zugewandt, an der gegenüberliegenden Wand des Ganges. Frau Nowak hat sich ein kurzes Kleid angezogen und ist geschminkt, was sie sonst nicht ist. Peter Jordan, ihr Partner, hat eine Aktentasche dabei, wirkt sonst aber eher zurückhaltend und steht gebeugt.

Alle drei setzen sich und beschließen, dass das Thema erst einmal die Erkrankung sein sollte und der Umgang des Paares damit. Frau Nowak hält sich zurück, wirkt vorsichtig und verängstigt, als sie ihre Hand auf den Unterarm ihres Partners legt. Herr Jordan schaut Frau Nowak nicht an, als er zu berichten beginnt:

»Am Anfang war das ja noch nicht so schlimm. Da kam das nur manchmal vor. Aber seit wir da bei meiner Mutter waren, seit dem Frühjahr, da ist es richtig schlimm geworden. So die letzte Zeit, da war sie kaum mehr ein normaler Mensch. Da hat sie immer nur geweint und war eigentlich nur noch im Bad. Wir können schon ganz lang nicht mehr wirklich essen gehen und so als Paar… da war auch schon lange nichts mehr. Ich will ja, dass es ihr wieder gut geht, ich weiß aber nicht, was ich machen kann. Ich finde es gut, dass sie jetzt hier bei Ihnen ist. Vielleicht können Sie der Sarah helfen, dass sie das nicht mehr ständig macht.«

Herr Dr. Scharf ist sich nicht sicher, was Peter mit »machen« meint, und fragt lieber noch einmal nach.

Peter Jordan sieht ihn verwundert an, schaut dann zu Frau Nowak hinüber, die nur noch zu Boden blickt und seinen Arm losgelassen hat.

»Na das … Wie sagt man das denn höflich?… das Sich-Übergeben. Was denken Sie denn?«

Er wendet sich erneut zu seiner Partnerin:

»Hast du das denn nicht erzählt? Wie sollen die dich denn bitte behandeln, wenn du das für dich behältst. Mensch, Sarah! Ich weiß echt nicht, was ich noch machen soll. Wir haben das tausendmal besprochen und du weißt, dass das dein Problem ist, und jetzt fängst du wieder ganz bei null an«.

Peter redet sich immer weiter in Rage und wird lauter. Frau Nowak, Sarah, stiert auf den Boden und beginnt, leise zu schluchzen, unfähig, mit einem der Männer Kontakt aufzubauen. Der Therapeut fühlt sich überrumpelt. Mit so einem starken Gefühlsausbruch hat er nicht gerechnet. Auch nicht mit der Lautstärke und Emotionalität, nachdem das Gespräch noch nicht einmal zehn Minuten dauert.

»Herr Jordan, ich verstehe, dass Sie sich ärgern. Aber ich würde gerne Ihre Freundin zu Wort kommen lassen. Sie reden ja gerade über sie. Das sollte sie kommentieren dürfen.«

Er wendet sich zu seiner Patientin:

»Wie geht es Ihnen denn gerade? Das ist ja alles ganz schön viel für Sie.«

Frau Nowak schüttelt den Kopf und dreht sich zur Wand und atmet schwer. Erst nach einigen Momenten beginnt sie zu sprechen:

»Ich schäme mich gerade sehr. Ich wollte Ihnen das ja erzählen, aber das ist nicht so leicht. Und ich habe ja auch noch andere Sachen und ich dachte, dass Sie dann alles da drauf schieben und mich gar nicht mehr untersuchen oder nicht ernst nehmen.«

Herr Dr. Scharf ist weiterhin verblüfft, so viel Neues über seine Patientin erfahren zu haben. Er bringt das Thema jedoch wieder auf die Partnerschaft zurück und versucht, gemeinsame Themen zu finden. Beide sprechen an, viel Abstand zu spüren und sich gleichzeitig mehr Nähe zu wünschen. Im Gespräch berühren sich beide wechselnd und zaghaft, schaffen es jedoch immer besser, sich auch direkt anzusprechen, anstatt den Therapeuten als Mittelsmann zu verwenden. Sie einigen sich, sich eine gemeinsame Unternehmung für das nächste gemeinsame Wochenende vorzunehmen und diese zu planen, um die gemeinsame Zeit bewusster und weniger mit der Beschäftigung um die Krankheit zu verbringen.

Nach dem Gespräch und nachdem Peter sich verabschiedet hat, bittet der Therapeut seine Patientin noch um eine kurze Unterredung.

»Ich wollte Sie noch einmal auf das Erbrechen ansprechen. Ich kann mir vorstellen, dass Sie sich nicht gewünscht haben, dass es so ins Gespräch kommt. Aber es wäre gut, wenn Sie mir mehr dazu erzählen können.«

Frau Nowak antwortet:

»Ja, das stimmt. Das tut mir auch leid. Das ist schon ein altes Thema. Das hat so mit 12 angefangen. Damals habe ich viel Sport gemacht und hatte viel in der Schule zu tun. Da habe ich ein bisschen abgenommen. Ich war ja eigentlich nie dick, aber schon ein bisschen mehr als meine Schwester. Damals habe ich viele Komplimente bekommen, dass mir das gut steht. Und dann habe ich mehr auf mein Essen geachtet. Dann hat sich das irgendwann verselbstständigt und ich hatte immer Angst, wenn ich etwas esse, was mehr als ein Apfel ist, dass ich dann wieder zunehme. Manchmal, wenn ich mit der Familie gegessen habe, so etwas wie Nudeln oder so, was halt dick macht, dann bin ich danach ins Bad gegangen und habe mich übergeben. Das ist seither so geblieben, auch wenn es schon viel besser war. Manchmal ist das monatelang nicht passiert, aber im letzten Jahr war es richtig viel und dann sind auch noch diese Darmprobleme gekommen. Da hatte ich Angst, dass ich meinen Körper kaputt gemacht habe und ich nicht mehr verdauen kann. Das macht mir immer noch Angst. Auch weil ich nicht einfach aufhören kann, nur weil ich das denke.«

7 Essstörungen am Beispiel der Anorexia nervosa

Essstörungen sind primär Verhaltensstörungen, die sich in manchen Fällen auf das Gewicht, in jedem Fall jedoch langfristig auf den Körper insgesamt auswirken. Sie gehören damit zu einem relevanten Behandlungsgebiet der Psychosomatischen Medizin, auch aufgrund der erhöhten Mortalität.

Die Diagnose wird häufig erst nach deutlicher Gewichtsveränderung gestellt. Auch körperliche Veränderungen und Beschwerden können Zeichen einer relevanten Essstörung sein. Dazu gehören Labor- und EKG-Auffälligkeiten ebenso wie gastrointestinale Beschwerden. In allen Essstörungen können Übelkeit, Verdauungsunregelmäßigkeiten und schmerzhafte Blähungen auftreten. Auch Beschwerden wie Schwindel, Benommenheit, Müdigkeit oder verstärktes Frieren können Hinweise geben. Für die Betroffenen ist es häufig schambehaftet, über ihr Problem, d. h. ihr gestörtes Essverhalten, zu sprechen. In der Klage über Beschwerden bei gleichzeitiger Vermeidung des Themas »Essverhalten« liegt aber auch ein Beziehungsangebot an die Ärztinnen und andere Behandelnde: »Fragen Sie mich nach dem Essen!« lautet es. Hier lohnt es sich für uns, die eigene Scham zu überwinden und objektive Auffälligkeiten und Veränderungen anzusprechen. Dies immer empathisch und ohne den erhobenen Zeigefinger. Ernstnehmen ohne zu ängstigen, ist auch die Empfehlung der Leitlinie (https://register.awmf.org/de/leitlinien/detail/051-026).

7.1 Ätiologie und Dynamik

Bei allen Essstörungen kommt eine *Körperschemastörung* vor. Erkrankte können die eigenen körperlichen Eigenschaften und Fähigkeiten kaum objektiv einschätzen. Sie erleben sich als zu dick, leistungsstärker oder weniger leistungsstark, als dies ihrem tatsächlichen körperlichen Zustand entspricht. Die Folge ist eine ständige Beschäftigung mit dem eigenen Körper, die jedoch nicht in dessen Akzeptanz, sondern vielmehr in leidvoller Selbstabwertung endet.

Typischerweise tritt diese Störung ebendann auf, wenn wir uns noch einmal ganz neu mit unserem Körper anfreunden müssen: während oder kurz nach der Pubertät. Neben der körperlichen Veränderung, die mehr als nur die Körperform betrifft, stehen in diesem Alter wichtige Entwicklungsaufgaben an. Innere *Konflikte*, wie z. B. die zwischen dem Wunsch nach Autonomie und dem nach Nähe und Geborgenheit oder zwischen Autarkiestreben und Versorgungswünschen, eröffnen hier ein Spannungsfeld.

Aus psychodynamischer Sicht kann die Essstörung hier einen Lösungsversuch darstellen. Während die Kontrolle über den eigenen Körper das Autonomiebedürfnis befriedigt, bewirkt beispielsweise ein abgemagertes Äußeres Sorge, Aufmerksamkeit und Fürsorge in der Familie. Nähe und Abstand können so durch das Symptom reguliert werden.

7.2 Anorexia nervosa

In den folgenden Abschnitten wird vordringlich das Erkrankungsbild der *Anorexia nervosa* beschrieben. Zur Entwicklung einer Anorexia nervosa (die nervöse Appetitlosigkeit, umgangssprachlich »Magersucht«) tragen elterliches, vor allem mütterliches, Essverhalten bei, ebenso wie deren Körperbild und -ideal (Solano-Pinto et al., 2021). Auch elterliche Kritik scheint eine wichtige Bedeutung zu haben. Man erinnere sich an die eigene Selbstwertlabilität in dieser Zeit. Kann der Selbstwert nicht durch gute Beziehungen mit sich selbst und anderen stabilisiert werden, so bieten beispielsweise gesellschaftliche Schönheitsideale, uneingedenk wie unrealistisch sie erscheinen sollten, eine mögliche Orientierung.

Dennoch ist die Magersucht keine Erfindung des zwanzigsten Jahrhunderts. Die Erkrankung wurde bereits im neunzehnten Jahrhundert beschrieben und auch manchen Geistlichen, wie beispielsweise der heiligen Katharina von Siena, wird die Diagnose postum unterstellt. Da die Erkrankung mit einem ausgeprägten Verzicht einhergeht, kann man auch hier vermuten, dass Erkrankte zu einer Übererfüllung der Werte ihres Milieus neigten und deswegen keineswegs unangenehm auffielen.

> **⏵ Podcast: Manuela Gander**
>
>
> *»Bei Essstörungen dreht sich jegliches Verhalten primär um das Essen, was für bestimmte dahinter liegende psychische Konflikte missbraucht wird. Wir gehen davon aus, dass gestörtes Selbstwertgefühl, Probleme in der Identitätsentwicklung oder auch zwischen-menschliche Aspekte hier eine Rolle spielen. Das Besondere ist, dass diese Probleme nicht psychisch oder interpersonell kontrolliert oder bearbeitet werden können, sondern verschoben werden. Der Körper wird zum Austragungsort.«*
> Manuela Gander

7.3 Die »Sucht« in der »Magersucht«

In der ICD-11 wird der Gewichtsverlust bei Anorexia nervosa als dezidiert *absichtlich* beschrieben. Dies grenzt die »Magersucht« von Gewichtsverlust durch andere Erkrankungen und Zustände ab. Es gibt schließlich auch andere Störungen, die mit Gewichtsverlust einhergehen können. In der Psychosomatischen Medizin wäre hier beispielsweise die Depression zu nennen. Bei depressiven Störungen ist der Gewichtsverlust jedoch in der Regel nicht willentlich zustande gekommen, sondern Nebeneffekt der psychovegetativen Veränderungen.

Die Kehrseite der Annahme einer »Absichtlichkeit« im Handeln Betroffener ist aber, dass diesen Überlegungen und Planung unterstellt wird. Daher werden erkrankte Patientinnen oftmals ermahnt, entsprechende Verhaltensweisen zu unterlassen. Geht man jedoch von einem krankhaften, d. h. auch unbewussten Prozess aus, so gerät die Unterstellung einer »Absicht« ins Wanken. Spricht man mit Betroffenen, dann ist es mitnichten immer so, dass ein klarer Wille geäußert wird. Häufiger wird das Verhalten mit einer Sucht (»Magersucht«) oder einem Zwang und damit mit anderen Verhaltensstörungen verglichen. Ähnlich wie das leidvolle Craving[8] bei stoffbezogenen Süchten löst eine Unterbrechung des Suchtverhaltens, in unserem Fall eine Gewichtszunahme, existenzielle Angst und Panik aus *(Gewichtsphobie)*. Ähnlich wie bei Zwangsstörungen erleben Betroffene ihr Verhalten teilweise als unsinnig und übertrieben und können dies auch beschreiben. Dies führt jedoch nicht unmittelbar zur Verhaltensänderung.

7.4 Symptome

Zu den Kernsymptomen einer Anorexia nervosa zählen:

- Gewichtsreduktion durch aktive oder passive Maßnahmen
- Gewichtsphobie
- Körperschemastörung

7.5 Körperschemastörung

Die oben erwähnte *Körperschemastörung* tritt bei allen Essstörungen auf und wird unten näher beschrieben.

Doch was ist eigentlich dieses Körperschema? Das komplexe *Körperschema* oder auch *Körperbild* (engl. *Body Image*) wurde immer wieder unterschiedlich beschrieben und definiert (Hosseini & Padhy, 2019). Es handelt sich dabei um das subjektive Erleben der Grenzen, Form und Fähigkeiten des eigenen Körpers, welches Bild wir von unserer Physis haben. Dieses ähnelt im besten Falle objektivierbaren Werten: Wir wissen, wie breit und hoch wir sind, sonst schlagen wir uns an jedem Türrahmen den Kopf und die Seite an oder ducken uns, wenn Hindernisse meilenweit von unserem Kopf entfernt sind. Doch das Körperbild beinhaltet mehr als – gelernte – Annahmen über unseren Körper. Untrennbar damit verbunden ist die Bewertung ebendieser und die damit assoziierten Gefühle und Annahmen.

---

8 Hierunter wird ein suchtbedingtes Verlangen nach den entsprechenden Substanzen verstanden.

> **Seilübung**
>
> Probieren Sie doch einmal aus, wie gut Sie sich selbst einschätzen können. Nehmen Sie dazu ein Seil oder eine Schnur. Stellen Sie sich jetzt die breiteste Stelle Ihres rechten Oberschenkels vor. Sehen Sie ruhig hin. Und dann schätzen Sie. Wie sähe wohl der Umfang aus, wenn Sie ihn mit diesem Seil darstellen sollten? Nun legen Sie den vermuteten (inneren) Umfang Ihres Oberschenkels mithilfe des Seils. Sollten Sie ein zweites Seil haben, können Sie damit nun den tatsächlichen Umfang bestimmen und danebenlegen. Wenn nur ein Seil verwendet wird, können die jeweiligen Abschnitte markiert werden. Nun messen Sie beide Seile bzw. die Seilabschnitte. Wie groß ist Ihre Abweichung? Nach einer 2009 durchgeführten Studie an Jugendlichen sollte sie unter etwa 8 % liegen (laut diesen Studienergebnissen wird man mit dem Alter besser). Probanden mit Essstörungen (Bulimie und Anorexie) überschätzten sich um etwa 30 %.

»Ich fühle mich dick« ist ein komplexes Assessment, welches überprüfbare Vermutungen (Breite, Größe, Gewicht), aber auch gleich eine Bemessung an verinnerlichten Werten miteinbezieht (gefühlte Fakten). Wenn das Körperbild gestört (engl. *distorted* = verzerrt) ist, bedeutet dies, dass wir zu einem Ergebnis kommen, das weit abweicht von objektivierbaren Werten oder auch von der Bewertung, die andere treffen. Ein anderes Beispiel für eine derartige Störung ist der Phantomschmerz. Wenn man hier das Körperbild miteinbezieht, so liegt sicherlich eine Störung vor. Menschen leiden nach einer Amputation oft längere Zeit weiterhin an Schmerzen im fehlenden Körperteil, da sich das innere Bild (noch) nicht angepasst hat. Bei Patientinnen mit Essstörungen liegt ebenfalls ein beeinträchtigter Selbstbezug vor, auch im Sinne einer Störung der *Struktur*. Die Betroffenen erleben sich oft als breiter oder schwerer, als sie tatsächlich sind, und reagieren überrascht, wenn man sie mit der messbaren Realität konfrontiert.

7.6 Gewichtsreduzierende Maßnahmen

Die *gewichtsreduzierenden Maßnahmen* werden in aktive und passive Maßnahmen unterschieden. Die »klassische« Anorexie ist dabei überwiegend restriktiv, also passiv. Die Patientinnen verzichten bewusst auf – vor allem kalorienreiche, fett- und zuckerhaltige – Nahrungsmittel und schränken sich meist zunehmend in der Menge ein. Zusätzlich weisen Erkrankte oftmals aktives Verhalten auf, das im Englischen unter dem Begriff »Purging« (= Eliminieren) gefasst wird. Dazu zählen sportliche Aktivität, induziertes Erbrechen, verschiedene Medikamente (Abführmittel, Diuretika, Weglassen von Insulin bei Diabetikerinnen) oder zum Beispiel auch Frieren – alles, was den Kalorienverbrauch erhöht oder die Aufnahme erschwert. Seit vielen Jahren wird auch untersucht, inwieweit der Bewegungsdrang bei dieser Störung auch biologische Rückkopplungseffekte aufweist (in dem Sinne, dass Unterernährung Bewegung fördert). Auch bei Mäusen kann beobachtet werden, dass sich diese in unterernährtem Zustand körperlich aktiver zeigen – vermutlich ein tief verwurzelter Futtersuche-Instinkt (Cho et al., 2012).

7.7 Epidemiologie und Bedeutung

Mit einer *Lebenszeitprävalenz* zwischen 1,2 und 2,4 % bei Frauen ist die Anorexia nervosa keine häufige Erkrankung. Dennoch zeigt sich seit den 1970er-Jahren ein steigender Trend der Inzidenzen aller Essstörungsdiagnosen. Dies liegt wohl auch am zunehmenden Bewusstsein für diese Störungsbilder, verbunden mit einer steigenden Zugänglichkeit von Diagnostik und Psychotherapie. Mehr Betroffene begeben sich in Behandlung, dennoch sind Essstörungen häufiger in der Gesellschaft, als sie in der Behandlung vorkommen (Hoek, 2006). Anorexia nervosa und andere Essstörungen wurden an Frauen beschrieben. Männliche Patienten werden weniger gesehen und häufig nicht untersucht. Es ist davon auszugehen, dass der Anteil der »versteckten« Essstörungen bei Männern deutlich größer ist als angenommen. Bei Essstörungen wird der Anteil der Männer auf 10 % (klinisch) bis 25 % (Bevölkerung) geschätzt. Die Literatur hierzu ist wenig erhellend, gibt aber Aufschluss über die fortgesetzte Unklarheit in diesem Punkt (Sweeting et al., 2015).

7.8 Körperliche Folgen und Komplikationen

Anorexia nervosa wird als eine der tödlichsten psychischen Erkrankungen betrachtet. Für Betroffene steigt die Wahrscheinlichkeit zu versterben um das Fünffache. Häufig werden hier Komplikationen des Gewichtsverlustes betrachtet, aber eine der häufigsten Todesursachen ist der Suizid (Arcelus et al., 2011).

Anorexia nervosa drückt sich, je nach Ausprägung des Untergewichts, in zahlreichen *körperlichen Folgen* aus. Sämtliche Hormonsysteme sind verändert, meist heruntergefahren, Cortisol, unser Stresshormon, ist meist erhöht. Blutzellreihen werden nicht mehr richtig gebildet, Blutfette können paradoxerweise erhöht sein. In der Untersuchung findet sich gesteigerte Behaarung (mit sog. fetalem Lanugohaar), trockene, rissige Haut, leiser und langsamer Puls, reduzierter Blutdruck und Meteorismus (= Überblähung der Darmschlingen durch Luft). Bei länger bestehendem Untergewicht wird auch der Knochen abgebaut, es entsteht Osteoporose. Die Monatsblutung bei jungen Frauen setzt manchmal aus (Amenorrhoe), durch Weiterverwendung hormoneller Medikation (»Pille«) kann dies jedoch oft nicht sichtbar werden und fällt oft nicht auf.

7.9 Behandlung

In der Behandlung ist es wichtig, sowohl die körperliche Situation als auch innere Konflikte und die Struktur miteinzubeziehen. In der Psychotherapie trifft man häufig einen Gewichtsvertrag, d. h. eine Vereinbarung über die Gewichtszunahme, typischerweise werden zwischen 500 und 700 g die Woche mit den Patientinnen als Ziel festgelegt. Zusätzliche Substitutionen von Spurenelementen und Vitaminen sind meist nicht nötig. Stationär erfolgen, zusätzlich zur Psychotherapie, Spezialtherapien wie Kunsttherapie und unterschiedliche Körpertherapien. Viele der Behandlungen zielen auf die Entwicklung und Reparatur des Körperbildes ab und beziehen die Familie mit ein (▶ Kap. 18).

> **Exkurs: Essstörungen und gesellschaftliche Entwicklung**
>
> Essverhalten wird nicht immer nach außen hin sichtbar, noch fällt es uns immer unangenehm auf. Unser aktuelles gesellschaftliches Schönheitsideal favorisiert besonders schlanke weibliche Körper. Aber auch an junge Männer werden Ansprüche erhoben. Hier gilt es, besonders muskulös und »definiert« auszusehen. Erkennen wir eine Frau mit einer ausgeprägten Magersucht häufig von Weitem auf der Straße und erschrecken, kurz bevor wir uns wieder abwenden, lösen trainierte Körper ohne nennenswerten Fettanteil bei allen Geschlechtern meist andere Gefühle aus. Auch hier kann leicht ein Leidensdruck entstehen, insbesondere in Findungsphasen. Sind ich und mein Körper in Ordnung? Oder bin ich es, wenn ich noch drei Kilo abnehme und endlich wieder in die Jeans passe, die ich mir mit 16 gekauft habe? Fühle ich mich dann besser, finden mich dann andere besser?
>
> In jeder bebilderten Zeitschrift auf Diäten und Möglichkeiten – Notwendigkeiten – der Körperveränderung hingewiesen zu werden, ist für uns Alltag geworden. Wir beschäftigen uns auch unbewusst mit diesen Normen, selbst wenn wir uns widersetzen und doch eine Kugel Eis mehr essen. Dann »sündigen« wir oder es ist gerade »Cheat Day«. Das Körperideal ist ebendas, ein Ideal, auf das wir uns geeinigt haben. Aber trägt die andauernde »Wellness« wirklich zu mehr Wohlbefinden bei? In Studien zeigen sich junge Menschen zunehmend unzufrieden mit ihrem Körper, in allen Geschlechtern (Voelker et al., 2015).
>
> Das überwiegend weibliche Spektrum zwischen Bauch-Beine-Po-Übung und Untergewichtshospitalisierung hat sich deutlich erweitert. Seit Jahren gibt es Bestrebungen, neuere nichtweibliche Begriffe zu etablieren, wie etwa den der Muskeldysmorphie. Hierbei handelt es sich um das Streben nach immer mehr – definierter – Muskelmasse. Dies betrifft vor allem junge Männer. Auch wenn so nicht ein untergewichtiger, sondern meist ein durch Extremtraining eher hypertropher Ernährungszustand erreicht wird, ist die Dynamik häufig einer Anorexie ähnlich. Betroffene fühlen sich unzureichend, leben Schwierigkeiten in der Selbstwertregulation am eigenen Körper aus. Das »Pumpen« führt nicht selten zu Verletzungen, Mangelernährung oder Proteinüberladung. Nieren und Leber leiden. Das Verhalten ist hochgradig restriktiv und selektiv. Die Kugel Eis ist auch hier manchmal schwierig. Lieber ein Rührei aus zehn Eiern.
>
> Liegt dabei eine männliche Form der Essstörung vor? Auch hier werden innere Themen auf den Körper übertragen. An eine Störung wäre zu denken, wenn die Beschäftigung mit dem Essen Leiden verursacht oder der Körper Schaden nimmt. Aber dann gibt es dafür keine psychosomatische Behandlungsdiagnose und die Betroffenen stellen sich selten (deswegen) in psychosomatischen Ambulanzen vor: Diese Menschen kommen mit

anderen Diagnosen, mit Ängsten, Depressionen und Burnout, wenn trotz Leistungsbereitschaft alles zu viel ist. Oder sie landen in den somatischen Fächern. »Women get sick, men die« scheint sich bei Essstörungen zu bewahrheiten. Fehlen »männliche« oder inklusivere Diagnosen oder versucht die Psychosomatik ein gesamtgesellschaftliches Problem zu lösen? Ein erster Versuch einer Antwort ist sicherlich, sensibler zu sein, alles zu betrachten. Ein psychosomatischer Ansatz.

8 Frau Nowak fühlt sich verlassen

Sarah Nowak kann nach dem aufwühlenden Gespräch mit dem Therapeuten und ihrem Partner nicht schlafen. Sie wälzt sich längere Zeit im Bett, bevor sie das Licht anmacht, um zumindest noch zu lesen. Die Mitpatientin merkt an, dass das mit dem Licht gar nicht gehe und sie eh schon Kopfschmerzen habe. Die junge Patientin verlässt also das Zimmer und wendet sich an den Stützpunkt, wie es ihr zu Beginn der Behandlung geraten worden ist.

Der Pflegerin im Nachtdienst erzählt sie, worüber sie gerade nachdenke. Auch zu ihrer eigenen Überraschung, strömt es wie ein Wasserfall und ihr kommen beinahe sofort die Tränen:

»Peter hat mich völlig überrumpelt. Das hat viel in mir ausgelöst. Es erinnert mich einfach so an meine Mutter. Die war auch immer so. Man konnte gar nicht richtig reinschauen und dann kam aus dem Nichts immer irgendwas. Dann wurde sie wütend und laut oder ist einfach weggegangen. Einmal hat sie gesagt, sie fährt jetzt zum See. Ich war schon in der Schule, aber meine Schwester war noch ganz klein. Irgendetwas hat sie gestört. Ich glaube, ich hatte meine Hausaufgaben ein paar Mal vergessen und sie wurde von meinem Klassenlehrer angerufen. Sie hat am Telefon fast nichts gesagt und hat dann geweint und mit mir geschimpft. Ich habe auch geweint und gesagt, dass sie mir ja auch nicht hilft und nachmittags immer nur schläft. Sie war dann still und ist gegangen. Im Vorbeigehen hat sie irgendwas von See gesagt und hat den Autoschlüssel mitgenommen. Aber nicht die Tasche. Die hat sie sonst immer dabeigehabt. Ich habe nichts gemacht, weil ich ihr böse war. Aber sie ist dann stundenlang nicht zurückgekommen. Damals hatte noch keiner in unserer Familie ein Handy und ich habe mir Sorgen gemacht. Unser Vater hat damals immer lange gearbeitet und war noch nicht zuhause. Ich war gleichzeitig sauer und hatte Angst, dass sie etwas macht. Ich habe nie wirklich geglaubt, dass sie uns alleine lässt. Aber an diesem Tag habe ich ihr alles zugetraut.«

Zwischen der Pflegerin und Sarah Nowak entsteht ein Gespräch, das die Patientin entlastet und in dem die Krankenschwester viel über die Mutter der Patientin erfährt. Sie notiert sich auch einiges, da sie die gewonnene Information wichtig für die Behandlung findet:

Frau Nowak beschreibt ihre Mutter als eigentlich herzlichen Menschen. Sie habe jedoch immer wieder Phasen gehabt, in denen es ihr nicht gut gegangen sei. Das erste Mal sei dies wohl direkt nach ihrer Geburt gewesen. Dies wisse sie natürlich nur aus Erzählungen. Die Mutter habe sich sehr zurückgezogen und habe Schwierigkeiten gehabt, die neugeborene Tochter zu versorgen. Sie sei deswegen, als sie noch sehr klein war, manchmal bei den Großeltern gewesen. Als sie älter gewesen sei, habe sie das Verhalten der Mutter oft auf sich bezogen. Sie habe sich bemüht, keinen Ärger in der Schule zu machen. Mittags und nachmittags habe die Mutter meist mehrere Stunden geschlafen. Das Haus habe dann ganz still sein müssen, damit die Mutter nicht gestört werde. Die Patientin habe sie dann nicht mehr verstehen können, was sie gesorgt habe. Die Mutter habe sonst immer gerne Tennis gespielt und sei mit dem Hund spazieren gegangen. In solchen Phasen habe sie nur noch das Nötigste getan, sei zum Teil auch nicht mehr in die Arbeit gegangen. Als Lehrerin habe ihr die Arbeit mit Kollegen und Schülern eigentlich immer viel Spaß gemacht. Aber auch dies sei ihr zur Anstrengung geworden.

Wenn die Mutter kleine Fehler gemacht habe, sei sie sehr ärgerlich geworden. Einmal habe sie die Schultasche vom Tisch gewischt und erst am nächsten Morgen wieder aufgehoben. Manchmal habe sie Dinge gesagt, die der damals noch sehr jungen Patientin Angst eingeflößt hätten wie: »Das hat doch alles keinen Sinn mehr.« Oder: »Wenn ihr nicht wärt, dann würde ich das nicht mehr mitmachen.« Sie habe sich nie getraut zu fragen, was denn damit gemeint sei und was »das« eigentlich sei.

Auch gegenüber ihren Kindern sei sie in solchen Phasen anders gewesen, strenger und geradewegs unberechenbar. Manchmal habe die Mutter alle Kinder zu sich zitiert, weil irgendetwas nicht ordentlich oder gar kaputt gewesen sei. Sie habe aber auch, in den Augen der Patientin, grundlos Hausarrest, Schelte und manchmal sogar Schläge verteilt. Die junge Frau Nowak habe sich immer bemüht, es der Mutter recht zu machen. Aber dies sei schier unmöglich gewesen. Manchmal habe sie nachmittags ganz still in ihrem Zimmer gesessen und so getan, als ob sie nicht da sei, wenn die Mutter sie rief. Aus Angst vor Strafe. Sie habe sich dann oft allein gefühlt. An all das habe sie lange nicht mehr denken müssen, aber es sei nun wieder drängender in ihrer Erinnerung.

Nach dem Austausch mit der Pflegerin seufzt Sarah Nowak tief, wischt sich Tränen von der Wange und verabschiedet sich aus dem Stützpunkt. Sie wolle versuchen, wieder zu schlafen.

9 Bindung und Bindungskonflikt

Frau Nowak fühlt sich verlassen und erlebt gerade Erfahrungen wieder, die aus der frühen Kindheit stammen (geprägt durch ambivalente Beziehungserfahrungen mit ihrer Mutter), die sich in ihrer subjektiven Interpretation der Beziehung mit ihrem Freund Peter jetzt wiederholen. Wie wir gerade gehört haben, beschreibt sie ihre Mutter als eigentlich herzlichen Menschen und erzählt gleichzeitig davon, dass sie immer still sein musste und die Mutter häufig ärgerlich war, manchmal sogar bedrohlich suizidal, sobald sie kleine Fehler gemacht hat. Wie passt das zusammen? Es bestehen also Widersprüche in der Wahrnehmung, wie sie die Beziehung zu ihrer Mutter als Kind erinnert. Hier können die Bindungstheorie und die Bindungsdiagnostik etwas zum Verständnis beitragen.

Bindung wird allgemein verstanden als langanhaltende emotionale Beziehung zu vertrauten Personen bzw. zu Bindungspersonen, die in der frühen Kindheit Schutz und Unterstützung geboten haben. Bindung stellt eine empirisch vielfach untersuchte Entwicklungsbedingung für psychische Gesundheit und Selbstvertrauen dar und wurde in der Bindungstheorie von Bowlby (1969) erstmals umfassend beschrieben. Bowlby stellte, aufbauend auf der lebenswichtigen Bedeutsamkeit einer fürsorglichen Beziehungsperson, auch einen Zusammenhang her zwischen frühen belastenden Bindungserfahrungen und später auftretenden seelischen Erkrankungen. Er identifizierte insbesondere den Verlust einer wichtigen Bindungsfigur in den ersten Lebensjahren als wesentlichen Vulnerabilitätsfaktor für eine spätere psychopathologische Entwicklung. Die innere Bewertung und Verarbeitung solcher frühen Bindungserfahrungen werden als Organisationsstrukturen beschrieben, die Aufmerksamkeit, Gedächtnis und Handlungen und später auch Sprache beeinflussen und aufgrund der Erfahrungen in der Interaktion mit den frühen Bindungsfiguren entstehen.

Wir erinnern uns an Frau Nowaks Schilderung ihrer Kindheit: Die Mutter habe sich sehr zurückgezogen und habe Schwierigkeiten gehabt, die neugeborene Tochter zu versorgen. Diese habe sich dann als Kind, um der Mutter nahe zu sein, mit dem Verhalten der Mutter stark identifiziert, allerdings auf Kosten ihrer eigenen psychischen Entwicklung und Bindungsfähigkeit, wie wir es aus bindungstheoretischer Sicht bezeichnen würden.

Tab. 9.1: Bindungsmuster im Erwachsenenalter

Bindungsrepräsentation	Charakteristika
sicher-autonom	• Fähigkeit zur offenen, kohärenten und konsistenten Erzählung und Erinnerung • Fähigkeit zur Reflexion (Metakognition) • Fähigkeit zur Integration guter und schlechter Erfahrungen und Gefühle (ein Mensch kann beides sein: manchmal gut, manchmal schlecht) • Fähigkeit, Vertrauen zu Bezugspersonen herzustellen Wertschätzung von Bindung
unsicher-distanziert	• kurze, inkohärente und unvollständige Erzählung • mangelnde Erinnerungsfähigkeit • Idealisierung der Bezugspersonen (ein Mensch ist »ausschließlich gut«) • Abwertung von Bindungen und Betonung von Unabhängigkeit und persönlicher Stärke Deaktivierung von Gefühlen
unsicher-verstrickt	• inkohärente und inkonsistente Darstellung von Beziehungserfahrungen (ungeordnet, irrelevant, vage, weitschweifig etc.) • Verstrickung mit Bindungsperson und Überflutung von Erinnerungen • konfliktreiche, affektreiche Darstellung, vor allem mit Ärger wenig Autonomie in der Persönlichkeitsentwicklung erkennbar
unverarbeitetes Trauma	• Erzählungen von nicht verarbeiteten traumatischen Erlebnissen (Missbrauch, Misshandlung, Verlusten) auf desorganisierte Weise • Denkfehler, Fehlleistungen • Affekte der Angst und Hilflosigkeit • Dissoziation und Verleugnung von überwältigenden Gefühlen

In der Bindungsforschung unterscheiden wir einen sicheren Bindungstyp von drei unsicheren Bindungstypen (unsicher-vermeidend/distanziert; unsicher-ambivalent/verstrickt; desorganisiert/unverarbeitetes Trauma). Messbar werden sie im Kindesalter durch ein etabliertes Beobachtungsverfahren (»Fremde Situation«) (Ainsworth et al., 2015) und im Jugend- und Erwachsenenalter anhand von validen Interviewmethoden (George et al., 1985; George & West, 2012; ▶ Tab. 9.1).

Ein sog. sicheres Bindungsmuster bzw. eine sichere Bindungsrepräsentation zeigt sich in der Fähigkeit zu emotionaler Integrität und Kohärenz, sodass diese Person positive und negative Gefühle wahrnehmen, sie realitätsgerecht einschätzen und kommunizieren kann, und entsprechend aktiv, wirklichkeitsgerecht zu handeln vermag. Ein unsicheres Bindungsmuster bzw. Bindungsrepräsentation führt zu einer Einschränkung der Wahrnehmung und Integration verschiedener Gefühle, und wirklichkeitsbezogenes Kommunizieren und Handeln werden erschwert (Grossman, 1988).

> 🔊 **Podcast: Anna Buchheim**
>
>
> *»Was die Bindungsforschung gezeigt hat, ist, dass eine sichere Bindung – und das kann man als Schutzfaktor bezeichnen – eine wesentliche Basis für psychische Gesundheit im weiteren Lebenslauf darstellt. Während unsichere Bindung, besonders die sogenannte ›desorganisierte Bindung‹, bereits im ersten Lebensjahr mit hohem Stress und Belastung verbunden ist. Längsschnittlich wurde gezeigt, dass diese Kinder, wenn sie später noch mal untersucht werden, aufgrund ihrer basalen Unsicherheit zu den Bindungspersonen psychische Probleme haben können. Hier spricht man auch von einem Risikofaktor. Das ist besonders in Hochrisikofamilien der Fall, zum Beispiel bei traumatisierten Familien oder auch, wenn verschiedene Risikofaktoren in einer Familie zusammenkommen, wie z. B. Adoleszenz, alleinerziehend, Drogenabhängigkeit: Hier sieht man, dass unsichere Bindungen bei zahlreichen psychischen Erkrankungen eine Rolle spielen. Es gibt Möglichkeiten, diese im Kindesalter – vor allem aber auch im Erwachsenenalter – anhand von halbstrukturierten Interviews zu messen. Dabei sieht man sich an, wie die Bindungserfahrungen verarbeitet wurden, und kann verschiedene Bindungsmuster unterscheiden. Für die Psychosomatik hat sich interessanterweise in Studien auch herausgestellt, dass es Zusammenhänge zwischen unsicherer Bindung und typisch psychosomatischen Erkrankungen, wie z. B. Bluthochdruck, gibt; Herzinfarktpatienten und Patienten mit somatoformen Störungen weisen eine hohe Prävalenz von sogenannten unverarbeiteten Bindungstraumata auf. Das heißt, dass diese Patienten ihre frühen unsicheren Bindungserfahrungen nicht gut verarbeitet haben, wenn sie darüber sprechen. Und das zeigt sich jetzt anhand von verschiedenen anderen Störungen, insbesondere Persönlichkeitsstörungen, aber auch Angststörungen und Depressionen. Meistens spielen hier die langen chronifizierten Traumatisierungen eine Rolle. Die gute Nachricht ist aber, dass durch Psychotherapie diese Verarbeitungsstrukturen in Bezug auf Bindungserfahrungen veränderbar und korrigierbar sind – und das kann man anhand von diesen Interviews gut aufzeigen.«*
> Anna Buchheim

Frau Nowak fällt es schwer, ein kohärentes Bild von ihrer Mutter zu schildern und in ihre Bindungsgeschichte einzuordnen oder zu reflektieren, warum sie sich verlassen fühlt, weil sie ihre Mutter ja als »eigentlich« herzlich beschreibt. Hier treten schon früh Abwehrprozesse im Sinne eines Nicht-wahrhaben-Wollens (oder -Könnens) in Erscheinung, die vielleicht auch später ihre vielfältigen psychosomatischen Beschwerden erklären könnten.

Ein möglicher Baustein für die Entstehung psychischer Krankheiten findet sich in den Gedanken und Abwehrstrategien unsicher-gebundener Personen: Während unsicher-verstrickte Personen ihre Aufmerksamkeit besonders auf negative Affekte bzw. emotional relevante Reize richten, zeigen distanzierte Personen Abwehrstrategien sowohl gegenüber negativen als auch positiven Affekten. Sicher gebundene Personen haben eine balanciertere Aufmerksamkeit in Bezug auf affektive Themen. Psychische Dekompensation bei Patientinnen und Patienten entstehen oft, nachdem bindungsrelevante Situationen (z. B. Bedrohungen, Kränkungen, Verlassenwerden, Trennung, Isolation) auftreten. Im Fachjargon spricht man dann von »Bindungsdesorganisation« und dem Zusammenbrechen der organisierten Strategien.

> **Abwehr**
>
> Abwehr stellt ein psychisches Regulativ dar, das eine Person davor schützt, von nicht verarbeitbaren emotionalen und kognitiven Inhalten überflutet zu werden. In diesem Sinne dient die Abwehr dem Funktionieren und dem Überleben eines Individuums. Sie ist daher biologisch ebenso sinnvoll und wichtig wie das Schmerzempfinden oder das Angstgefühl.
>
> Erst wenn Abwehr in verstärkter und rigider Weise dazu führt, dass gewisse Inhalte dauerhaft unzugänglich bleiben und nicht verarbeitet werden können, ist die Entstehung psychischer Störungen die mögliche Folge.
>
> Folgende klassische Abwehrmechanismen werden unterschieden (Auszug):
>
> - Verdrängung
> - Rationalisierung

- Sublimierung
- Projektion
- Verschiebung
- Spaltung
- Idealisierung
- Entwertung
- Projektive Identifizierung

Die Diagnostik von unverarbeiteten traumatischen Erfahrungen wie Misshandlung, Missbrauch sowie Trennungsangst, Alleinsein und Verlust wird für das Verständnis von schweren psychischen Störungen und deren Behandlung zunehmend bedeutsam.

Fallbeispiel

Eine Patientin kommt mit Migräneanfällen, Beziehungsschwierigkeiten, Abbrüchen in Beziehungen und depressiven Episoden ins Erstgespräch und klagt, dass sie sich immer wieder durch Migräneattacken von der Welt zurückzieht und sie subjektiv immer wieder von vorne anfangen muss. Die Therapeutin erfährt durch das Bindungsinterview über ihre inkohärente Verarbeitungsstruktur ihrer Bindungserfahrungen sowie über die unverarbeitete Trauer in Bezug auf den Tod des Vaters, gepaart mit unvorhersehbaren Gewalterfahrungen. Wenn die Patientin darüber spricht, kommen Fehlleistungen zum Vorschein. Ihre Mutter idealisiert sie im Interview stark, indem sie beharrt, dass die Beziehung ohne Einschränkung liebevoll war. Auf konkretes Nachfragen hin nach spezifischen Erinnerungen wird das Bild allerdings sehr blass und brüchig und es fehlt an Erinnerungen. Aus bindungstheoretischer Sicht kann man davon ausgehen, dass sie versucht, ein positives Bild ihrer Mutter aufrechtzuerhalten, das vermutlich nicht auf der Basis von wirklich realen Erfahrungen steht. Als die Therapeutin fragt, wann der Vater verstarb und welche Auswirkungen der Verlust auf ihr weiteres Leben hatte, versucht die Patientin, das zunächst abzutun und spricht von einer Nicht-Beziehung. In Folge kommen narrative Episoden, die zeigen, wie schwierig dieses Verhältnis war, wie schwierig auch deshalb, weil es auch von Gewalterfahrungen geprägt wurde. Als die Patientin dann schließlich über die Beerdigung ihres Vaters spricht, sind typische Fehlleistungen zu erkennen. Einerseits verwechselt sie das Todesjahr, andererseits spricht sie ungewöhnlich plastisch und detailgenau von der Beerdigung. Sie erinnert beispielsweise zwei gelbe Rosen, die sie auf dem Grab fand, die sie sofort mit sich und ihrem Bruder in Zusammenhang bringt, mit fast magischer Qualität. Zudem ist sich die Patientin nicht sicher, ob sie jetzt wirklich trauert oder gar nicht trauert und ob der Vater eigentlich noch anwesend ist oder nicht. Diese Grenze zwischen lebendig und tot bleibt unklar. Der Tod des Vaters wirkt blockiert. Schon als Kind hatte die Patientin sich zurückgezogen, wenn sie Kummer hatte, ohne sich an jemanden zu wenden. Dies steht ganz im Gegensatz zu ihrer Erinnerung an eine sehr liebevolle Beziehung zu ihrer Mutter. Heute benutzt sie unbewusst die Migräneattacken, um sich einem diffusen Weltschmerz hinzugeben. Eine sehr früh erlernte Coping-Strategie, um mit emotionalem Schmerz umzugehen. Der Analytikerin sind diese Informationen zu Beginn der Behandlung hilfreich, um sich in der Behandlung diesen bindungsrelevanten Themen anzunähern, ihre Symptomatik besser zu verstehen und die damit verbundenen Dynamiken durchzuarbeiten (Buchheim, 2007).

Narrative der oben beschriebenen Patientin am Anfang einer psychoanalytischen Behandlung. Im Folgenden werden von der oben beschriebenen Patientin Ausschnitte aus einem Adult Attachment Interview vor und nach der psychoanalytischen Behandlung aufgeführt.

Interviewerin: Sie sagten, Ihre Mutter war sehr liebevoll. Könnten Sie ein konkretes Ereignis nennen, eine konkrete Erinnerung, die Sie damit verbinden?

Patientin: Es gab da, ich weiß nicht mehr genau, also das fällt mir echt schwer, da was zu erinnern. Liebevoll. Wo das war, ich mein', in der Nähe von XY könnte das gewesen sein, da hat's so einen Abenteuerspielplatz und da konnte man auch so schön, also im Kreis außen, rumlaufen, das war so ein Gehweg, und da hat es irgendwo so einen Grillplatz. Also da erinnere ich mich, ich weiß nicht, ich glaub, wir waren mehrmals dort, also ich kann nicht sagen, an ein bestimmtes, aber dass wir eben dort waren und Würstchen oder was gegrillt haben, das war so ein ganz interessanter Spielplatz mit viel Holz und so, also mehr fällt mir wirklich nicht ein.

Kommentar: Aus bindungstheoretischer Sicht kann sie sich nicht an konkrete liebevolle Erfahrungen erinnern. Ihre Episoden sind kein überzeugender Beleg für »sehr liebevoll«, eher funktionale Spielsituationen und Erinnerungslücken an eine sehr liebevolle Beziehung.

Interviewerin: Was haben Sie als Kind gemacht, wenn Sie Kummer hatten?

Patientin: Ich weiß es nicht (sehr leise). Vielleicht geschlafen? Das tue ich ja heute immer noch, habe auch als Jugendliche noch sehr viel geschlafen. Nachmittags nach der Schule oft drei Stunden oder so. Einfach geschlafen. Vielleicht habe ich das als Kind dann auch, keine Ahnung.

Kommentar: Aus bindungstheoretischer Sicht ist dies eine früh erworbene Strategie, mit Kummer umzugehen, und bestätigt erneut, dass die Beziehung zur Mutter idealisiert wird.

Interviewerin: Hat der Tod Ihres Vaters etwas an Ihrem Leben verändert?

Patientin: Nee. Ich dachte erst, das wäre vielleicht jetzt so, ich würde nicht mehr so oft über ihn nachdenken. Also, es ist ja nicht so, dass ich dauernd über ihn nachdenke, aber irgendwo ja, als wäre er nicht so; bewusstes Nachdenken, als wäre er halt immer so ein bisschen anwesend. Und das habe ich jetzt lange Zeit oft nicht. Dass ich – also da denk ich überhaupt gar nicht an ihn.

Kommentar: Hier kommt eine sprachliche Desorientierung zum Vorschein. Eine widersprüchliche Passage, in der nicht klar wird, ob sie an den Vater noch denkt oder nicht, ob er tot ist oder nicht. Dies wird als Hinweis für einen unverarbeiteten Verlust gewertet, da die Grenzen zwischen Leben und Tod unklar bleiben.

Narrativ nach der Behandlung:

Patientin: Ich weiß noch, dass ich immer gesagt habe: Meine Mutter ist eine ganz Liebe, Sie haben mir das erstmal gelassen, dann haben wir es genauer angeschaut, ich sehe es heute anders und verstehe, warum ich mich immer so verlassen gefühlt habe. Zu meinem Vater hatte ich geglaubt, eine Nicht-Beziehung zu haben und dass er mir so was von egal ist und auch dass der tot ist. In meinem einen Traum, als er mir erschienen ist, ist mir klar geworden, der ist doch nicht so unwichtig, und das hat heftig wehgetan, das hat dann echt Zeit gebraucht.

Kommentar: Die Patientin muss die Mutter nicht mehr idealisieren und kann ein realistisches Bild ihrer Beziehung entwickeln, mit dem Verständnis, dass auch ihr Vater wichtig war und sie es vermieden hatte, seinen Tod zu betrauern.

Bereits Bowlby war der Ansicht, dass das Arbeiten an den verzerrten inneren Arbeitsmodellen von Bindung hilfreich für eine effektive Behandlung ist:

»… es ist häufig hilfreich, den Patienten zu ermutigen, sich so detailliert wie möglich an tatsächliche Geschehnisse zu erinnern, damit er neu und mit allen entsprechenden Gefühlen sowohl seine eigenen Wünsche, Gefühle und Verhaltensweisen bei jeder speziellen Gelegenheit als auch das mögliche Verhalten seiner Eltern bewerten kann. Auf diese Weise hat er Gelegenheit, Vorstellungen im semantischen Speicher zu korrigieren oder modifizieren, von denen er feststellt, dass sie nicht mit dem historischen und gegenwärtigen Beweismaterial übereinstimmen.«
(Bowlby, 1980, S. 88)

Auch bei Patienten mit Angststörungen ließ sich in Studien ein überproportional hoher Anteil der Kategorie »unverarbeiteter Trauer« nach dem Verlust einer wichtigen Bindungsperson durch Tod belegen (Dozier et al., 2008). In einer eigenen Studie konnten wir dieses Ergebnis bestätigen: 85 % der untersuchten Patientinnen mit Panikstörungen wurden aufgrund sog. unverarbeiteter Trauererlebnisse als desorganisiert klassifiziert (Buchheim & George, 2011). Auf der mimischen Ebene zeigte sich bei Angstpatienten interessanterweise, dass sie gerade beim Erzählen über frühe Trennungserlebnisse ein soziales (»falsches«) Lächeln zeigten, um die Problematik zu überspielen (Buchheim & Benecke, 2007). Auf die notwendige Bearbeitung von Trennungsängstlichkeit, die bei Angstpatientinnen häufig mit unsicheren Bindungserfahrungen und Verlusten in der Biografie in Zusammenhang steht, wird im Kontext einer manualisierten evidenzbasierten psychodynamischen Kurzzeittherapie für Panikpatienten eingehend hingewiesen (Milrod et al., 2014) (▶ Kap. 12).

Zusammenfassend: Die klinische Bindungsforschung trägt anhand zahlreicher Studien und mit präziser Diagnostik dazu bei, die ätiologischen Modelle bei verschiedenen Störungsbildern zu erweitern und in aktuelle Therapieansätze zu integrieren. Zudem eignen sich Bindungsdiagnostik und individualisierte Bindungsparadigmen, um neuronale Korrelate von dysfunktionaler Bindung zu erfassen und im Kontext einer Psychotherapie veränderte Verarbeitungsstrukturen von Patienten in Richtung Bindungssicherheit abzubilden (Buchheim, 2016, 2018).

10 Herr Gerber will nicht mehr leben

Am Mittwoch ist vormittags die psychotherapeutische Gruppentherapie der Gruppe A, in die auch Frau Nowak eingeteilt worden ist. Sie ist kein besonderer Fan der Gruppe. Sie würde lieber allein mit ihrem Therapeuten sprechen. Das ist schließlich ein geschützter Rahmen, während man sich in der Gruppe ja nie sicher sein könne, ob alle alles für sich behalten oder was sie vielleicht doch ausplaudern. Ja klar, alle haben am Anfang einen Therapievertrag unterschrieben, in dem auch steht, dass man ebendies zu unterlassen hat, doch wer würde das schon herausfinden, wenn man sich dem zuwider verhält. Der einzige Trost ist, dass Herr Dr. Scharf einer der Gruppenleiter ist. Aber sie will dem Ganzen ja eine Chance geben.

An diesem Vormittag sitzt in der Gruppe ein neuer Patient. Ein gebeugt dasitzender Mann, den sie als Thorsten gestern kennengelernt hat und auf Mitte Vierzig schätzt. In der Straßenbahn würde er ihr eher nicht auffallen. Außer natürlich, er würde so eigentümlich am ganzen Körper zittern, wie er es gerade tut. Die Gruppenleiter sprechen Thorsten als Herrn Gerber an und bitten ihn, sich vorzustellen. Das tut er einigermaßen widerwillig und die Gruppe beginnt mit der Themenfindung.

Während die Gruppe über Schwierigkeiten am Arbeitsplatz, ein Thema, auf das sich alle einigen können, diskutiert, reibt Thorsten ununterbrochen seine Hände und starrt gebannt auf den Boden. Sarah Nowak macht das ganz fuchsig. Was denkt er denn? Stört er sich an ihr, die ihm direkt gegenübersitzt? Gestern hatte er einen Kommentar zu ihrer Figur gemacht. Ob hier das Essen so schlecht sei. Sie hat gelacht, obwohl es nicht lustig gewesen ist.

Sie ist mitten in Gedanken, als Dr. Scharf fragt:

»Frau Nowak, was meinen Sie denn dazu?«

Sie wird rot und antwortet, dass sie die Frage nicht verstanden habe. Sie nimmt all ihren Mut zusammen und richtet ihre Ansprache direkt an den stummen Thorsten:

»Thorsten, geht's dir nicht gut? Du wirkst irgendwie bedrückt.«

Der Mitpatient wirkt überrascht und runzelt die Stirn. Wahrscheinlich ist es ihm unangenehm.

»Nein, passt schon. Ist nur alles neu irgendwie. Und jetzt bin ich hier und alle haben Probleme. Da fragt man sich, ob man jetzt der mit dem kleinsten oder dem größten Schaden ist.«

Er lacht. Aber keiner lacht mit und so verstummt er schnell wieder. Aber jetzt sind die Gruppenleiter auch interessiert und haken nach. Wie er das denn meine. Was seine Frage denn vielleicht mit ihm zu tun hätte. Komische Fragen.

»Mein Hausarzt hat mir das hier empfohlen. Das ist sozusagen meine letzte Chance, nachdem wir es mit Medikamenten und einfach mal ausruhen nicht hinbekommen haben. Ich bin kaum mehr aus dem Bett gekommen und habe gar keinen Sinn mehr gesehen. Vor allem nicht in der Arbeit. Wozu gehe ich denn da hin? Ohne mich läuft es eh genauso wie mit mir. Da gehörst du mit vierzig schon zum alten Eisen und kommst nicht mehr mit. Jede Woche kommt der Vorstand mit irgendeiner neuen Software. Nach zwei Wochen Urlaub musst du eigentlich Informatik studieren, damit du wieder reinkommst.«

Thorsten lacht wieder.

»Und zuhause läuft es auch nicht so, wie man sich das vorstellt. Da kommt immer nur: Dann mach doch was anderes. Du musst auf deine Gesundheit achten. Blabla. Alle zerren an einem und dann wundern sie sich, wenn es irgendwann nicht mehr geht. Dann ist man mürbe und dann fehlt nicht mehr viel und dann …«

Jetzt blickt er wieder angestrengt zu Boden und legt die Hände in eine Faust. Er drückt zu, bis die Knöchel weiß werden.

»Dann was?«, fragt sich Frau Nowak, will es aber eigentlich gar nicht so genau wissen. Sie wird jetzt selbst nervös und bemerkt, dass sie jetzt selbst so gebückt dasitzt, dass ihr der Rücken wehtut. Aber auf Herrn Dr. Scharf ist Verlass, er fragt:

»Dann was?«

»Dann mache ich das nicht mehr mit«, antwortet Thorsten.

»Was ›das‹?«

»Alles. Dann können mich alle kreuzweise. Dann fahr ich gegen einen Baum oder so. Ich kenne da eine Landstraße, da wäre das ganz einfach. Und da wäre ich sicher nicht der Erste. ›Tragischer Unfall‹ steht dann in der Zeitung und ich hab meine Ruhe.«

Jetzt werden auch die Gruppenleiter unruhig. Sie sehen längst nicht mehr so entspannt aus wie zu Beginn der Stunde und tauschen Blicke aus. Herr Dr. Scharf blickt auf die Uhr, dann auf die Gruppe und hält kurz inne.

»Ich habe den Eindruck, dass das, was Sie da gesagt haben, ganz schön was in der Gruppe ausgelöst hat. Vielleicht möchte da jemand was zu sagen?«

Sarah Nowak fühlt sich derweil wie erstarrt. Sie fühlt sich zurückversetzt in ihre Kindheit und in die letzte Nacht. Dennoch ist es ihr wichtig, etwas loszuwerden:

»Mich hat das ganz schön erschreckt, was du da gesagt hast. Ich mache mir Sorgen und ich habe Angst, dass du dir

etwas antun könntest. Außerdem habe ich mich gerade in deine Frau und deinen Sohn reinversetzt. Das wäre sicher extrem schlimm für die.«

Thorsten verzieht den Mund von links nach rechts und schaut erst sie an und dann zur Tür.

»Ja, an die denke ich dann auch immer. Ich hab's ja gerade nicht vor. Aber mir wurde gesagt, ich soll alles hier aussprechen und das mache ich eben jetzt. Ihr kennt das doch auch: Manchmal hat man so Tage und dann ist alles schwarz und da denkt man sich: Wenn ich jetzt einfach nach rechts lenke, dann ist es vorbei.«

Andere Gruppenmitglieder können das nachvollziehen und tauschen sich aus. Am Schluss versichert Thorsten noch einmal allen, dass sie sich keine Sorgen machen brauchen, aber bei Sarah bleibt ein mulmiges Gefühl. Zum Glück gehen die Therapeuten nach der Gruppe auf den Mitpatienten zu und sprechen fast zwanzig Minuten bei geschlossener Tür mit ihm allein.

11 Depression und Suizidalität

11.1 Formen und Schweregrad der Depression

Der Begriff »Depression« (lat. *deprimere* = herabdrücken, niederdrücken) spiegelt den psychosomatischen Aspekt dieser mit einer Lebenszeitprävalenz von 16–20 % sehr häufigen Störungsgruppe wider: Psychisch und somatisch sind die Betroffenen »down«. Die Stimmung ist gedrückt und niedergeschlagen. Betroffene berichten oft zuerst von den somatischen Beschwerden: Sie haben morgens Mühe aufzustehen, sie verlieren an Gewicht, Libido und Appetit. Die Verlaufstypen der Depression werden danach unterschieden, wie stark die Symptomatik »unter den Normalzustand sinkt« und ob eine Remission (Rückkehr zur Nulllinie) erreicht wird:

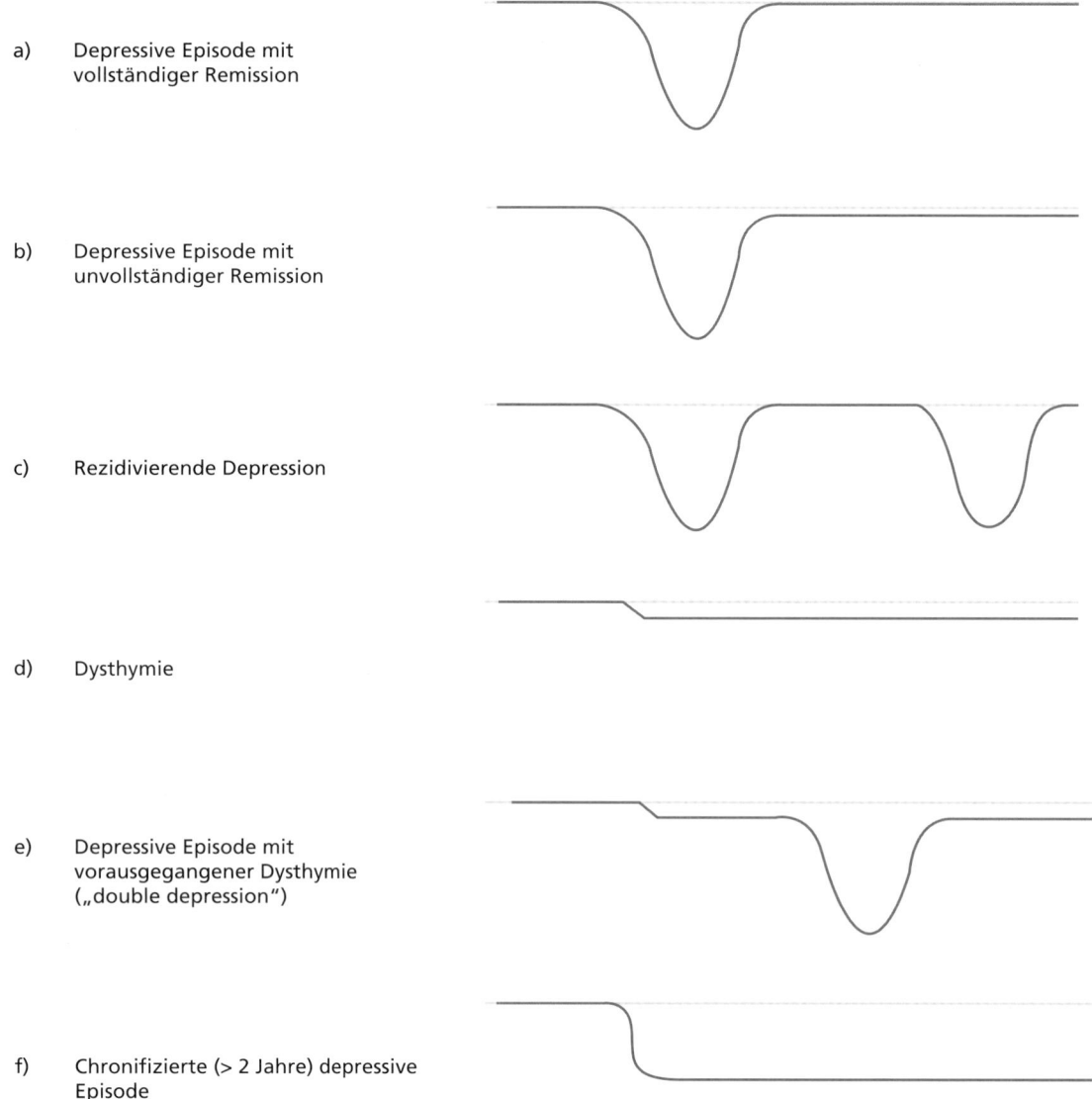

a) Depressive Episode mit vollständiger Remission

b) Depressive Episode mit unvollständiger Remission

c) Rezidivierende Depression

d) Dysthymie

e) Depressive Episode mit vorausgegangener Dysthymie („double depression")

f) Chronifizierte (> 2 Jahre) depressive Episode

Abb. 11.1: Depressionsphasen (nach: https://www.leitlinien.de/medien/depression/abbildungen/abbildung-1-verlaeufe-unipolarer-depressiver-stoerungen.jpg)

Ein depressives Syndrom kann mit anderen Störungen einhergehen, z. B. Persönlichkeits-, Ess- oder Angststörungen, und komorbid-reaktiv mit schweren Erkrankungen verbunden sein, z. B. in der Psychoonkologie oder in der Psychokardiologie.

◁)) **Podcast: Christiane Waller**

◁)) **Podcast: Bernd Löwe**

Steht klinisch ein abgegrenztes depressives Syndrom im Vordergrund, spricht man von einer depressiven Episode. Ihr Schweregrad kann bestimmt werden, indem man die Ausprägung der Symptomatik nach Clustern (affektiv, kognitiv, neurovegetativ) und die Funktionsfähigkeit (persönlich, familiär, sozial, schulisch, beruflich) abschätzt:

Tab. 11.1: Bestimmen des Schweregrads depressiver Episoden nach ICD-11-Kriterien
(aus der Nationalen VersorgungsLeitlinie Unipolare Depression – https://www.leitlinien.de/themen/depression/kurzfassung/depression-vers-3-0-kurz.pdf)
Für die Diagnose einer depressiven Episode müssen mindestens 5 Symptome vorliegen, davon mindestens eines aus dem affektiven Cluster.

Affektives Cluster			≥ 1
• gedrückte, depressive Stimmung • Interessenverlust, Freudlosigkeit			
			+
Kognitives Cluster			≥ 3
• verminderte Konzentration und Aufmerksamkeit • vermindertes Selbstwertgefühl und Selbstvertrauen, Gefühle von Schuld und Wertlosigkeit • Hoffnungslosigkeit • wiederkehrende Gedanken an den Tod, Suizidgedanken/-handlungen			
Neurovegetatives Cluster			
• Schlafstörungen • signifikant verminderter oder erhöhter Appetit • psychomotorische Unruhe oder Verlangsamung • Antriebsmangel, erhöhte Ermüdbarkeit			
Symptome ≥ 2 Wochen fast jeden Tag			≥ 5
Ausprägung der Symptomatik	kein Symptom stärker ausgeprägt	mehrere Symptome stärker ausgeprägt **oder** große Anzahl an gering ausgeprägten Symptomen	viele/die meisten Symptome stärker ausgeprägt **oder** geringere Anzahl von Symptomen intensiv ausgeprägt
Funktionsfähigkeit (persönlich, familiär, sozial, schulisch, beruflich ...)	in einem oder mehreren Bereichen etwas eingeschränkt	in mehreren Bereichen erheblich eingeschränkt	in den meisten Bereichen ernsthaft eingeschränkt
Schweregrad nach ICD-11	leicht	mittelgradig	schwer
ohne psychotische Symptome	6A70/71.0	6A70/71.1	6A70/71.3
mit psychotischen Symptomen	–	6A70/71.2	6A70/71.4

◁)) **Podcast: Ulrich Lamparter**

11.2 Behandlung der Depression

Allgemein gesprochen, können Depressionen sowohl medikamentös als auch psychotherapeutisch und mit anderen Maßnahmen behandelt werden. Die Differenzialindikation richtet sich nach dem Schweregrad der Episode: Bei leichten, insbesondere erstmalig auftretenden Depressionen, welche sehr häufig sind, stehen zusätzlich zu einer Psychotherapie zunächst niedrigintensive Interventionen im Vordergrund, z. B.:

- angeleitete Selbsthilfe
- hausärztliche (psychosomatische) Grundversorgung
- Internet- und mobilbasierte Interventionen (IMI)

Bei mittelschweren oder schweren depressiven Episoden wird die psychotherapeutisch-medikamentöse Kombinationsbehandlung empfohlen. Dabei ist der Wunsch der Patientinnen und Patienten zu beachten und die Behandlungsplanung gemeinsam zu diskutieren (»shared decision making«). Medikamente haben den Vorteil, dass sie schneller verfügbar sind als Psychotherapie, die für depressive Menschen oft nur schwer oder nach langer Wartezeit erreichbar ist, v. a. in ländlichen Gebieten. Andererseits birgt eine medikamentöse Langzeitbehandlung die Gefahr, dass sich am depressiven Erleben und Verhalten wenig ändert, dass kurzfristige Effekte nicht nachhaltig sind und ein hohes Rückfallrisiko besteht. Insofern kann befürchtet werden, dass eine pharmakologische oder psychotherapeutische Akutbehandlung dann sogar schädliche Effekte entfaltet, wenn sie nicht auf Nachhaltigkeit und Rezidivprophylaxe angelegt ist.

Podcast: Ulrich Voderholzer

»Welche Formen von Therapien helfen langfristig? Ich will das mal vor dem Hintergrund sagen: In der Behandlung psychischer Erkrankung – nehmen Sie Depressionen, Angststörungen oder andere Störungen – werden in der Gesellschaft sehr, sehr viel Psychopharmaka und Psychotherapie eingesetzt, vieles in Kombination. Und wenn Sie Depressionen nehmen, dann ist es so: Es werden inzwischen häufiger Medikamente eingesetzt als Psychotherapie, weil diese Medikamente sofort verfügbar sind, während dies bei Psychotherapie meistens nicht der Fall ist. Sie müssen erstmal einen Termin bekommen, dann gibt es keine Psychotherapeuten in der Region, in der man ist, dann dauert es Monate, bis die Therapie beginnt. Und so werden Medikamente angesetzt. Aber die ganzen Empfehlungen der Leitlinien beruhen auf Studien über einen nur kurzen Zeitraum von drei, vier, fünf Monaten. Und da beschäftigt mich sehr stark die Frage: Welche Therapien haben langanhaltende Wirkungen, auch wenn die Therapie zu Ende ist? Und meine große Befürchtung ist, dass die Psychopharmakotherapie kurzfristig zwar hilft und auch die Kombination besser hilft, langfristig den Menschen aber sogar mehr schadet: Weil Toleranzphänomene auftreten nach einigen Jahren und letztendlich zwar kurzfristig vielleicht eine Verstärkung im unmittelbaren Effekt besteht, langfristig aber das Rückfallrisiko erhöht werden kann. Da gibt es bisher wenige Langzeituntersuchungen, die auch sehr bedenkliche Hinweise ergeben haben, dass es, wenn man sehr frühzeitig schon sehr viel Psychopharmakon nimmt, letztendlich zwar kurzfristig einen Effekt gibt, aber langfristig die Rückfallrate sogar steigen könnte nach Beendigung der Therapie. Das interessiert mich, das ist für mich im Moment für die Gesamtversorgung und auch für die Bedeutung psychosomatischer Kliniken oder intensiver psychotherapeutischer Konzepte die wichtigste Frage. Vor dem Hintergrund, dass die Häufigkeit der Anwendung von Antidepressiva in den vergangenen 30 Jahren um 800 Prozent zugenommen hat. Das muss man wissen. Gerade junge Menschen bekommen schon sehr viel Medikamente – und das finde ich ziemlich kritisch.«
Ulrich Voderholzer

Die *klassische Verhaltenstherapie* fasst Depression als »erlernte Hilflosigkeit« auf und zielt dementsprechend auf ein Verlernen dieser Hilflosigkeit bzw. auf ein Erlernen neuer Strategien ab, die mit größerer Selbstkompetenz einhergehen. Es lohnt sich, verschiedene Depressionsmodelle schulübergreifend zu berücksichtigen (Steinert et al., 2015).

In der Sprache der *Systemischen Psychotherapie* gesprochen, stabilisiert die depressive Indexpatientin eine Paarbeziehung, eine Familie oder eine Gruppe z. B. dadurch, dass sie sich aufopfernd zurücknimmt, wovon andere profitieren, indem sie sich bedienen lassen oder die Indexpatientin dominieren.

In *psychodynamischer* Hinsicht zeichnet sich der depressive Mensch durch Abhängigkeit von Bezugspersonen und Anklammerung an diese aus. Er ist streng mit sich selbst oder sogar unbarmherzig, selbstentwertend und selbstverurteilend. Hilflosigkeit, Unselbstständigkeit und Angewiesensein auf das Gegenüber konstellieren sich auch in der therapeutischen Beziehung. Depressive Menschen, die auf den ersten Blick zurückgenommen und anspruchslos erscheinen, können in ihrer Hilflosigkeit sehr fordernd wirken, was dann wiederum dazu führen kann, dass sie schließlich in ihrer Not alleine gelassen werden (was in der Folge die Abhängigkeit von Bezugsmenschen teufelskreisartig wieder erhöhen kann). In Supervisionen können solche Mechanismen zusammen reflektiert und verstanden werden und es kann vielleicht gelingen, dass Psychotherapeutinnen den Druck zwar spüren, aber ihn so einordnen, dass sie verstehen, unter welchem massiven Druck die Patienten selbst stehen.

Die *klassisch-psychoanalytische* Sichtweise sieht Depression als einen Versuch des Organismus, nicht zu viel spüren zu müssen (»psychische Abwehr«). Menschen mit Depressionen sind, wenn man es genauer betrachtet, eben nicht nur »down«, sondern durch ein »Gefühl der Gefühllosigkeit« gekennzeichnet. Die Depression »schützt« davor, noch schwerer auszuhaltende Gefühle spüren zu müssen. Hier gemeint sind beispielsweise heftige innere Ambivalenzen, destruktive Wünsche, Aggression, Ängste (insbesondere Verlustängste), Ärger, aber auch sexuelle Bedürfnisse, die im eigenen Denken als verwerflich eingeordnet werden. Mit diesem Konzept unterscheidet sich die Depressivität von Gefühlen der Trauer. Man könnte verkürzt sagen: Trauer ist zwar ein furchtbares, aber immerhin sehr lebendiges Gefühl, die Depression hingegen ist eher gedämpft, nichtlebendig, nichtspürend.

Es ist das Ziel der psychodynamischen (psychoanalytischen) Therapie, die beschriebenen depressiven Beziehungsmuster mitzutragen und den Patienten bei deren allmählicher Auflockerung und Veränderung zu unterstützen. Sowohl das Akzeptieren von Abhängigkeits- und Versorgungswünschen durch die Therapeutin als auch das Entwickeln von Beziehungsalternativen können dem Patienten als Modelle für Veränderungsprozesse in Beziehungen, Familie und Beruf dienen.

> Hier hätte die Psychotherapie zum Ziel, die Abwehr zu hinterfragen und zu lockern und die unter der Depression verdeckten primären Affekte ernster zu nehmen und zusammen mit dem Patienten als einen wichtigen Teil der eigenen Persönlichkeit anzuerkennen, ohne befürchten zu müssen, dass diese Affekte automatisch destruktiv wirksam werden. Also mit ein wenig Humor z. B. auszuprobieren, wie sich ein Konflikt anfühlt: »Wir üben jetzt mal, wie es ist, wenn wir beide uns in der Psychotherapie streiten … Sie werden sehen, dass das gar nicht so schlimm ist.«

11.3 Suizidalität

Die Wendung aggressiver Impulse gegen das Selbst kann so stark werden, dass die depressive Patientin Todes- oder Selbsttötungswünsche entwickelt oder Suizidversuche unternimmt. Es ist eine wichtige Aufgabe von Psychotherapeuten und Ärztinnen, suizidale Tendenzen zu erfragen und das suizidale Risiko *gemeinsam mit der Patientin* einzuschätzen.

Die wichtigste suizidpräventive Maßnahme besteht im Anbieten einer therapeutischen Beziehung, innerhalb derer suizidale Fantasien weder tabuisiert noch moralisiert, sondern vielmehr offen angesprochen werden. Zum psychotherapeutischen Umgang mit Suizidalität kann auch ein Therapievertrag/ein Anti-Suizid-Pakt (Meier & Roth, 2022) gehören, in dem festgelegt wird, was die Patientin tun kann, falls die suizidalen Impulse zunehmen sollten, an wen sie sich wenden, in welcher stationären oder ambulanten Einrichtung sie gegebenenfalls Aufnahme finden kann.

Im Umgang mit Suizidalität müssen Ärzte und Psychotherapeutinnen mit der eigenen Angst bezüglich des jeweiligen Suizidrisikos zurechtkommen. Es gibt keine 100%ige Suizidprävention, nicht alle Suizide lassen sich verhindern!

Wenn der Psychotherapeut, sei es aus Angst oder aus Sorge für die suizidale Person oder deren Angehörige, einseitig das Ziel der Suizid-Vermeidung verfolgt, kann er in die Rolle einer bewachenden Autorität rutschen und im Extremfall das Vertrauen der suizidalen Person verlieren. Es kann sehr schwer sein, aber therapeutisch zentral, Suizidalität als einen überstürzten Wandlungsimpuls der Seele zu verstehen und diesen Impuls aufzugreifen (Hillman, 1980).

Der suizidale Wandlungsimpuls kann im Einzelfall stärker autoaggressiv oder dysfunktional narzisstisch geprägt sein:

- Autoaggressives Agieren: Die Fantasie der Selbsttötung beinhaltet die Hoffnung, durch Gewalt gegen sich selbst einen passiv erlittenen, unerträglichen Zustand aktiv zu beenden.
- Aggressives Agieren: Suizidalität kann sich auch gegen die eigene Partnerin, das therapeutische Team, die Mitpatienten usw. richten.
- Narzisstische (Selbstwert-)Krise: Die suizidalen Gedanken und Gefühle sind mit Fantasien der Behaglichkeit, Ruhe, der Verschmelzung oder Gemeinschaft mit geliebten Bezugspersonen verknüpft. Derartige narzisstische Fantasien haben so lange eine anti-suizidale Wirkung, wie sie Bedrohungen des Selbstwerts durch äußere Kränkungen oder selbstentwertende Kognitionen und Emotionen kompensieren. Werden jedoch Kränkungen, Beschämungen, Verletzungen zu stark (Henseler, 2000), können suizidale Fantasien in konkrete Handlungsvorbereitungen kippen.

Tab. 11.2: Haupt- und Zusatzsymptome depressiver Symptome nach ICD-11 mit Beispielfragen
(aus der Nationalen VersorgungsLeitlinie Unipolare Depression – https://www.leitlinien.de/themen/depression/kurzfassung/depression-vers-3-0-kurz.pdf)

Symptome	Charakteristika	Beispielfragen
Hauptsymptome		
gedrückte, depressive Stimmung	• Niedergeschlagenheit, Verzweiflung; Gefühllosigkeit gegenüber positiven wie negativen Ereignissen, rasche Irritierbarkeit, Gefühl der Überforderung • häufig in Kombination mit Angstgefühlen/Zukunftsangst und Unsicherheit • Änderung der Stimmung von Tag zu Tag unabhängig von den Lebensumständen • charakteristische Tagesschwankungen, z. B. ausgeprägtes »Morgentief«	• Haben Sie sich in den letzten zwei Wochen niedergeschlagen oder traurig gefühlt? • Gab es Zeiten, an denen Ihre Stimmung besser oder schlechter war?
Interessenverlust, Freudlosigkeit	• kein Interesse und Engagement für Alltagstätigkeiten (Beruf, Haushalt) • kein Interesse und keine Freude an bisherigen Hobbies und Freizeitaktivitäten • Rückgang des Aktivitätsniveaus	• Haben Sie in der letzten Zeit das Interesse oder die Freude an wichtigen Aktivitäten (Beruf, Hobby, Familie) verloren? • Hatten Sie in den letzten zwei Wochen fast ständig das Gefühl, zu nichts mehr Lust zu haben?
Antriebsmangel, erhöhte Ermüdbarkeit[1]	• Vernachlässigung von und schnelle Erschöpfung durch einfache Alltagsaktivitäten (Haushalt, Körperpflege) • kein Interesse an sozialen Kontakten • Rückzug	• Haben Sie Ihre Energie verloren? • Fühlen Sie sich ständig müde und abgeschlagen? • Fällt es Ihnen schwer, die Aufgaben des Alltags wie gewohnt zu bewerkstelligen
Zusatzsymptome		
verminderte Konzentration und Aufmerksamkeit	• Einschränkung im Denkvermögen • Entscheidungsschwierigkeiten bzw. Entscheidungslosigkeit • wiederkehrende Grübeleien, Selbstzweifel und Ängste	• Haben Sie Schwierigkeiten, sich zu konzentrieren? • Haben Sie Mühe, die Zeitung zu lesen, fernzusehen oder einem Gespräch zu folgen?
vermindertes Selbstwertgefühl und Selbstvertrauen[2]	• Verlust des Vertrauens in die eigenen Kompetenzen, z. B. im Beruf, in sozialen Kontakten, in Freizeitaktivitäten oder in der Haushaltsführung	• Leiden Sie an fehlendem Selbstvertrauen und/oder Selbstwertgefühl? • Fühlen Sie sich so selbstsicher wie sonst?
Schuldgefühle	• Selbstvorwürfe • unrealistische/übertriebene Schuldgefühle im beruflichen oder sozialen Kontext	Machen Sie sich häufig Selbstvorwürfe? Fühlen Sie sich häufig schuldig für alles, was geschieht?
psychomotorische Agitiertheit oder Hemmung	• innerliche Unruhe, Gefühl des Getriebenseins • Zappeln, Rededrang • Wortkargheit, leise monotone Sprache, langsames Sprechen • verzögerte Reaktionen, langsame Bewegungen, reduzierte Mimik	• Sind Sie innerlich so unruhig, dass Sie nicht stillsitzen können? • Müssen Sie ständig auf und ab gehen, weil Sie so unruhig sind? • Sprechen oder bewegen Sie sich langsamer also sonst?
Hoffnungslosigkeit[3]	• unrealistisch pessimistische Zukunftserwartungen inkl. Gesundungsprognose • allgemein negative Selbst- und Weltsicht und Gefühl der Aussichtslosigkeit	• Sehen Sie die Zukunft schwärzer als sonst? • Haben Sie Pläne für die Zukunft?
Schlafstörungen	• Schlaflosigkeit • Durchschlafstörungen, Frühwachen, auch Einschlafstörungen • seltener Hypersomnie: vermehrter Schlaf tagsüber, verlängerter Nachtschlaf	• Hat sich an Ihrem Schlaf etwas geändert? • Schlafen Sie mehr/weniger als sonst?
Appetitstörungen	• Gefühl, sich zum Essen zwingen zu müssen • erheblicher Gewichtsverlust	• Hatten Sie weniger Appetit in der letzten Zeit? • Haben Sie ungewollt abgenommen?
Suizidgedanken/ Suizidhandlungen	• Wunsch, rasch an einer unheilbaren Krankheit oder einem Unfall zu sterben • mehr oder minder konkrete Überlegungen für aktive Beendigung des eigenen Lebens	• Geht es Ihnen so schlecht, dass Sie über den Tod nachdenken oder daran, dass es besser wäre, tot zu sein? • Hatten oder haben Sie konkrete Pläne, sich etwas anzutun?

Tab. 11.2: Haupt- und Zusatzsymptome depressiver Symptome nach ICD-11 mit Beispielfragen – Fortsetzung

Symptome	Charakteristika	Beispielfragen
	• teilweise in Zusammenhang mit Wahnsymptomen und Halluzinationen: z. B. Überzeugung, nur durch den eigenen Tod die Familie retten oder eine große Schuld ausgleichen zu können	• Haben Sie versucht, sich etwas anzutun? • Gibt es etwas, was Sie am Leben hält?

[1] Antriebsmangel zählt in der ICD-11 nicht zu den Haupt-, sondern zu den Zusatzsymptomen.
[2] In der ICD-11 sind Selbstwertgefühl/Selbstvertrauen und Schuld/Wertlosigkeitsgefühle als ein Kriterium zusammengefasst.
[3] »Hoffnungslosigkeit« ist als eigenständiges Kriterium nicht enthalten in der ICD-10; in der ICD-11 ist es neu als kognitives Zusatzsymptom.

Somatische Symptome bei depressiven Episoden

- Interessenverlust oder Verlust der Freude an normalerweise angenehmen Aktivitäten
- mangelnde Fähigkeit, auf eine freundliche Umgebung oder freudige Ereignisse emotional zu reagieren
- frühmorgendliches Erwachen, zwei oder mehr Stunden vor der gewohnten Zeit
- Morgentief
- der objektive Befund einer psychomotorischen Hemmung oder Agitiertheit
- deutlicher Appetitverlust
- Gewichtsverlust, häufig mehr als 5 % des Körpergewichts im vergangenen Monat
- deutlicher Libidoverlust

(aus der Nationalen VersorgungsLeitlinie Unipolare Depression – https://www.leitlinien.de/themen/depression/kurzfassung/depression-vers-3-0-kurz.pdf)

11.4 Depression versus Demoralisierung und Trauer

Unter »Demoralisierung« versteht man einen Zustand der Entmutigung, Zermürbung und Hoffnungslosigkeit in einer ausweglosen Situation, in der keine positiven Perspektiven mehr gesehen werden können und alle Bewältigungsmechanismen zu versagen scheinen. »Verlust der Moral« oder des »Kampfesmutes« bedeutet (wie bei einer Fußballmannschaft oder einer Armee) den Verlust einer positiven oder optimistischen und hoffnungsvollen Lebenseinstellung. Das bisherige spirituelle Fundament des Lebens kann zusammenbrechen, d. h. der Bezug zur Transzendenz (Unfähigkeit zu beten), die Verbundenheit (mit dem Selbst, mit anderen, mit Gott) und das Erleben von Sinn im Leben. Demoralisierung kann sich zeigen als:

- Hilflosigkeit
- Hoffnungslosigkeit
- Gefühl, für andere eine Last zu sein
- Gefühl, vom Geschehen überwältigt zu sein
- Gefühl, keine Möglichkeit der Bewältigung zu haben (Unfähigkeit zum Coping)

Bei schwerer Krankheit, besonders in der palliativen Situation, kann der empfundene Verlust von Würde, der mit dem körperlichen und seelischen Leid verbunden ist, dazu führen, dass die Betroffenen sich einsam, sozial isoliert, wertlos fühlen, darüber verzweifelt sind, dass sie nichts gegen ihren Zustand tun können und keine Optionen mehr für eine bessere Gestaltung der Zukunft haben.

Sowohl die Depression als auch die Demoralisierung sind dysphorische Gefühlszustände. Auch aus der Demoralisierung können sich angesichts einer ausweglosen unheilbaren Krankheit Suizidideen und der Wunsch nach einem vorzeitigen Tod entwickeln. Es gibt Überlappungen mit der Depression, aber auch Unterschiede (▶ Tab. 11.3). Demoralisierte Menschen bleiben besser emotional auslenkbar als depressive und sprechen an auf Zuwendung, Ermutigung und schöne Begegnungen und Erlebnisse. Die Fähigkeit, sich zu freuen, ist erhalten. Aber es besteht die Gefahr der Einengung des Blickfeldes, des zunehmenden Motivationsverlustes sowie der durch die Hoffnungslosigkeit getriggerten Suizidalität (Stotz-Ingenlath & Frick, 2023).

Auch die *Trauer* ist ein dysphorischer Zustand, der ebenso wie Depression und Demoralisierung mit dem Erleben von Verlust einhergeht. Es ist umstritten, ob langanhaltende Trauer ebenso wie die Depression eine behandlungsbedürftige Störung ist. Wichtig für die ärztlich-psychotherapeutische Praxis: Trauer nach dem Verlust eines geliebten Menschen ist ein (gesunder) lebendiger Teil des persönlichen, familiären und sozialen Lebens, der als wichtiges Lebensereignis wahrgenommen und begleitet werden sollte. In der Psychotherapie kann es ein Ziel sein, dass Patientinnen sich über ihre eigene Trauer klar werden und lernen, Trauer als etwas Gesundes und Notwendiges zu bewerten.

Tab. 11.3: Abgrenzung zwischen Depression und Demoralisierung (modifiziert nach: Stotz-Ingenlath & Frick, 2023)

Depression	beide	Demoralisierung
diffuser Auslöser		verständliche Triggersituation (schwere Erkrankung, Verlust, Abschied)
andauernder Zustand		Situationsabhängig
Anhedonie und Apathie, Freud- und Lustlosigkeit	Schlaf-, Appetit-, Energieverlust	Hilflosigkeit, Sinnlosigkeit und Hoffnungslosigkeit
Ansprechen auf Psychopharmaka und Psychotherapie	Suizidgedanken	kein Ansprechen auf Psychopharmaka; Ansprechen auf Zuwendung und therapeutischen Optimismus
nicht traurig sein können		Trauer kann situativ blockiert sein, ist aber grundsätzlich möglich

🔊 **Podcast: Anna Buchheim**

12 Angststörungen

12.1 Formen der Angst

Angst zählt neben Freude, Trauer, Furcht, Wut, Überraschung und Ekel zu den sog. primären Emotionen. Dabei handelt es sich um angeborene Reaktionsmuster, die beim Menschen auf drei unterschiedlichen Ebenen ablaufen: der motorischen, der physiologischen und der subjektiv-psychologischen Reaktionsebene. Angst ist demnach ein überall vorkommender, unspezifischer Affekt, der dem Selbstschutz dient. Die Fähigkeit, Angst zu erleben, sichert den Lebenserhalt. Realistische Angst ist eine angemessene Reaktion auf Gefahr und führt zu Flucht, Angriff oder zu anderen gezielten Reaktionen, die den Angstreiz (die Gefahr) beseitigen sollen.

Grundsätzlich lassen sich drei Formen von normaler und krankhafter Angst unterscheiden:

1. angemessene Angst (»Alltagsangst«)
2. primäre Angststörungen
3. sekundäre Angstsyndrome

Angemessene Ängste erfordern üblicherweise keine weitergehende Behandlung; dies schließt jedoch durchaus Gespräche bzw. Beratung nicht aus (z. B. in akuten Krisensituationen).

Krankhafte Angst bei einer Angststörung ist irrational. Sie ist dadurch begründet, dass

- ein Angstreiz (Stimulus) zu viel Angst auslöst (Reaktion), z. B. wenn eine Fahrt im Lift Vernichtungsgefühle hervorruft,
- Stimuli, die üblicherweise nur geringe Angst machen, verstärkt werden und dann massive Angstreaktionen auslösen, z. B. Angstreaktionen beim Anblick einer Spinne.

In der psychosomatischen und psychoanalytischen Krankheitslehre spielten von Anfang an Konzepte der Angst eine Schlüsselrolle für das *störungsübergreifende Verständnis psychischer Symptombildungen* und für Angststörungen im engeren Sinne. Freud beschrieb 1895 und 1928 die zentralen Merkmale der »Angstneurose«, die wir heute je nach Symptomausprägung und Verlauf als generalisierte Angststörung oder als Panikstörung einordnen. Freud sah in »der Angst das Grundphänomen und Hauptproblem der Neurose«, wobei er die Angstneurose (in der Triebtheorie das Gegenstück von Lust) von der Neurasthenie abgrenzte (Freud, 1926).

Angststörungen zählen zu den häufigsten psychischen Erkrankungen: 1–2 % der Gesamtbevölkerung sind von klinisch behandlungsbedürftigen Angststörungen betroffen. Epidemiologische Studien gehen von einer Lebenszeitprävalenz von etwa 14 % aus. Vom Verlauf her neigen Angststörungen frühzeitig zur Chronifizierung; spontane Remissionen kommen nur selten vor (Wittchen, 1988). Untereinander weisen Angststörungen eine hohe Komorbidität auf (bis ca. 75 %), aber auch mit depressiven Störungen (bis ca. 50 %) und Substanzmissbrauch (bis ca. 40 %, vgl. Magee et al., 1996).

Bei den *primären Angststörungen* mit dem Leitsymptom einer pathologischen Angst handelt es sich um nosologisch eigenständige Angstformen, die sich durch ihre spezifische Pathogenese, Symptomatik und ihren Verlauf voneinander abgrenzen lassen. Ein gemeinsames Merkmal bei ihnen ist die Unangemessenheit der Angstreaktion in Bezug auf die auslösenden Bedingungen (Situationen oder Objekte).

In der ICD-11 werden Ängste bzw. Angststörungen unter der Kodierung 6B0 als »*Angst und furchtbezogene Störungen*« definiert. Diese sind durch übermäßige Furcht und Angst und damit verbundene Verhaltensstörungen gekennzeichnet, wobei die Symptome so schwerwiegend sind, dass sie zu erheblichem Leid oder erheblichen Beeinträchtigungen in persönlichen, familiären, sozialen, schulischen, beruflichen oder anderen wichtigen Funktionsbereichen führen. Furcht und Angst sind eng miteinander verbundene Phänomene: Furcht ist eine Reaktion auf eine wahrgenommene unmittelbare Bedrohung in der Gegenwart, während Angst eher zukunftsorientiert ist und sich auf eine wahrgenommene erwartete Bedrohung bezieht.

Die *Trennungsangst* wird in der ICD-11 neu unter der Ziffer 6B05 unter den Angststörungen aufgeführt und definiert als »ausgeprägte Furcht oder Angst vor der Trennung von spezifischen Bezugspersonen«. Bei Kindern beziehen sich die Ängste in der Regel auf die Eltern, bei Erwachsenen auf den Partner oder die Kinder. In der ICD-10 beschränkte sich die Erkrankung unter F93.0 auf Kinder (»Emotionale Störung mit Trennungsangst des Kindesalters«). Zu den Symptomen der Trennungsangst zählen wiederholter starker Stress bei einer Trennung, Albträume sowie die Weigerung, getrennt von der Bezugsperson zu schlafen, zur Schule oder zur Arbeit zu gehen. Die Symptome müssen über mehrere Monate anhalten und zu starker Beeinträchtigung in der Familie, im Beruf oder Sozialleben führen. Davon abzugrenzen sind affektive Störungen, soziale Angststörungen und selektiver Mutismus. Der *selektive Mutismus* (6B06) wurde ebenfalls als eigenständige Angststörung in die ICD-11 aufgenommen (▶ Anhang, Tabelle: ICD-11-Klassifikation).

12.2 Ätiologiemodelle

12.2.1 Psychologische Modelle

Angst kann in zwei psychologische Konstrukte unterschieden werden (Spielberger, 1966):

- eine sogenannte »Trait-Angst«, die einen relativ stabilen, durchgängigen Charakterzug darstellt, und
- eine sogenannte »State-Angst«, die als vorübergehender Gefühlszustand je nach Situation und Umgebung auftritt.

Persönlichkeitsmodelle der Psychologie stimmen im Wesentlichen in der Annahme überein, dass es eine Art genetischer Disposition zur »Ängstlichkeit« gibt, die bei starker Ausprägung eine Schwachstelle in der psychischen Konstitution darstellt und zu einer Angststörung werden kann.

12.2.2 Kognitive Schemata

Menschen, die unter vermehrten Ängsten leiden, nehmen die Welt anders und teilweise verzerrt wahr. Auf Dauer wird aus dieser verzerrten Wahrnehmung dann eine falsche »Bewertung« der äußeren Welt. Man spricht in der kognitiven Verhaltenstherapie von der Entwicklung und Internalisierung sogenannter »maladaptiver kognitiver Schemata«, also einer Art verinnerlichter »Vorurteile« oder zumindest »Fehlurteile« über die Gefährlichkeit der Welt. In einem weiteren Schritt kommt es dann zu einem unangemessen starken »Vermeidungsverhalten«, um diesen vermeintlich drohenden Gefahren auszuweichen. Dieses »Vermeidungsverhalten« wiederum führt zu einer mehr oder weniger starken, oft fortschreitenden Einengung des Handlungsspielraums und der Aktivitäten überhaupt, im weiteren Schritt oft zu Rückzug und Isolation. Die betroffene Person bleibt in der Regel mehr oder weniger weit hinter ihrer eigentlichen gesellschaftlichen Leistungsfähigkeit zurück. Der Erwerb einer verlässlichen sozialen Kompetenz wird dadurch erschwert oder verhindert.

12.2.3 Entwicklungspsychologische Modelle

Aus der Entwicklungspsychologie und aus der täglichen Erfahrung mit Kindern ist bekannt, dass es gewisse »typische« und »altersgebundene« Ängste gibt, z. B. das »Fremdeln«, die »Trennungsangst«, die »Schulangst« und »Tierangst«. Es bestehen Zusammenhänge zwischen dem späteren Auftreten von Panikstörung oder Agoraphobie einerseits und frühkindlichen Trennungsängsten (Bowlby, 1976). Zusammenhänge werden auch gesehen zwischen Trennungsängsten und Schulphobie sowie dem späteren Auftreten einer generalisierten Angststörung. Weiterhin wirken sich frühe familiäre Traumatisierungen, z. B. durch Konflikte zwischen den Eltern, Konflikte mit den Eltern, sexuelle Traumatisierungen, mangelhafte Aufmerksamkeit, niedriges Prestige der Familie oder stärkere körperliche Züchtigungen, auf die Entstehung von Angststörungen aus.

12.2.4 Lerntheoretische Modelle

Der von Mowrer (1951) entwickelte Ansatz der Zwei-Faktoren-Theorie geht davon aus, dass Ängste durch (klassische und operante) »Konditionierung« entstehen, im Sinne von pathologischen (= krankhaften, unangemessenen) Angstreaktionen auf ursprünglich neutrale Stimuli, die durch zeitliche und/oder räumliche Kontingenz zu einer realen angstauslösenden Situation im Rahmen von Lernerfahrungen zu einem konditionierten Angststimulus werden. Durch Vermeiden dieser Situation wird ebenso der mit ihr verbundene Stimulus vermieden und damit auch die Angst reduziert. Das führt zu einer negativen Verstärkung des Vermeidungsverhaltens, d. h., der Betreffende »lernt«, dass das Vermeiden gut für ihn ist, indem es ihn vor aufkommenden Ängsten schützt.

Wie bei den kognitiven Schemata auch handelt es sich um ein fehladaptiertes, d. h. nicht wirklichkeitsgerechtes Lernen, bei dem zwischen der eigentlichen Angstquelle und dem symbolischen Stimulus nicht mehr unterschieden werden kann. Aufgrund der anhaltenden Vermeidung bleibt eine korrigierende Lernerfahrung aus, sodass sich die pathologische Angstreaktion »etabliert«.

Bei der Panikstörung spielt eine positive Rückkoppelung zwischen körperlichen Sensationen (z. B. wahrgenommene Veränderung der Herzrate) und kognitiven Bewertungsvorgängen als Gefahr (z. B. »fraglicher Herzinfarkt«) mit einer hieraus resultierenden eskalierenden Angstreaktion eine große Rolle (▶ Kap. 19).

Eine wichtige Bedeutung insbesondere bei der Entstehung einer generalisierten Angststörung, aber auch einer Panikstörung kommt schwerwiegenden, negativen und traumatisierenden Lebensereignissen zu.

12.2.5 Psychoanalyse und psychodynamische Modelle

Freud sah das Phänomen Angst in zwei Zusammenhängen:

- als Ausdruck bzw. als Folge eines innerpsychischen Konfliktes, etwa zwischen einem verbotenen triebhaften Impuls und einem strengen Gewissen. Angst resultiert hiernach aus der unvollständigen Unterdrückung einer Wunschregung, z. B. eines sexuellen Verlangens, und der Angst vor Bestrafung bei Ausleben des unterdrückten Verlangens (Freud, 1895), und
- als Signalangst. In dieser Funktion signalisiert die Angst dem Ich das Vorhandensein einer inneren Bedrohung, z. B. durch ähnliche Konflikte wie oben genannt. Sie steht dann am Beginn einer Schutzmaßnahme durch das Ich und ist somit Initiator eines Abwehrvorganges (Freud, 1926).

Nach psychoanalytischem Verständnis handelt es sich bei der Ausbildung einer Phobie in allererster Linie um eine aktive psychische Leistung, und zwar im Besonderen um das Ergebnis einer intrapsychischen Abwehr: Angsterregende Bewusstseinsinhalte werden verdrängt, wobei an die Stelle der ursprünglichen Inhalte (es kann sich um Vorstellungen oder Gefühle handeln) belanglose äußere Situationen gesetzt werden. Die Angst wird also an einen anderen, »harmlosen« Ort verschoben, dem der »eigentliche (verbotene und deshalb angstbesetzte und verdrängte) Inhalt« nicht mehr angesehen und zugeordnet werden kann. Die Verschiebung ist den Betreffenden selbst nicht mehr bewusst. Der Vorteil des Verschiebungsmechanismus liegt darin, dass aus der ursprünglichen inneren Gefahr eine äußere wird: Eine äußere Gefahr hat den »Vorteil«, dass sie leichter vermieden werden kann als eine innere. Wie bei allen neurotischen Lösungsversuchen handelt es sich auch bei der Phobie um einen Kompromiss, der darin besteht, dass auf der einen Seite die verbotenen Wünsche und Strebungen unbewusst bleiben können und nicht wirksam werden, andererseits jedoch auf eine verzerrte Weise, nämlich als phobische Reaktion, dennoch partiell ausgelebt werden können.

Fasst man die einflussreichsten psychodynamischen Konzepte zur Ätiologie von Angststörungen zusammen, so lassen sich vier Positionen besonders hervorheben:

1. *Konfliktmodell:* Dem Angstaffekt kommt im Wesentlichen eine Signalfunktion in Gefahrensituationen zu; er soll geeignete Abwehrmaßnahmen initiieren. Neurotische Symptombildungen haben in diesem Zusammenhang v. a. den Zweck, Angst zu binden. Reicht die Symptombildung nicht mehr aus, bricht die bis dahin gebundene Angst manifest durch – als frei flottierende Angst, die sich bis zum Angstanfall (»Panikattacke«) steigern kann.
2. *Strukturmodell:* Aufgrund Ich-struktureller Schwäche (z. B. infolge früher Traumatisierungen) besteht eine allgemein geringe Konflikttoleranz. Schon bei geringen Belastungen bricht manifeste Angst, z. B. als Panikattacke, durch (wie z. B. bei der Borderline-Persönlichkeitsstörung).
3. *Objektbeziehungsmodell:* Dieses verweist auf die vor Angst schützende Bedeutung von internalisierten, Sicherheit gebenden Objektbeziehungen für die Entwicklung eines stabilen Selbstkerns.
4. *Bindungstheoretisches Modell:* Nach der Bindungstheorie (Bowlby, 1975) verleiht die Nähe zur Bindungsfigur Schutz und Sicherheit. Bei bindungsbezogenen Gefahren (z. B. Trennungswunsch oder reale Trennung) kommt Angst auf, die dazu motiviert, die Nähe zur Bindungsfigur wiederherzustellen oder früh internalisierte Abwehr- bzw. Bewältigungsmuster von Angst zu aktivieren. Wie in ▶ Kap. 9 näher erläutert, zeigte sich bei Patienten mit Angststörungen ein überproportional hoher Anteil an der Kategorie »unverarbeitete Trauer« nach dem *Verlust einer wichtigen Bindungsperson* durch Tod (Buchheim & George, 2011; Dozier et al., 2008).

Folgendes Fallbeispiel soll dies veranschaulichen:

Fallbeispiel

Frau Z. (36 Jahre) stellte sich in der Psychosomatischen Ambulanz mit den Beschwerden von Ordnungs- und Kontrollzwängen, generalisierten Ängsten, Panikattacken und einer depressiven Verstimmung in der Art eines Burnouts vor. Frau Z. war eine mittelgroße, leicht rundliche Frau, sportlich gekleidet und wirkte gepflegt. Auch wenn sie im Kontakt zunächst lebhaft und freundlich wirkte, waren doch unterschwellig immer wieder massive aggressive Regungen (Verzweiflung, Wut, Scham) spürbar, die sie aber kontrollierte. Anhand ihrer biografischen Anamnese sollen die Entstehungsgeschichte und Entwicklung ihrer Störung, die stetige Zunahme der Beschwerden sowie der Einfluss, den ihre Bindungsproblematik auf die Entwicklung ihrer Kinder nahm, veranschaulicht werden.

Biografie:

Frau Z. wurde im Ausland als Tochter einer englischsprachigen Mutter geboren. Aufgrund der Berufstätigkeit beider Eltern war sie die ersten sieben Lebensjahre ganztags in einem Kinderhort untergebracht. Sie beschreibt sich in dieser Zeit als ausgesprochen vereinsamt und traurig. Ihr habe die Geborgenheit gefehlt und sie gehe sogar so weit, sich als emotional vernachlässigt zu beschreiben. Nach außen schien man ihr diese Traurigkeit wenig anzumerken. Eltern und Großeltern hätten ihr später erzählt, dass sie ein sehr lebendiges Kind gewesen sei. Als sie sieben Jahre alt war, kam es zu einer mehrwöchigen Trennung von den Eltern, die sie zu Verwandten nach Deutschland in den Urlaub schickten. Sie fühlte sich erneut allein und sehr fremd in der anderssprachigen Umgebung. Zu diesem Zeitpunkt wurde ihr Bruder geboren, die Mutter hörte auf zu arbeiten und die Familie zog innerhalb des Ortes in ein anderes Haus. Dort gab es mehr Spielmöglichkeiten. Auf den Bruder war sie von Anfang an eifersüchtig, was bis heute anhält. Die Ferien verbrachte sie häufig bei den in der Nähe lebenden Großeltern mütterlicherseits. Ihre Großmutter betrachtet sie noch heute als ihre wichtigste Bezugsperson. In dieser Beziehung kam es zu einem jähen Bruch, als die Patientin im Alter von zehn Jahren mit ihren Eltern nach Deutsch-land in die Heimat des Vaters umziehen musste und die Beziehung zu ihrer geliebten Großmutter von nun an nur noch durch Briefe aufrechterhalten konnte. Nachdem sie Deutsch gelernt hatte, weigerte sie sich ihre englische Muttersprache zu sprechen und sprach mit ihrer Mutter kein Wort Englisch mehr. Diese Verweigerung entspricht dem Gefühl, wie sie die Beziehung zu ihrer Mutter empfindet, die sie als kühl und distanziert schildert.

Im Adult-Attachment-Interview (AAI; ▶ Kap. 9) beschreibt sie ihre Mutter als emotional unberechenbar. Mal sei die Mutter sehr nah und liebevoll, dann wieder sehr kühl und distanziert gewesen. Den Vater beschreibt sie dagegen als berechenbarer in seinen Reaktionen, jedoch ebenfalls als kühl, streng, fordernd und verfolgend. Dafür habe er »100 %ige« Sicherheit geboten. Ihm fühlte sich Frau Z. emotional näher als der

Mutter. Die häusliche Atmosphäre war von jeher von Streitigkeiten der Eltern geprägt. Sie beschreibt im AAI, dass immer Spannungen da waren, die sie erst viel später einordnen konnte. Die Mutter zog sich meist mit ihren Gefühlen »in ein Schneckenhaus« zurück. Dieses Zurückziehen ins »Schneckenhaus« in emotional schwierigen Situationen scheint ein generationsübergreifendes Verhalten zu sein, denn aus den Schilderungen von Frau Z. geht hervor, dass sich diese Strategie bei ihrer Mutter, bei ihr selbst (Fragebogenergebnisse) und auch bei den Söhnen findet.

Als zur Zeit ihres Abiturs ihre Großmutter mütterlicherseits in * starb, durfte sie nicht mit zur Beerdigung, da lediglich die Mutter zur Trauerfeier flog. Auch kam es nicht zu einem gemeinsamen Trauern, da die Mutter sich in ihre eigene Trauer zurückzog. Zu diesem Zeitpunkt entwickelte Frau Z., die früher eher ein recht »unordentliches Kind« war, erstmalig Ordnungszwänge, um mit dem »Chaos« klarzukommen. Sie begann, in ihrem Zimmer und mit ihren Schulsachen pedantisch Ordnung zu halten. Nach dem Abitur gelang Frau Z. eine Ausbildung als Bankkauffrau sowie zur Betriebsfachwirtin. Ihr Jugendfreund und drei Jahre älterer späterer Mann wurde Maschinenbauingenieur, sodass beide im elterlichen Betrieb des Mannes – sie bis zur Geburt des ältesten Sohnes – arbeiteten.

Mit der Heirat und mit der Geburt der Kinder verstärkten sich die Zwänge. Wäsche und Geschirr wurden wie mit der Schablone geordnet, jedes Kissen an seinen Platz gelegt, elektrische Geräte wurden ständig überprüft und die Türen mehrfach darauf kontrolliert, ob sie abgeschlossen waren. Wenn die Kinder etwas in der Wohnung verrückten, reagierte Frau Z. völlig verzweifelt, wobei sie auch mit der Scham über ihre unsinnigen Zwänge zu kämpfen hatte sowie mit Schuldgefühlen ihren Kindern gegenüber.

Mit der Geburt des ersten Sohnes erweiterte sich die Zwangsstörung von Frau Z. durch das Auftreten von Ängsten, ob sie alles richtig mache, und es kam sogar zu Panikanfällen. Obwohl Frau Z. sich die ersten sechs Lebensmonate ganz dem Kind widmete und es voll stillte, litt der Säugling nach der Geburt unter Atemnot, schlief sehr wenig und schrie viel. In der Kleinkindzeit erlebte sie ihren Sohn als wenig zugänglich und sehr schüchtern, da er auf andere Menschen wenig reagierte. Zu Beginn der Kindergartenzeit entwickelte er einerseits Trennungsängste, anderseits führte sein trotziges Temperament zu Problemen mit der Erzieherin. Obwohl er sehr gern zur Schule ging und ein überdurchschnittlich begabter Schüler war, erschwerte diese Mischung von Zurückgezogenheit, Schüchternheit und seiner gleichzeitigen Abwehr, sich nichts sagen lassen zu wollen, die sozialen Kontakte in der Klasse.

Bei Frau Z. verstärkten sich die Ängste nochmals aufgrund einer realen wirtschaftlichen Bedrohung im schwiegerelterlichen Betrieb, auch weil sie gleichzeitig mit ihrem zweiten Sohn schwanger war. Während die Geburt und die ersten Monate beim zweiten Sohn noch unauffällig verliefen, zeigte sich jedoch zu Beginn des Besuchs des Kindergartens ebenfalls eine Trennungsängstlichkeit. Er lehnte es ab, von der Mutter gestreichelt bzw. gekuschelt zu werden, und hatte ebenso wie sein älterer Bruder Schwierigkeiten, mit anderen Kindern Augenkontakt zu halten, was es ihm anfangs sehr erschwerte, Freunde im Kindergarten zu finden.

Nach der Regelung der finanziellen Schwierigkeiten im Betrieb, geriet Frau Z. in einen Erschöpfungszustand. Eine Mutter-Kind-Kur brachte nur vorübergehend Besserung. Ängste und Zwänge verstärkten sich nach der Kur sogar wieder. Wegen depressiver Verstimmung und Suizidgedanken begab sich Frau Z. in eine tiefenpsychologisch fundierte Therapie, die sie mit dem Ende des Mutterschutzes wegen eines Wechsels der Krankenkasse nach zehn Monaten abbrechen musste. Nachdem es ihr durch die Therapie zunächst besser ging und sich auch der Mann wieder mehr auf die Familie zubewegt hatte, fühlt sich Frau Z. jetzt doch wieder zunehmend erschöpft und ihren Ängsten ausgeliefert.

Die *Bindungsdiagnostik* ergab, dass Frau Z. den Verlust der Großmutter noch nicht verarbeitet hat. Sowohl im *Adult Attachment Projective Picture System* (projektive Bilder zu Bindungsszenen) (George & West, 2012) als auch im *Adult Attachment Interview* (autobiografisches Interview) (George et al., 1985) wird eine »unverarbeitete Trauer« klassifiziert. Das ist das Bindungsmuster, das in den meisten transgenerationalen Studien mit einer desorganisierten Bindung des Kindes assoziiert wird. In diesen Dyaden spielt Ängstlichkeit auf dem Boden einer unverarbeiteten traumatischen Erfahrung (z. B. dem Verlust einer wichtigen Bindungsperson durch Tod) seitens der Mutter eine bedeutsame Rolle.

Wie ▶ Abb. 12.1 zeigt, gehen Milrod et al. (1997) davon aus, dass kindliches Trauma und intrapsychische Konflikte zusammen mit einer dispositionellen Vulnerabilität (Stress) zu einer verminderten Toleranz gegenüber negativen Affekten bzw. einer gesteigerten Trennungs- und Verlustangst beitragen. Auch abgewehrte aggressive Bestrebungen können Panikattacken auslösen, assoziiert mit der Angst vor dem Verlust einer Bindungsfigur (Milrod, 1997).

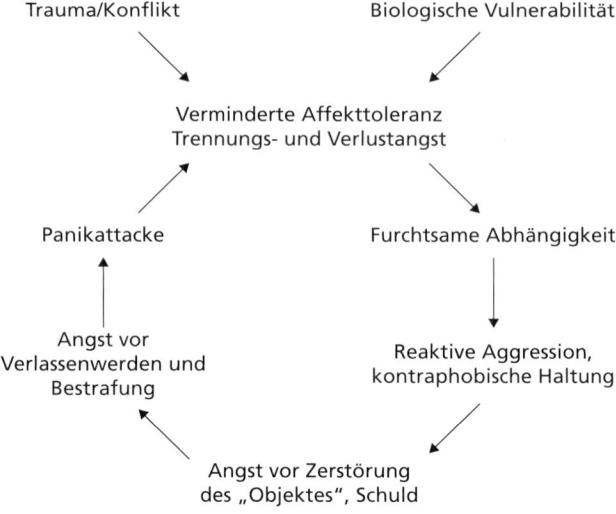

Abb. 12.1: Psychodynamisches Modell der Panikstörung (nach Milrod, 1997)

12.3 Behandlungsansätze

Angststörungen können sehr erfolgreich psychotherapeutisch behandelt werden (Doering, 2011). In bestimmten Fällen kann zu Beginn der Behandlung eine Kombination mit einem Psychopharmakon (z. B. Antidepressivum) hilfreich sein, wobei aufgrund der Datenlage nur für die Panikstörung eine eindeutige Empfehlung für eine Kombinationsbehandlung in der Akutphase gegeben werden kann. Langfristig wird eine Psychotherapie nachhaltiger wirken als eine pharmakologische Therapie ohne Psychotherapie (zu diesem Aspekt ▶ Kap. 18).

Podcast: Dorothee Bernheim

»Ich glaube, dass völlig unabhängig vom Gesundheitsgrad Krankheitsbegriffen Körper und Seele ganz unzweifelhaft miteinander agieren und man sie auch nicht getrennt voneinander betrachten kann, aus meiner Sicht. Wenn wir jetzt in den Bereich der Psychotherapie schauen, dann wissen wir, dass sich seelische Konflikte oder auch seelische Stressereignisse in jedem Organsystem auswirken können, beispielsweise im Herz-Kreislauf-System oder respiratorischen System oder in anderen Systemen. Darum sehen wir ja eine hohe Anzahl von Patienten, die vor dem Hintergrund seelischer Konflikte auch körperliche Symptome benennen. Ich sehe das oft auch schon im Kinder- und Jugendbereich. Auch dort haben wir schon einen hohen Anteil von Patienten mit Kopf- oder Bauchschmerzen, aber eben vor dem Hintergrund beispielsweise von starken Schulängsten oder anderen Ängsten oder oft depressiven Erkrankungen. Und auf der anderen Seite können bereits kleine Veränderungen auf der biologischen Seite, zum Beispiel im Hormonhaushalt oder auch im Neurotransmittersystem, sich ganz spürbar auf psychischer Ebene für die Betroffenen auswirken. Beispielsweise kann ein Ungleichgewicht der Schilddrüsenhormone sicher auch im Verbund mit anderen Faktoren, Depressionen oder auch Angststörungen, beispielsweise massive Panikattacken oft begünstigen, und so kann man auch weitere Beispiele finden. Ich denke es ist unabdinglich, dass sich auch Psychotherapeuten deshalb mit dieser Thematik beschäftigen, auch mit der somatischen Seite und auch vor Beginn der Aufnahme einer Psychotherapie sich die körperliche, die biologische Seite anschauen und auch körperliche Ursachen für seelische Probleme ausschließen«
Dorothee Bernheim

13 Frau Nowak hat Albträume und erinnert sich nicht gern

Am Abend fühlt sich Frau Nowak immer noch zittrig und nervös. Es fällt ihr schwer, die vorgesehene Portion zu essen, und sie besorgt sich Flüssignahrung beim Stützpunkt. Irgendwie muss sie ja auf ihre Kalorien kommen, wenn sie nicht Probleme kriegen will. Und sie bekommt einfach nichts Festes herunter. Sie vermeidet es, im selben Raum mit Thorsten Gerber zu sein, und ertappt sich dabei, wie sie sich wünscht, er würde verlegt werden – am besten auf die Geschlossene oder zur Not entlassen. Die Gruppensitzung mit ihm geht ihr immer noch nach und macht ihr starke Sorgen. Das ist eigentlich komisch, weil sie den Mitpatienten weder kennt noch sonderlich sympathisch findet, aber seine Äußerungen verfolgen sie. Wie kann man etwas Derartiges nur sagen?

Sie will nicht schon wieder dem Stützpunkt auf die Nerven gehen, weil sie fürchtet, dort langsam als anstrengend und mühsam zu gelten. Das will sie keinesfalls. Aber es geht ihr nicht gut, ihr Kopf schmerzt und ihr ist übel. Außerdem hat sie ein derartiges Zittern in den Händen und Armen, dass sie beide Arme ineinander verschränken muss, um im Aufenthaltsraum nicht noch mehr aufzufallen.

Sie ist in Gedanken verloren, die sie gar nicht sortieren oder begreifen kann. Es ist wie ein Nebel in ihrem Kopf. Durch den Nebel hört sie, wie jemand »Sarah!« ruft und sie am Arm packt. Erst ist es wie ein Traum, aber dann kommt sie zu sich und ihr wird klar, dass es die neben ihr sitzende Lea, mit der sie sich meist die Therapiepausen vertreibt, ist.

»Du warst ganz weggetreten und hast nur nach vorne gestarrt. Wir haben dich mehrfach angesprochen, aber du hast gar nicht reagiert. Du schläfst wie mit offenen Augen. Wir haben uns Sorgen gemacht.«

Sarah ist selbst über das Feedback überrascht. So etwas ist ihr noch nie passiert – oder zumindest schon lange nicht mehr. Alle um sie herum bestehen darauf, dass sie sich beim Pflegepersonal meldet. Sie haben Sorge, dass sie einen Schlaganfall oder eine andere schwere Krankheit hat.

Sarah macht sich eigentlich keine großen Sorgen, aber es geht ihr immer noch nicht gut. Die Pflegerin, der sie ihre Situation schildert, kontaktiert schnell die Ärztin im Hintergrund, weil der Tagdienst schon nach Hause gegangen ist.

Kurz darauf trifft Frau Dr. Schneider bei ihr ein und fragt sie nach ihren Beschwerden. Sie schildert alles, was sie weiß, und auch, dass es seit der Gruppentherapie am Vormittag immer schlechter wurde. Das macht die Ärztin hellhörig und sie fragt nach dem Inhalt der Gruppenstunde. Als Sarah Nowak von Herrn Gerber und der Situation erzählt, hält Frau Dr. Schneider kurz inne:

»Haben Sie in Ihrem Leben jemals etwas erlebt, woran sie Herrn Gerbers Geschichte erinnert hat?«

Sarah ist irritiert, aber überlegt.

»Ja, das habe ich gestern erzählt. Also das war ganz anders. Aber da war auch dieses komische Gefühl von heute. Meiner Mutter ging es manchmal nicht so richtig gut und manchmal war sie dann weg und ich habe sie gesucht und mir Sorgen gemacht. Und ich dachte heute die ganze Zeit an die Kinder von Thorsten und was die durchmachen. Die machen sich sicher Sorgen und die würden sich so große Vorwürfe machen.«

Die Ärztin legt die Stirn in Falten und lächelt.

»Hat Ihre Mutter jemals etwas getan, was diese Sorge vielleicht begründet hat?«

Sarah ist überrascht. Es ist doch normal, sich Sorgen zu machen. Aber die Übelkeit wird stärker, die Hände zittern mehr und dann fällt ihr wieder ein, was sie letzte Nacht geträumt hat.

»Da ist so ein Traum, den ich immer wieder habe. Ich habe aber immer geglaubt, dass das ein Traum und nicht wirklich passiert ist. Vielleicht so ein Hirngespinst.

In meinem Traum bin ich ganz klein und ich gehe so wacklig hin und her und spiele allein im Wohnzimmer mit Porzellanfiguren. Was ich eigentlich nicht durfte. Und dann sehe ich draußen vor dem Fenster was, irgendein Tier oder so, und ich will es der Mama zeigen und ich gehe durch den Flur und in ihr kleines Büro. Und ich rufe immer »Mama! Mama!«. Und ich sehe sie nicht. Und dann gehe ich am Schreibtisch vorbei und da ist so eine Leiter am Bücherregal. Und auf einer Sprosse liegt der Arm meiner Mutter. Und der Rest von ihr liegt am Boden. Und da ist Blut. Also es ist rot. Und ich weine und schreie lauter »Mama! Mama!« und sie antwortet nicht, sondern liegt einfach reglos da. Und niemand ist da und ich bin schuld, weil ich der Mama nicht helfen kann.«

Sarah Nowak bemerkt, dass ihr die Tränen kommen.

»Und der Traum endet da. Wie sie da liegt und weg ist und ich schreie. Aber wenn ich drüber nachdenke, dann habe ich da ganz dunkel noch andere Bildfetzen. Davon, dass es dunkel wird. Und davon, dass Papa heimkommt, und davon, dass Leute in unser Haus kommen und Mama mitnehmen.«

Frau Nowak kann jetzt wieder die Ärztin ansehen, die sie immer noch anschaut und mit warmer Stimme fragt:

»Könnte das wirklich passiert sein?«

Sarah Nowak wiegt den Kopf von links nach rechts.

»Ja, vielleicht ist das wirklich passiert. Als ich schon älter war, habe ich irgendwann mal gesehen, dass meine Mutter eine lange Narbe am Kopf hat. Mir ist schlecht geworden, als *ich das gesehen habe, und ich habe gezittert, aber nicht gewusst warum. Ich habe sie nie gefragt, wo die herkommt. Erzählt hat sie es auch nie. Aber vielleicht gibt es da ja einen Zusammenhang. Ich bin auch als Kind und Jugendliche nie in das Büro gegangen. Irgendwie habe ich es nicht über die Schwelle geschafft. Wenn ich Mama aus ihrem Büro geholt habe, habe ich oft meine Geschwister geschickt oder habe einfach laut gerufen.«*

Sarah Nowak seufzt tief.

»Wahnsinn, wie einen etwas so beschäftigen kann. Wenn es wirklich so war. Dann träume ich heute noch davon und mache mir Sorgen.«

Die Ärztin beruhigt Sarah Nowak etwas, erklärt ihr, wie ihre Beschwerden zustande kommen und zeigt ihr Übungen, die ihr helfen sollen, wenn sie in Anspannung gerät.

14 Traumafolgestörungen: Wunden der Seele

Was ist eigentlich ein Trauma und was traumatisch? Beide Begriffe werden auch von Nichtmedizinern oder -psychologinnen häufig verwendet. »Das war ein traumatisches Erlebnis« sagen Menschen, die ihren Flug verpasst und eine Nacht sehr unbequem und um ihre Habseligkeiten besorgt auf einer Bank am Flughafen verbracht haben. »Sie leidet unter einem Kindheitstrauma«, sagen wir auch umgangssprachlich, wenn wir meinen, dass einer uns bekannten Person etwas passiert ist, was sie bis heute unangenehm begleitet und beeinflusst.

Doch was bedeutet das eigentlich und was versteht die Psychosomatische Medizin unter diesem Begriff? Das Wort Trauma kommt aus dem Altgriechischen und bedeutet »Verletzung«. Es ist damit ein sehr allgemeiner und abstrakter Begriff, der in der Wortherkunft weder Ausprägung noch Art der Wunde beschreibt.

Medizinerinnen kennen den Begriff auch aus anderen Fachbereichen. Bei »Polytrauma« meint man keine besonders schwierige Kindheit, sondern meist einen schweren Unfall mit zahlreichen und komplizierten Knochenbrüchen. Im angloamerikanischen Raum ist mit dem »Traumazentrum« (trauma center) die chirurgische Notaufnahme gemeint.

Dass wir umgangssprachlich und in medizinischen Fachtermini das seelische Trauma mit dem Fremdwort und nicht mit dem deutschen Wort »Verletzung« benennen, liegt möglicherweise eben daran, dass die so hinterlassenen Verletzungen oft weniger darstellbar und greifbar sind als ein Knochenbruch. Was für den Einzelnen traumatisch ist, d. h. eine entsprechende Verletzung hinterlässt, ist – wiederum im Gegensatz zum Knochenbruch – erst einmal nur durch ihn selbst festzulegen.

14.1 Was ist ein Trauma?

Für die psychologische und psychosomatische Praxis ist es daher wichtig, zwischen Ursache und Wirkung zu unterscheiden. Weder führt jedes Trauma zu einer bleibenden Störung (auch ein Knochenbruch kann folgenlos heilen, bzw. ein Sturz muss nicht immer zu einem Bruch führen) noch liegt bei jeder posttraumatischen Störung ein Erlebnis vor, welches von allen Menschen gleichermaßen als »traumatisch« erlebt werden würde.

Ein diagnostizierbares Trauma sollte folgende Kriterien erfüllen:

- Es sollte nachvollziehbar sein.
- Es ist einmalig oder wiederholt aufgetreten.
- Es wurde von der betroffenen Person als existenzielle Bedrohung erlebt.

Das Ereignis kann dabei entweder am eigenen Leib erlebt oder bezeugt werden. Alternativ ist auch das Beobachten eines derartigen Ereignisses möglich.

Dies mag zunächst dem einen oder anderen merkwürdig vorkommen, hier wird aber der Tatsache Rechnung getragen, dass Betroffene einer posttraumatischen Belastungsstörung nicht immer selbst bedroht oder verletzt wurden. Man denke an Rettungskräfte, Feuerwehrleute oder Polizistinnen, die in ihrem Berufsalltag regelhaft entsprechende Ereignisse beobachten und mit ihnen konfrontiert werden.

Wir können unterscheiden zwischen:

- *Typ-I-Traumata:* traumatische Erfahrungen, wie Unfälle, Naturkatastrophen, die nicht direkt durch einen anderen Menschen beigebracht sind.
- *Typ-II-Traumata:* traumatische Erlebnisse, wie Folter, Missbrauch und andere sogenannte »man made desaster«, d. h. durch Menschenhand verursachte Traumata.

Bei den beschriebenen Ereignissen hat sich unter anderem die Unterscheidung zwischen solchen, bei denen direkt eine andere Person, d. h. ein »Täter« oder eine »Täterin«, involviert ist, und solchen, bei denen dies nicht der Fall ist, bewährt.

Traumata mit Täterschaft führen häufiger zu posttraumatischen Beschwerden. Naturkatastrophen und Verkehrsunfälle ziehen seltener längerfristige Symptome nach sich als direkte tätliche Angriffe gewaltsamer oder sexueller Natur.

14.1.1 Symptome

Die Kardinalsymptome der posttraumatischen Belastungsstörung (PTBS) sind:

- *Wiedererleben:*
  Betroffene können durch bewusste oder unbewusste innere oder äußere Auslöser (häufig »Trigger« genannt) an das Erlebnis erinnert werden. Die Erinnerung muss

dabei nicht unbedingt ein klassischer »Flashback«, d. h. das Ablaufen eines inneren »Filmes«, sein. Manchmal drängt sich ein Bild, ein Geruch, ein Geräusch oder ein Gefühl auf, was in diesem Moment als quälend erlebt wird. Auch Albträume sind ein häufiges Phänomen.
- *Vermeidung:*
Da Erinnerungen schmerzlich sind und die Situation mit ihren Begleitfaktoren als bedrohlich bewertet wird, ist es nicht erstaunlich, dass regelhaft ebendies vermieden werden soll. Patientinnen meiden die Orte des Erlebten, manchmal auch Personen, die sie damit verbinden. Für die Behandlung kann eine derartige Vermeidung ein Hindernis darstellen. Doch auch nach innen hin gibt es Bestrebungen, diese Erinnerungen und die damit verbundenen Sensationen nicht erneut nachzuerleben. Betroffene erinnern sich häufig nicht oder nur fragmentiert an Schreckliches. Ein derartiges Phänomen beschrieb Freud mit dem Begriff der *Deckerinnerungen:* Bedeutsame (hier vor allem aversive) Erlebnisse werden von weniger bedeutsamen überdeckt. Das eigene Narrativ der Kindheit bleibt dabei einfach und schön, die gerne berichtete »perfekte Kindheit«. Auch das Symptom der *Dissoziation* kann eine Art der Vermeidung darstellen (siehe unten).
- *Bedrohungserleben:*
Häufig erlebt man bei Betroffenen, dass diese auch in scheinbar harmlosen Situationen angespannt oder nervös sind. Oft verwendet ist hier der Begriff der *Hypervigilanz*, der eine erhöhte Wachsamkeit in eigentlich nicht bedrohlichen Situationen beschreibt. Dieses Gefühl kann sich als benennbare Unruhe oder sogar Angst, aber manchmal auch rein körperlich darstellen. Somatische Beschwerden von Angst oder auch Kopfschmerzen durch einen dauerhaft übergespannten Nackenbereich sind möglich: eine chronische Schockstarre.

Aber Vorsicht! Einzelne Beschwerden können auch bei Gesunden auftreten. Sie sind dann in der Regel vorübergehend und verschwinden ohne gezielte therapeutische Behandlung wieder. Erst die Beständigkeit und Kombination der Beschwerden rechtfertigt eine Diagnose.

> Für die Erklärung der Beschwerden und andere Stressreaktionen hat sich ein System evolutionsbiologischer Überlebensstrategien bewährt:
>
> Bei Angriff durch einen Fressfeind, also eine wirklich existenzielle Bedrohung, gibt es drei Möglichkeiten:
>
> *Fight* = Bekämpfen des Angreifers
>
> *Flight* = Flucht vor dem Angreifer
>
> *Freeze* = Erstarren vor dem Angreifer, »Totstellen«

14.2 Komplexe Traumatisierung (kPTBS)

Neuerdings, in der ICD-11, wird neben der PTBS bei einmaliger Traumatisierung die *komplexe posttraumatische Belastungsstörung* (kPTBS) beschrieben. Die kPTBS beruht häufig auf traumatischen, sich wiederholenden Kindheitserfahrungen, wie z. B. sexuellem Missbrauch, körperlicher oder emotionaler Gewalt oder Vernachlässigung. Weil diese in der Entwicklungsphase des Menschen auftritt, haben sie einen Einfluss auf die Entwicklung von Persönlichkeit und *Struktur.*

Ein junger Mensch, der auch diesen Traumata ausgeliefert sein kann, hat weder die Ressourcen, sich selbst zu helfen und zu heilen, noch können diese in einer Zeit entstehen, in der Verletzung oder auch Vernachlässigung überwiegen. Hier liegen also gleich zwei ungünstige Faktoren vor.

Wenn wir es mit einer somatischen Verletzung vergleichen, ist hier nicht nur eine tiefe Wunde, sondern zugleich auch eine Wundheilungsstörung zu konstatieren. Selbst wenn die Wunde mit der Zeit verheilt, ist das Risiko hoch, dass eine erneute (vielleicht auch deutlich weniger ausgeprägte) Verletzung ähnlich abläuft. Aber auch fortgesetzte Traumatisierung im Erwachsenenalter kann eine kPTBS hervorrufen, z. B. im Rahmen von Kriegserfahrungen.

14.3 Trauma und Persönlichkeit

Der Unterschied zu den Beschwerden der PTBS ist, dass bei der kPTBS eine tiefgreifende Veränderung von Verhalten und Beziehungsgestaltung, also der Persönlichkeitsstruktur, vorliegt.

Eine kPTBS stellt nach psychodynamischen Grundsätzen eine stärker ausgeprägte *Strukturstörung* dar. Häufig sieht man eine deutliche Störung im Umgang mit sich selbst und in der Beziehungsgestaltung. Patientinnen haben oftmals Schwierigkeiten damit, differenziert Gefühle und andere innere Zustände auseinanderzuhalten und zu beschreiben.

In einer stationären Psychotherapiegruppe erlebt man häufig ein grundsätzliches Misstrauen oder auch ganz umgekehrt, ein unangebrachtes oder überstürztes Vertrauen seitens der Betroffenen. In der Klinik besteht eine Nähe zur *emotional instabilen Persönlichkeitsstörung* (▸ Kap. 15). Zur Unterscheidung wird häufig das Auftreten dissoziativer Beschwerden herangezogen:

Bei Patienten mit Traumafolgestörungen liegen häufig dissoziative Beschwerden vor. *Dissoziationen* (lat. *dissociatio* = Trennung) sind Abspaltungen und Trennungen eigentlich zusammenhängender psychophysiologischer Funktionen. Was bedeutet das? Unsere Wahrnehmung, deren Bewertung sowie unsere Reaktion darauf bestehen aus komplexen Abläufen, welche normalerweise assoziiert ablaufen. Manchmal trennt sich jedoch beispielsweise unsere Aufmerksamkeit, wir schweifen ab. Uns allen sind Situationen im Alltag vertraut, in denen wir oder andere wie weggetreten wirken. In Momenten großer Angst und erlebter Bedrohung geht es uns manchmal so, als ob wir aus uns heraustreten und neben uns stehen. Hier wird auch die Nähe zwischen den Begriffen Trauma und Dissoziation deutlich: Nicht alles spüren zu müssen, ist eine Art Flucht aus der Situation und damit ein Schutzmechanismus des Organismus, der in uns angelegt ist, ähnlich dem Totstellen aus der Tierwelt (Verbitsky et al., 2020).

Doch auch innerhalb der Persönlichkeit können Abspaltungen entstehen und sich verfestigen. Aus einer psychoanalytischen Perspektive heraus trägt der traumatisierte Mensch nicht nur ein inneres Modell von sich selbst als Opfer, sondern verinnerlicht auch ein Modell des Täters. Dies zeigt sich nach außen hin zum Beispiel durch verbale Selbstabwertung, Selbstverletzung und Suizidalität. Traumatherapeutische Methoden müssen daher regelhaft nicht nur das Erlebte, sondern auch selbstdestruktive Gedanken und Handlungen adressieren (Brauchle, 2011).

14.4 Körperliche Folgen

Wenn diese Vorgänge in inadäquaten Situationen auftreten oder chronisch werden, sprechen wir von *dissoziativen Störungen*. Gelegentlich hört man den Begriff »pseudoneurologisch« als Synonym, was eine Merkhilfe sein kann. Denn diese Beschwerden, welche einem neurologischen Muster ähneln können, sind nicht hinreichend durch somatische Befunde erklärbar. Das Spektrum der Beschwerden ist vielfältig: Es können Störungen der Bewegung (sehr häufig Zittern, aber auch Lähmungen), des Körpergefühls (z. B. Taubheit, Parästhesien), des Erinnerns (Amnesien) oder auch Anfälle (Absencen oder produktive Anfälle) auftreten.

Auch andere Körperbeschwerden, wie beispielsweise chronische Schmerzen, treten gehäuft bei traumatisierten Patienten auf. Sie haben ein erhöhtes Risiko für das Auftreten bestimmter Autoimmunerkrankungen, was mit psychoneuroimmunologischen Regelkreisen zu tun haben könnte. Auch Suchterkrankungen treten auf. Es lohnt sich also, umgekehrt, multimorbide Patienten nach schwierigen Lebenserfahrungen zu fragen.

Siehe zum Zusammenhang zwischen frühen Erfahrungen und Traumafolgestörungen auch ▸ Kap. 4.

> **◁)) Podcast: Astrid Lampe**
>
>
> *»Bei schwer traumatisierten Patienten ist ganz auffällig, dass die sich selber oft als ekelhaft, grausig, abstoßend erleben. Was dazu führt, dass sie sich häufig stark vernachlässigen, also ganz wenig Selbstfürsorge in Bezug auf ihren Körper haben. Es sind Patientinnen, die oft Jahre nicht zum Zahnarzt gehen, zum Gynäkologen oft sowieso nicht, eben aufgrund dieser sexuellen Gewalt wenig Selbstfürsorge haben und sich schlecht um sich kümmern. Oft sind sie auch adipös.«*
> Astrid Lampe

14.5 Behandlung

In den letzten Jahren gab es innerhalb der Psychotherapie-Szene eine wichtige Debatte über die Frage der Spezifität von »Traumapsychotherapie«. Wie eingangs schon kurz erwähnt, gibt es eine gesellschaftliche Inflation der Verwendung des Traumabegriffs. Das Gleiche gilt auch für das Aufkommen verschiedener Ansätze von Traumatherapien. Aber was genau ist die Unterscheidung zwischen einer »normalen« und einer »traumafokussierten« Psychotherapie?

Die Art der psychotherapeutischen Traumatherapie hängt vom Stadium der Traumafolgen ab. Im Stadium der akuten Traumareaktion steht die Krisenintervention im Vordergrund mit stützender und medikamentöser Behandlung, die sogenannte *Entaktualisierung*. Die Behandlung der nachfolgenden Stadien ist eine psychotherapeutische Aufgabe.

Grundlagen traumafokussierter Psychotherapie:

- *Aufbau einer tragenden Beziehung*: Leitlinie ist der Wiedergewinn von Autonomie und Selbstbestimmung.
- *Herstellung von Distanz* gegenüber der Traumatisierung mit dem Ziel der Stabilisierung, z. B. durch einfühlendes Aufnehmen der Gefühlszustände, durch kognitive Umstrukturierung oder durch spezielle, vor allem imaginative Verfahren (siehe »Tresorübung«).

- *Traumaexposition:* Wenn die Patientin einen genügend sicheren inneren Abstand zum Traumaerlebnis hat, kann zur Verarbeitung eine geleitete und gut vorbereitete Wiedererinnerung an das traumatisierende Erlebnis erfolgen. Die Exposition findet in Gedanken, inneren Bildern und Fantasien statt (»in sensu«). Als besondere Methode im Rahmen der Traumaexposition wird zum Beispiel die »EMDR«-Technik (Eye Movement Desensitization) verwendet.
- *Traumabearbeitung:* Dazu werden wieder die verschiedenen Methoden angewandt: In der psychoanalytisch begründeten Therapie Assoziationen und Klärung unbewusster Fantasien und Bedeutungen, die mit der Traumaerfahrung verbunden sind, in der Verhaltenstherapie Desensibilisierung, negative Verstärkung und Umlernen.

Tresorübung

Eine Möglichkeit, die Traumafolgen im Alltag besser zu beherrschen, stellen spezielle Imaginationsübungen dar, die darauf ausgerichtet sind, sich zu distanzieren und zu beruhigen. Ein Beispiel ist die oben bereits erwähnte Tresorübung, die in einer Einzeltherapie angeleitet und dann in den Alltag übernommen werden kann. Sie können die Übung mit unten stehendem Text auch einmal an sich selbst testen.

Anleitung zur Tresorübung:
Nehmen Sie jetzt eine möglichst entspannte Sitzhaltung ein. Lassen Sie Ihre Füße und Beine locker auf dem Boden ruhen und legen Sie Ihre Hände bequem und gelockert auf Ihre Oberschenkel. Sitzen Sie aufrecht und atmen Sie ruhig. Sie können Ihre Augen schließen oder geöffnet halten. Unsere Absicht ist es jetzt, dass Sie eine Erinnerung, die Sie einmal belastet hat, in einen sicheren Tresor einschließen, damit sie Sie nicht mehr belastet. Sie werden merken, dass dies Abstand erzeugt. Wählen Sie jetzt eine Erinnerung aus. Stellen Sie sich dann einen Tresor vor. Sie können ihn kraft Ihrer Vorstellung so zusammenbauen, wie Sie es möchten. Sie können ihn auch jederzeit verändern, wenn es Ihnen notwendig erscheint. Bedenken Sie, dass Sie ein Schloss am Tresor anbringen und den Schlüssel bereithalten. Sind Sie bereit, die Übung weiterzuführen? Wenn ja, dann nehmen Sie jetzt Ihre Erinnerung. Geben Sie ihr eine Gestalt, eine Form, ganz wie Sie möchten. Die Form braucht mit der Erinnerung nichts mehr zu tun zu haben: Das ist die Form für diese Erinnerung. Bestimmen Sie Größe, Festigkeit, Farbe, Oberflächenbeschaffenheit. Haben Sie der Erinnerung eine Form gegeben? Dann bringen Sie sie jetzt zu Ihrem Tresor. Verstauen Sie die Form jetzt in Ihrem Tresor. Lassen Sie sich dazu Zeit. Geben Sie das Zeichen, wenn Sie die Erinnerung verstaut haben. Jetzt machen Sie die Tür des Tresors zu. Verschließen Sie den Tresor mit dem Schlüssel. Treten Sie einen Schritt zurück. Seien Sie sich bewusst, dass nur Sie wissen, dass Ihre Erinnerung in dem Tresor ist. Und dass nur Sie einen Schlüssel und einen Zugang dazu haben. Sind Sie bereit, die Übung zu beenden? Dann kommen Sie jetzt bitte wieder hierher in diesen Raum. Am besten strecken Sie sich etwas. Wenn Sie die Augen geschlossen hatten, öffnen Sie sie. Schauen Sie sich um.

15 Persönlichkeitsstörung: Borderline

15.1 Historie

Die Borderline-Störung als psychiatrische Diagnose ist ein relativ junger Begriff, der seine Wurzeln in der Psychoanalyse und psychiatrischen Psychopathologie hat. Erstmalig wurde die Bezeichnung Borderline 1884 von dem Psychiater Charles Hughes (damals »borderland«, nämlich das Grenzgebiet zwischen Neurose und Psychose) genutzt. Von dem Psychoanalytiker Adolph Stern wurde 1938 die seither typische Symptomkonstellation als »borderline group« zusammengefasst und beschrieben.

Der Psychiater und Psychoanalytiker Otto F. Kernberg hat sich in den sechziger und siebziger Jahren des 20. Jahrhunderts wegweisend mit der Diagnostik und Therapie von schweren Persönlichkeitsstörungen auf der Grundlage der Objektbeziehungstheorie und seines Konzeptes der Persönlichkeitsorganisation befasst. In dem bahnbrechenden Werk *Borderline-Störungen und pathologischer Narzissmus* beschreibt Kernberg (1975) eine Gruppe psychischer Störungsformen, die sich durch eine spezifische und auffallend stabile pathologische Ich-Struktur auszeichnet und sich von den neurotischen und psychotischen »Erkrankungen« unterscheidet. Nach Kernberg liegt bei Menschen mit einer »Borderline-Persönlichkeitsstruktur« *(borderline personality organisation)* eine manifeste pathologische Persönlichkeitsstruktur vor, die er aufgrund von typischen Ausprägungen der Ich-Identität, der Abwehrmechanismen und des Bezugs zur Realität in einem Bereich zwischen Psychose und Neurose eingeordnet hat. Als diagnostische Voraussetzung für die Durchführung einer psychoanalytisch-psychodynamischen Therapie von Borderline-Störungen hat Kernberg (1981) ein »strukturelles Interview« entwickelt, mit dem technisch sowohl eine psychiatrisch-psychopathologische wie eine psychoanalytische Vorgehensweise eingesetzt wird.

15.2 Diagnostische Kriterien

Klinisch-diagnostisch wird die Borderline-Persönlichkeitsstörung (BPS) als eine schwerwiegende Störung der *Affektregulation* und *Identität* angesehen, begleitet von verzerrter Wahrnehmung des Selbstbildes und Störung des zwischenmenschlichen Verhaltens. Oft entwickelt sich die Problematik schon in der frühen Adoleszenz: Starke Stimmungsschwankungen, aggressives Verhalten und schwere Selbstzweifel sind die ersten Anzeichen. Wenn Selbstverletzungen, Suizidversuche, Drogenprobleme und Essstörungen hinzukommen, dann liegt der klinische Verdacht auf das Vorliegen einer BPS nahe (Bohus & Schmahl, 2006). Untersuchungen weisen darauf hin, dass sich etwa 6 % aller 15-jährigen Mädchen Selbstverletzungen zufügen und regelmäßig über Suizidversuche nachdenken, was potenziell auf Merkmale der BPS hinweist, aber nicht gleich die Diagnose einer BPS bedeuten muss (Brunner et al., 2007).

In der ICD-11 wird die Borderline-Persönlichkeitsstörung im Rahmen der Persönlichkeitsstörungen als Borderline-Muster anhand folgender Kriterien klassifiziert:

- tiefgreifendes Muster, charakterisiert durch Instabilität in zwischenmenschlichen Beziehungen, Selbstbild, Affekten und Impulsivität; sichtbar durch das Vorhandensein von vielen (!) der folgenden Punkte:
  – heftige Versuche, reales oder vorgestelltes Verlassenwerden zu vermeiden; Muster instabiler und intensiver zwischenmenschlicher Beziehungen
  – Identitätsstörung als deutliches und persistierendes instabiles Selbstbild; Tendenz, bei starken negativen Emotionen impulsiv zu handeln, führt zu potenziell selbstschädigendem Verhalten
  – wiederkehrende Episoden von Selbstschädigung
  – emotionale Instabilität aufgrund von deutlicher Reaktivität der Stimmung
  – chronische Gefühle der Leere
  – unangemessener, intensiver Ärger oder Schwierigkeiten, Ärger zu kontrollieren
  – vorübergehende dissoziative Zustände oder psychoseähnliches Erleben in Situationen mit hoher emotionaler Anspannung
- andere Manifestationen des Borderline-Musters, die nicht alle zum gegebenen Zeitpunkt präsent sein müssen:
  – ein Selbstbild als unzulänglich, schlecht, schuldig, abstoßend und verachtenswert
  – Erleben des Selbst als grundlegend anders und isoliert von anderen Menschen

- schmerzliches Gefühl der Entfremdung und tiefe Einsamkeit, Hypersensitivität für Zurückweisung
- Probleme, angemessen Vertrauen in zwischenmenschlichen Beziehungen aufzubauen bzw. aufrechtzuerhalten
- häufige Fehlinterpretation von sozialen Signalen

15.3 Ätiologiemodelle

Insgesamt versteht man die Borderline-Persönlichkeitsstörung nicht als Folge neurobiologischer Auffälligkeiten. Dennoch lassen sich *strukturelle und funktionelle Veränderungen zentraler fronto-limbischer Regulationsmechanismen* nachweisen, wobei die genaue Kausalität bislang hierzu noch nicht geklärt ist (Schultze et al., 2016) Die meisten klinischen Abweichungen sind entweder als Folge einer gestörten Affektregulation zu verstehen oder als (dysfunktionaler) Versuch, diese zu bewältigen. So werden etwa Selbstverletzungen oder auch Essanfälle oder Alkoholabusus häufig zur Milderung von intensiven aversiven Emotionen eingesetzt, die bisweilen so stark sind, dass sie nur noch als unspezifische Erregungszustände wahrgenommen werden. Langfristig manifestieren sich diese »Lösungsversuche« auf der Verhaltensebene jedoch als komorbide Störungen. Eine große Belastung für die Borderline-Patientinnen stellen komorbide Angststörungen dar (etwa 90 %). Am häufigsten sind soziale Phobien und posttraumatische Belastungsstörungen (etwa 45 %). Diese beeinflussen die Entwicklung der Symptomatik negativ und erschweren häufig die Therapie (Dulz et al., 2018).

Epidemiologische Daten (Zanarini, 2000) belegen, dass sexueller Missbrauch bzw. emotionale Vernachlässigung bei über 90 % der Borderline-Patienten vorliegt. Gunderson (1996) assoziiert die spezifische, angstvolle Unfähigkeit, allein zu sein, bei Borderline-Patientinnen mit desorganisiertem Bindungsverhalten in aktuellen Beziehungen ebenfalls mit Erfahrungen von Vernachlässigung in der Kindheit. Die meisten dieser Studien beziehen sich allerdings auf retrospektive Befragungen. Als biografisch relevante psychosoziale Belastungsfaktoren ließen sich bisher vor allem sexuelle Gewalterfahrung (etwa 65 %), körperliche Gewalterfahrungen (etwa 60 %) und schwere Vernachlässigung (etwa 40 %) identifizieren (Zanarini et al., 1997).

Aus *bindungstheoretischer Perspektive* spielen bindungsbezogene Traumata während der Kindheit in der Pathogenese der Borderline-Persönlichkeitsstörung eine zentrale Rolle (Buchheim & Diamond, 2018). Mehrere klinisch-bindungstheoretische Konzepte heben Bindungstraumata als potenzielle Risikofaktoren für die BPS besonders hervor (▶ Kap. 9, siehe auch Buchheim & George, 2011).

Auch wenn bis jetzt keine Längsschnittbefunde vorliegen, kann man davon ausgehen, dass eine desorganisierte Bindung im Kindesalter bei der Entwicklung einer Borderline-Persönlichkeitsstörung mitbeteiligt ist. »Die Unfähigkeit, allein zu sein«, ist eines der diagnostischen Kriterien des DSM-IV für die Borderline-Persönlichkeitsstörung. Beherrscht von einer intensiven Angst vor dem Alleinsein (Gunderson, 1996) und mit einer wenig ausgeprägten intrapsychischen Verankerung wichtiger Bezugspersonen, verwechseln Borderline-Patienten häufig Abwesenheit mit manifester Verlassenheit. Klinische Befunde aus unseren Bildgebungsstudien deuten darauf hin, dass diese innere Repräsentanz von Alleinsein und die damit zusammenhängende Desorganisation des Bindungssystems bei Patientinnen und Patienten mit BPS ein klinisch relevantes und persistentes Merkmal darstellt (Buchheim & Diamond, 2018).

Das Einfühlungsvermögen in die Komplexität mentalen Befindens und die Fähigkeit, dabei unterschiedliche Perspektiven einzunehmen, stellen nach Fonagy et al. (2023) eine Entwicklungsleistung dar, die als sog. Mentalisierungsfähigkeit bezeichnet wird. Reflexionsvermögen kann »gehemmt« oder »verfälscht« werden, wenn sich die wichtigen Bindungsfiguren in der Kindheit wenig empathisch und feinfühlig verhalten. Fonagy et al. (2018) nehmen an, dass Borderline-Patientinnen aufgrund ihrer äußerst instabilen Bindungserfahrungen (emotionale Vernachlässigung, Misshandlung, Missbrauch) nicht erlernen konnten, divergierende Affektzustände zu integrieren, was jedoch für die Entwicklung einer sicheren Bindungsbeziehung notwendig wäre (Fonagy et al., 2018). Studien mit dem Adult Attachment Interview (AAI) (George et al., 1985) belegen, dass die Fähigkeit zur Mentalisierung bei BPS deutlich eingeschränkt ist (Fischer-Kern et al., 2015).

Derzeitige Forschungsansätze gehen – neben der gestörten Affektregulation – vor allem von einem signifikanten Zusammenspiel zwischen der für die Borderline-Störung typischen Symptomatik und den *Veränderungen im Oxytocinsystem* aus (Brüne, 2016; Herpertz & Bertsch, 2015; Jobst et al., 2014). Regulationsänderungen im Oxytocinsystem, die sich bereits in früher Kindheit durch entsprechende belastende negative Erfahrungen manifestieren, könnten mit Defiziten in der Emotionsregulation assoziiert sein und zu einer veränderten Wahrnehmung in bindungsrelevanten und sozialen Situationen führen. Dabei zeigte sich, dass insbesondere bei Borderline-Patienten mit unverarbeiteten Bindungstraumata eine niedrigere Oxytocinkonzentration vorherrschend war im Vergleich zu solchen Patienten, die diese traumatischen Erfahrungen verarbeitet hatten (Jobst et al., 2016).

Fallbeispiel

Im Erstgespräch berichtet Frau W. über Mangel an Antrieb und Motivation und dass sie an Ein- und Durchschlafschwierigkeiten leide, erst gegen zwei, drei Uhr morgens oder später einschlafe, dreimal aufwache und morgens dann nicht aus dem Bett komme. Es gelinge ihr so nicht mehr, die Schule zu besuchen. In der Schule sei es aufgrund ihrer Reizbarkeit zu wiederholten Auseinandersetzungen mit Lehrpersonen gekommen. Weiterhin leide sie an starken Wutausbrüchen und Stimmungsschwankungen, wobei sie sowohl in Stimmungstiefs als auch plötzlich in eine gute Stimmung gerate, in der sie übermäßig viel kaufe. Zudem würden ohne besondere Anlässe wiederholt Panikattacken auftreten. Seit rund eineinhalb Jahren habe sie auch ein auffälliges Essverhalten mit häufigem Erbrechen und dem genauen Kontrollieren der Kalorien, was ihr aber auch mehr Selbstvertrauen verschaffe. Sie verletze sich jetzt selbst durch Verbrennen mit Zigaretten, aber nicht mehr durch Ritzen wie früher. Auch leide sie an chronischen Suizidgedanken, von denen sie sich aktuell distanzieren könne.

Sie berichtet noch von mehreren Freunden und Freundinnen, mit denen sie meist abends in die Stadt gehe zum »Chillen« und um Alkohol zu trinken, aber auch andere Substanzen konsumiere.

Als persönliche Therapieziele nennt sie ihre Freizeit aktiver verbringen zu wollen, morgens schneller aus dem Bett zu kommen, mehr Motivation für einen geregelteren Alltag zu erlangen. Weiter wolle sie mehr über die Art ihrer Beziehungen mit anderen herausfinden, da sie häufig sehr gemein zu denen sei, die ihr zu nah kommen und die sie dann direkt mit Lust fertigmache oder wieder wegstoße. In der Therapie wolle sie mehr Klarheit über ihre Borderline-Persönlichkeitsstörung und über ihre Zukunftschancen erlangen, denn sie habe oft Blockaden, etwas durchzuziehen. Als Hobby nennt sie Klavierspielen und sie sei stolz, dass sie durch ihre aus dem Ausland stammende Mutter und den weitgereisten Vater vier Sprachen beherrsche – und überhaupt gebe es über die familiären Geschichten noch viel aufzuarbeiten.

Aus der Biografie erfahren wir, dass die aus dem Ausland kommende Mutter und der aus dem Inland stammende Vater erst nach einer einige Jahren bestehenden Beziehung kurz vor ihrer Geburt zusammengezogen sind und die Eltern sich, als sie drei Jahre alt war, schon wieder getrennt haben. Zu dem recht kühlen und auf sich selbst bezogenen Vater, der wegen ständiger Streitereien die Familie verlassen habe, habe sie dennoch eine spezielle und intensive Beziehung. Die Mutter sei sehr eifersüchtig und besitzergreifend gewesen. Sie habe dem Mann und auch der Tochter gegenüber viel Druck und Kontrolle ausgeübt und sei extrem abwertend gewesen. Sie habe auch eine sehr kümmernde und liebevolle Seite gehabt, aber dies sei sehr schnell gekippt. Es habe dann immer eine gewisse Anspannung bei allen Beteiligten bestanden und alle seien immer sehr leicht reizbar gewesen. Die Mutter habe auch mit Suizid gedroht und sei handgreiflich geworden, indem sie nicht geschlagen, aber an den Haaren gerissen habe. Selbst habe sie öfters ihren Kopf gegen die Wand geschlagen.

Der Vater habe sie nach der Trennung meist einen Tag am Wochenende sehen können und er habe die Mutter immer finanziell unterstützt. Mit zehn Jahren habe sie den Wunsch gehabt, zum Vater zu ziehen, und habe es mit 14 Jahren selbst entscheiden dürfen. Die Mutter musste endlich realisieren, dass der Patientin lang die Rolle eines Nesthäkchens zugesprochen wurde und dass die Beziehung zum Vater bis zur Pubertät sehr eng war. Früher habe sie sich nie gegen die Mutter durchsetzen können. Erst seit kurzem schaffe sie es, der Mutter mit etwas entgegenzutreten. Die sehr enge Beziehung des Vaters zu ihr habe sich dann sehr abgekühlt und sei im letzten Jahr sehr auf und ab gegangen.

Als jetzt die Schwierigkeiten begannen, habe der Vater bemerkt, dass sich bei ihr etwas verändert hat, weil sie angefangen habe, nicht mehr in die Schule zu gehen und in einen »schlechten« Freundeskreis geriet, mit Kindern aus desolaten Verhältnissen mit Konsum von Drogen und Alkohol. Die Beziehung zum Vater habe sich auch wieder positiv verändert und sie sind gemeinsam in eine neue Wohnung gezogen mit einem eigenen Zimmer für sie, wo allerdings in Bezug auf Reinlichkeit unhaltbare Zustände bestehen würden, während die Mutter immer extrem ordentlich gewesen sei.

Kommentar:
Aus dem Erstgespräch bekommen wir in Bezug auf die Symptomatik diagnostische Hinweise für eine komplexe Psychopathologie mit Depression, Panikstörung und Essstörung, aber auch mit einer instabilen Persönlichkeitsstörung im Sinne einer Borderline-Persönlichkeitsorganisation.

Die Biografie und Familiengeschichte spricht für die schon frühe Entwicklungsstörung durch Vernachlässigung. Es finden sich gegensätzliche Verhaltensweisen einer selbst psychisch instabilen, im Verhalten schnell wechselnden, mal strafenden und mal kontrollierenden, aber dann auch wieder besorgten und liebevollen Mutter und eines bewundernden, schützenden, aber auch distanzierten und selbstbezogenen Vaters.

In den Selbstrepräsentanzen der Patientin vermuten wir das Muster eines vernachlässigten, missbrauchten, wütenden Kindes, jedoch auch mit Zügen eines omnipotenten aggressiven Selbst. Es zeigt sich aber auch das Muster eines Kindes, das geliebt werden möchte. In den internalisierten Vorstellungen der Patientin von wichtigen anderen (sog. Objektbeziehungen) vermuten wir strafende, sadistische, kontrollierende, versagende, lieblose Muster der Mutter und beim Vater bewundernde, verführerische und auch egoistische, versagende Muster.

In einer manualisierten psychodynamischen Psychotherapie für die Behandlung der Borderline-Persönlichkeitsstörung, der sog. Übertragungsfokussierten Therapie (Clarkin et al., 2006), wird es darum gehen, diese verinnerlichten Repräsentanzen von sich selbst und anderen, die in der therapeutischen Interaktion (Übertragungsbeziehung) auch aktiviert werden, zu identifizieren und mit der Patientin sukzessive durchzuarbeiten.

15.4 Behandlungsansätze

Um eine Borderline-Persönlichkeitsstörung zu behandeln und auch langfristig eine Verbesserung zu erzielen, gelten derzeit nach den Leitlinien (Bohus & Schmahl, 2006) vier psychotherapeutische Verfahren als evidenzbasiert (Steinert et al., 2015, Stoffers et al., 2012):

1. Dialektisch-Behaviorale Therapie (Dialectic Behavioral Therapy, DBT) (Linehan et al., 1991)
2. Schematherapie (Young et al., 2006)
3. Mentalisierungsbasierte Therapie (Mentalization Based Treatment, MBT) (Bateman & Fonagy, 2004)
4. Übertragungsfokussierte Psychotherapie (Tranference Focused Psychotherapy, TFP) (Clarkin et al., 2006)

Diese manualisierten Therapiemethoden verfügen in der Regel über eine mehrdimensionale Diagnostik, klare Rahmenbedingungen, eine Therapievereinbarung, diverse Therapieprinzipien, eine Hierarchisierung der Behandlungsziele, einen multimodalen Ansatz und fordern eine Supervision anhand von Videoaufzeichnungen (▶ Kap. 18).

Podcast: Mathias Lohmer

»Man kann in gewisser Weise sagen, dass die Erforschung, Konzeptualisierung und Behandlung der Borderline-Störungen oder der Borderline-Persönlichkeitsorganisation in gewisser Weise der Blueprint für das Thema Persönlichkeitsstörungen ist. Und dass wir darin auch sehen, wie die Grenzen der Behandelbarkeit erfolgreich weiter verschoben werden konnten. Störungen, die man noch vor zwanzig Jahren für kaum behandelbar hielt, gelten inzwischen als gut behandelbar, auch wenn wir nach wie vor nicht genügend gut ausgebildete Therapeuten haben, die diese Behandlungen auch übernehmen. Zu aktuellen evidenzbasierten Ansätzen gehören im Bereich der Psychoanalyse die TFP und MBT, im Bereich der Verhaltenstherapie die DBT oder Schematherapie [▶ Kap. 18.2]. Und in einer nächsten Welle nach der Erforschung der Borderline-Störungen kamen die narzisstischen Störungen, die schon einmal in den Siebzigerjahren auch in der Debatte Kohut/Kernberg eine große Rolle eingenommen haben. Auch sie galten lange nahezu als unbehandelbar. Heute gibt es durch neue Ansätze, speziell durch O. F. Kernberg, eine sehr gute Differenzierungsmöglichkeit zwischen gut behandelbarem pathologischem Narzissmus und schwer behandelbarem malignen Narzissmus. Und als dritte Welle, nach Borderline und Narzissmus, die beide ja als Thema aktuell sind, kam hinzu die Behandlung von antisozialen Störungen und das Thema der forensischen Psychotherapie. In diesem Sinne sind die schweren Persönlichkeitsstörungen ein Gebiet, in dem die Behandlungstechnik in den verschiedenen Schulen, sowohl den behavioristischen wie den psychoanalytischen, modifiziert wurde und abgestimmt wurde auf Menschen mit einem sog. strukturellen Defizit. Das heißt, die Patienten verfügen über zu wenig steuernde, regulierende, modulierende Möglichkeiten, mit starken Affekten umzugehen, und haben eine Innenwelt, die sehr stark in schwarz-weiß, überwertig und minderwertig und polarisiert ist. Die führt dazu, dass sie selbst zwischen sehr starken affektiven Zuständen hin- und hergerissen sind, zwischen einem Hochgefühl und Depressivität. Aber sie sind auch in sehr stürmische Beziehungen verwickelt, in denen es schwer möglich ist, Konstanz zu halten, was dann wiederum auch ihre Leistungsfähigkeit und ihre Fähigkeit, in Gruppen zu existieren, dauerhaft gefährdet. Diese schwerwiegenden Störungen bzw. diese strukturellen Störungen haben dazu geführt, dass es eben jetzt auch modifizierte psychotherapeutische Methoden gibt wie z. B. die Transference Focused Psychotherapy. Fokus ist das intensivierte Arbeiten an kleinen Beziehungsepisoden, wie sie sich zwischen Therapeut und Patient ereignen, und es gilt diese im sog. Übertragungsgeschehen, im Hier und Jetzt, anzusprechen und zu reflektieren. Das ist eine spezielle Herangehensweise, die auch in verschiedenen Therapieansätzen wie TFP oder auch MBT gleichermaßen genutzt wird. Also ich als Therapeut wechsle zwischen einem Erleben und einem Beobachten und Kommentieren. Das fordert von den Therapeuten eine sehr hohe Aktivität, eine sehr hohe Alertness und macht aber auch gleichzeitig viel Freude. Weil man sehr viel stärker – sozusagen wie in einem spannenden Tennisspiel – mal an der Grundlinie, mal am Netz sich in einem intensiven Dialog mit dem Patienten befindet, auch stark gefordert wird, aber eben auch eine starke Resonanz bekommt. Insofern ist es durchaus auch attraktiv für Therapeuten, weil sie dort aus dem sehr rezeptiven Arbeiten in ein sehr aktives Arbeiten gehen können.«
Mathias Lohmer

16 Persönlichkeitsstörung: Narzissmus

16.1 Ein wenig Geschichte und Mythos

Nárkissos ist der griechische Name für ein stark duftendes Zwiebelgewächs mit weißen oder gelben Blüten. Wegen des beruhigenden oder gar betäubenden Duftes dieser Blumen hängt der Name möglicherweise mit *nárkē* (griech. = Krampf, Lähmung, Erstarrung; davon auch »Narkose«) zusammen. *Nárkissos* heißt in der Mythologie auch der Sohn der Quellnymphe Leiriope, die von ihrem Vater, dem nie alternden Flussgott Kephisos, vergewaltigt wurde. »Von allen geliebt und umworben, konnte [er] Liebe nicht erwidern und wies sie alle zurück« (Ermann, 2023, S. 16). Am bekanntesten ist seine Todes- und Verwandlungsszene: Nárkissos entdeckt im Wasser einer Quelle sein Spiegelbild, in das er sich verliebt, an dieser Liebe zugrunde geht und in eine Narzisse verwandelt wird. In Anlehnung an den Nárkissos-Mythos geht Freud (1914) bei der Einführung des Narzissmus-Begriffs in der wissenschaftlichen Literatur von einem erotischen Verhaltensmuster aus, »bei welchem ein Individuum den eigenen Leib in ähnlicher Weise behandelt wie sonst den eines Sexualobjekts, ihn also mit sexuellem Wohlgefallen beschaut, streichelt, liebkost, bis es durch diese Vornahmen zur vollen Befriedigung gelangt«. In der aktuellen Psychotherapie umfasst der Narzissmus-Begriff ganz allgemein die Selbstwert-Regulation bei gesunden und kranken Menschen und speziell die Krisen und Störungsbilder, die mit dem Verhältnis zum eigenen Selbst zusammenhängen.

16.2 Gesunder und pathologischer Narzissmus

In der Alltagssprache hat das Wort »Narzissmus« einen abwertenden und distanzierenden Klang: Wir nennen Menschen narzisstisch, die selbstverliebt und egoistisch sind, oft auf Kosten anderer. Solche Menschen können für andere merkwürdig, anstrengend oder sogar gefährlich sein, zum Beispiel in politischen, wirtschaftlichen oder wissenschaftlichen Führungs- und Machtpositionen. Sie selbst sehen (passend zu ihrer Struktur) in ihren Erlebens- und Verhaltensweisen meist kein Problem.

Im Gegensatz zur Alltagssprache kommt es im diagnostischen und therapeutischen Kontext darauf an, narzisstische Tendenzen wahrzunehmen und zu beschreiben, ohne narzisstische Menschen zu verurteilen oder unreflektiert auf ihre Beziehungsangebote einzugehen, zum Beispiel durch Bewunderung, Rivalisieren oder moralische Abwertung. Die Wahrnehmung der eigenen gefühlsmäßigen Reaktion ist ein wichtiger Gradmesser im Umgang mit narzisstischen Menschen und schützt vor unüberlegtem Mitagieren.

Bisher haben wir das Adjektiv »narzisstisch« verwendet, um eine Gruppe von Menschen mit auffälligen Eigenschaften zu charakterisieren. Im Unterschied zur Alltagssprache werden wir im folgenden »Narzissmus« als universale Kategorie verwenden, mit anderen Worten: Narzissmus gehört zur normalen lebenslangen Entwicklung, kommt in gesunden und kranken Spielarten vor. Unter *gesundem Narzissmus* verstehen wir die Fähigkeit zur Wahrnehmung des eigenen Selbstwerts und zum liebevollen Umgang mit den eigenen Bedürfnissen und Fantasien, mit den eigenen Wünschen nach Beziehung und Leistung, aber auch mit den eigenen Grenzen. *Pathologisch* nennen wir zwei polare narzisstische Erlebensweisen (Pincus & Wright, 2021): (1) *Grandiosität*: Erlebnis- und Verhaltensweisen, die sich durch Selbstüberschätzung, Grenzenlosigkeit und die Unfähigkeit zur Wahrnehmung anderer Menschen auszeichnen; (2) *Vulnerabilität*: Leiden unter mangelndem Selbstwert und unter fehlender Einfühlung in die eigenen Bedürfnisse, Fantasien, Wünsche und Grenzen. Entwicklungspsychologisch gesehen sind diese Menschen »nicht genug gesehen« worden und wir müssen ihnen in der Psychotherapie helfen, dieses Defizit auszugleichen.

Die zweite Narzissmus-Variante wird in der Alltagssprache nicht »narzisstisch« genannt. Dies ist ein Teil des Problems: Das Leid von Menschen mit brüchigem Selbstwerterleben wird weder von ihnen selbst noch von anderen wahrgenommen. Leitsymptome des pathologischen Narzissmus sind die Störung des Selbstwerterlebens und die gesteigerte Kränkbarkeit. Zwischen »vermindertem« und »übertriebenem« Selbstwerterleben gibt es Übergänge: So können selbstverliebte, ausbeuterische oder erfolgsverwöhnte Menschen durch Kränkung am eigenen Selbstwert zweifeln. Umgekehrt kann auch die eigene Selbstentwertung eine implizite Größenfantasie darstellen, zum Beispiel durch ein Missverständnis des biblischen Satzes: »Wer sich selbst erniedrigt, wird erhöht werden« (Matthäus 23,12b).

16.3 Das gespaltene Selbst

Zum eigenen Selbst (d. h. zu der Vorstellung von der eigenen Person und zu deren Bewertung) gehören positive und negative Anteile, deren Verknüpfung das realistische Selbst-Erleben ausmacht. Narzisstische Menschen halten diese Anteile voneinander getrennt, ihnen gelingt die Verknüpfung nicht. Die Welt erscheint feindselig und grau. Im Gegensatz dazu bietet die paradiesische Welt der Größenfantasien einen inneren Rückzugsort. Narzisstische Menschen können mit ihrer zweigeteilten inneren Welt nur so umgehen, dass sie den negativen, nur-bösen Sektor auf andere und auf die Umwelt projizieren und die verbleibenden positiven Vorstellungen als idealisiertes, grandioses Selbst erleben.

Das bipolare Selbst besteht aus zwei Grundeinstellungen, von denen meistens eine im Vordergrund steht, jedoch im Lauf der Persönlichkeitsentwicklung mit dem anderen Pol abwechseln kann:

1. »Dickfellige« Narzissten entsprechen den »typischen« Narzissten der Umgangssprache. Sie identifizieren das bipolare Selbst mit den positiven, nur-guten Anteilen und projizieren die negativen nach außen. Ermann (2020) spricht vom pseudo-unabhängigen oder grandiosen *Vermeidungstyp*:

»Der Vermeidungstyp schafft sich mit Engagement, Ehrgeiz, Charme und strahlenden Leistungen Erfolg und Anerkennung. Meistens gelingt es, dafür bewundert zu werden. In bestimmten Lebensbereichen hat er mit seiner Art Erfolg, etwa in Führungspositionen und in der Politik. Dadurch können fehlende Freundschaften, Isolation und Langeweile mit sich selbst oft lange kompensiert werden. Hinter den Größenphantasien verbirgt sich eine Sucht nach Anerkennung und Bestätigung. Dieser Hintergrund bleibt allerdings unbewusst. Wird die Sucht nicht gestillt, brechen die Größenphantasien zusammen und lassen unermessliche destruktive Phantasien zum Vorschein kommen. Sie schlagen sich in narzisstischer Wut nieder und geben massiven Minderwertigkeitsphantasien und Gefühlen der Wertlosigkeit Raum« (Ermann, 2020, S. 85)

2. »Dünnhäutige« Narzissten sind hingegen mit dem negativen, nur-schlechten Pol des Selbst identifiziert und projizieren den hellen, grandiosen Anteil auf andere. Ermann (2020) spricht vom Abhängigkeitstyp:

»Zur Abwehr von depressiver Leere können andere idealisiert werden, aber auch, um sie vor einem untergründigen Hass zu schützen. Die Idealisierung und Überschätzung der anderen ermöglicht es, an deren Größe Teil zu haben und das eigene Selbst aufzufüllen.[…] Die Idealisierung steht auf tönernen Füßen. Sie kann bei schon geringen Enttäuschungen in eine vernichtende Entwertung umschlagen und einer unbändigen narzisstischen Wut Platz machen. Beim Abhängigkeitstyp geben sich die Betroffenen angepasst und fügsam. Sie schaffen durch selbstlose Aufopferung Bindungen. Sie schaffen es, beim anderen Schuldgefühle und Beschämung zu erzeugen, wenn sie nicht ihren Ansprüchen und Erwartungen genügen. Mit Vorwürfen und Manipulationen halten sie die anderen unter Kontrolle und bringen sie dazu, sich so zu verhalten, wie sie es brauchen. Eine der stärksten Formen von Bindung sind Schuldgefühle« (Ermann, 2020, S. 85).

16.4 Wenn die Selbstwert-Regulation versagt: Narzisstische Krisen

Die gesunde Selbstwert-Regulation kann allgemein mit einem Akku oder speziell mit der Lichtmaschine eines Fahrzeugs verglichen werden, die durch das Fahren elektrischen Strom erzeugt: Beim gesunden Narzissmus entsteht »Strom« (Selbstwert) durch Bewegung, durch erfüllende Beziehungen, durch berufliche Erfolgserlebnisse. Für Stillstand und »Ausbremsung« (Enttäuschungen, Misserfolge, Verluste) ist für eine gewisse Zeit Energie gespeichert. Die pathologische Selbstwertregulation funktioniert hingegen wie eine Batterie, die sich immer mehr entlädt und nicht wieder aufzuladen ist: Anerkennung durch andere, Reichtum, Fitness und sexuelle Potenz werden manipulativ oder ausbeuterisch genutzt. Wenn andere Menschen den Zweck der Stabilisierung des Selbstwertes erfüllt haben, werden sie zur Seite geschoben und ebenso wenig beachtet wie gebrauchte und leere Batterien.

Verluste, Enttäuschungen und Kränkungen sind unvermeidlich. Sie gehören zum menschlichen Leben. Wie wir gesehen haben, stehen den Menschen individuell unterschiedliche narzisstische »Reserven« zur Verfügung.

Von einer narzisstischen Krise (Henseler, 2000) sprechen wir, wenn der Selbstwert durch Kränkungen als derart bedroht erlebt wird, dass die Selbstwert-Regulation nicht mehr möglich erscheint. In klinischer Hinsicht ist in diesem Zusammenhang die Einschätzung der Suizidalität besonders wichtig: Wenn spiegelnde Anerkennung durch andere, Sicherheit vermittelnde Beziehungen und eigene emotionale Fähigkeiten versagen oder als unzureichend erlebt werden, kann sogar eine suizidale Fantasie zur Selbstwertstabilisierung genutzt werden. In narzisstisch-suizidalen Krisen steht nicht der Wunsch nach Tod und Selbstzerstörung im Vordergrund. Vielmehr dienen Fantasien von Verschmelzung, Behaglichkeit, zusätzlich auch Unabhängigkeit dazu, sich zu beruhigen. Andere narzisstisch-suizidale Fantasien ermöglichen zudem ein grandioses, wenngleich auch sadistisch gefärbtes Gefühl, andere zu bestrafen (»Ihr werdet schon sehen, was ihr mir angetan habt!«). Wenn außer derartigen emotional stabilisierenden Fantasien keine anderen Selbstwert-Stabilisatoren zur Verfügung stehen, nimmt die Wahrscheinlichkeit konkreter Suizidvorbereitungen zu. Möglicherweise wirkt der suizidale Mensch nach außen entspannt wie eine Person, die eine Krise überwunden hat. Dabei handelt es sich um eine trügerische Ruhe, hinter der sich ein sehr konkreter Suizidplan verbirgt.

> 🔊 **Podcast: Michael Ermann**
>
>

16.5 Narzissmus als Symptom bei verschiedenen Störungen

Der (pathologische) Narzissmus, also eine gestörte Selbstwert-Regulation, kommt als Symptom bei vielen Störungen vor. Man kann dann von »narzisstischen Anteilen« sprechen:

- Bei der Depression (▶ Kap. 11) geht es regelmäßig auch um eine Selbstwert-Problematik. Sind bei einer Depression die narzisstischen Anteile sehr ausgeprägt, kann man auch von einer »narzisstischen Depression« sprechen.
- Ein inzwischen veralteter Begriff für Psychosen war »narzisstische Neurose«. Freud verwandte diesen Begriff, weil er Psychosekranke für unfähig hielt, eine tragfähige psychotherapeutische Beziehung aufzubauen. Richtig an dieser Überlegung ist, dass der Autismus schizophrener Psychosen einen Rückzug in die eigene Welt darstellt, weil die Umwelt als bedrohlich oder unnahbar erlebt wird.
- Die Borderline-Persönlichkeitsstörung (▶ Kap. 15) zeichnet sich durch mehr oder minder ausgeprägte narzisstische Anteile aus, v. a. was das Symptom der Identitätsdiffusion angeht (▶ Kap. 16.7).
- Funktionelle/somatoforme Störungen gehen häufig mit einer narzisstischen Problematik einher: Der als beeinträchtigt oder unzuverlässig erlebte eigene Leib führt zu Ängsten und Kontrollbedürfnissen, worunter die Beziehungsaufnahme zu anderen Menschen leidet.

Viele narzisstisch gestörte Persönlichkeiten sind klinisch »stumm« und unauffällig, solange ihnen in Beruf und Privatleben die Kompensation ihrer Selbstwertproblematik gelingt, nicht selten auf Kosten anderer. Sie suchen erst dann eine Behandlung auf, wenn Beziehungen scheitern bzw. nicht zustande kommen und sie durch Kränkungen in die Krise geraten (▶ Kap. 16.4).

Wenn der pathologische Narzissmus klinisch im Vordergrund steht und behandlungsbedürftig wird, spricht man von *narzisstischer Persönlichkeitsstörung*, die sich entweder als Konfliktpathologie oder – bei schwereren Formen – als strukturelle Störung verstehen und behandeln lässt.

> **Konflikt**
>
> Mindestens zwei widerstrebende Tendenzen.
>
> Spannung, die infolge zweier unverträglicher, unvereinbarer Strebungen, Wünsche oder Motive entstehen.

> Unbewusste Konflikte sind überdauernde, dysfunktionale Motivationswidersprüche.
>
> Unbewusste Konflikte sind meist nicht erlebbar (d. h. automatisiert), aber z. T. durch Leitaffekte und durch habituelle Verarbeitungsmuster identifizierbar und durch typische Interaktionen verifizierbar.
>
> Es werden folgende idealtypische Konflikte unterschieden, die sich an prototypischen Entwicklungsherausforderungen orientieren, vor denen alle Menschen im Laufe ihrer Sozialisation stehen und die sie unterschiedlich lösen:
>
> - Selbstwertkonflikt
> - Individuations-Abhängigkeits-Konflikt
> - Kontrolle-Unterwerfungs-Konflikt
> - Schuldkonflikt
> - Ödipaler Konflikt
> - Identitätskonflikt

Der *Selbstwertkonflikt* besteht in einer Ambivalenz in Bezug auf das eigene Selbstwertgefühl, hin- und hergerissen zwischen Herabsetzung und Überhöhung des Selbstwertes, zwischen Minderwertigkeitsgefühl und Selbstüberschätzung. Mit Ermann (2020) können wir einen aktiven und einen passiven Konfliktmodus unterscheiden:

- Der *aktive Konfliktmodus* herrscht beim Vermeidungstyp des Narzissmus vor. Die Patienten verleugnen Abhängigkeit und bewältigen Verletzungen und Kränkungen durch narzisstischen Rückzug. So entwickelt sich eine Pseudo-Unabhängigkeit zum Schutz des Selbst.
- Der *passive Konfliktmodus* steht beim Abhängigkeitstyp des Narzissmus im Vordergrund. Autonomiestrebungen werden verleugnet und die Beziehung zu anderen, von denen man sich abhängig fühlt, durch kontrollierendes Verhalten und durch Schuldzuweisungen gesichert.

Die beiden narzisstischen Konfliktmodi sind ein Beispiel für innerseelische Konflikte (Gegensatzspannungen), deren Verarbeitung zur gesunden lebenslangen Entwicklung gehört. Wenn einer der Gegensatzpole ein Übergewicht im Erleben und Verhalten bekommt und der andere Pol mehr oder weniger unbewusst wird, entstehen Störungen von Krankheitswert (Neurosen). In den verschiedenen Kapiteln dieses Buches spielt konflikthaftes Erleben immer wieder eine bedeutsame Rolle. In der folgenden Tabelle stellen wir die psychodynamisch relevanten Konflikte vereinfacht dar.

Tab. 16.1: Psychodynamisch relevante Konflikte im Überblick (in Anlehnung an die Operationalisierte Psychodynamische Diagnostik: OPD, 2023)

Nr.	Bezeichnung	Thema	Aktiver Lösungsmodus	Passiver Lösungsmodus	Kernaffekt
1	Abhängigkeit vs. Individuation	Suche nach einer emotionalen Sicherheit und Halt gebenden Beziehung (Bindung)/ Wunsch, sich als eine in der Welt eigenständige und sichere Person zu erleben	Forcierte emotionale Distanzierung (Pseudo-Unabhängigkeit) als Schutz vor befürchteter Verschmelzung	Distanz/Trennung sind bedrohlich und werden vermieden: »Ohne dich kann ich nicht existieren!«	Angst vor Trennung/ vor Verschmelzung
2	Unterwerfung vs. Kontrolle	Wunsch nach Kontrolle über sich selbst und die Umwelt (Selbstwirksamkeit)	Aggressives Macht- und Dominanzstreben, um nicht von anderen bestimmt und hilflos zu werden	Passiv-aggressive Unterwerfung (z. B. Trödeln, Verzögern, Unterlaufen von Anforderungen)	Hilflosigkeit
3	Versorgung vs. Autarkie	Bedürfnis nach Versorgung und Geborgenheit	Pseudo-Autarkie und altruistische Abtretung: »Ich brauche nichts für mich, ich gebe.«	»Dependent and demanding«: abhängig, anklammernd, fordernd	Mangelgefühl, Angst, nicht genug Versorgung/ Geborgenheit zu bekommen
4	Selbst- vs. Objektwert (Selbstwert-konflikt)	Wunsch nach Anerkennung und Wertschätzung; Ausgleich zwischen Idealselbst (»So will ich, so sollte ich sein!«) und Realselbst	Forcierte Selbstsicherheit und Abwertung anderer	Überzeugung des eigenen Unvermögens, der Unattraktivität, Selbstentwertung	Minderwertigkeit, Scham
5	Prosoziale vs. selbstbezogene Motive (Schuldkonflikt)	prosoziale Motivation (Gewissen, soziale Norm) dient der Kooperation, dem Gruppenerhalt, kann mit selbstbezogenen Motiven in Einklang gebracht werden	Schuldgefühle abgewehrt, auf andere Menschen projiziert; egoistisch-verantwortungsloses Verhalten	Selbstvorwürfe, Abwehr egoistischer Tendenzen durch Hypersozialität	Abgewehrte Schuld/ aggressiv-moralische Anklage
6	Ödipaler Konflikt	Als Frau/Mann anerkannt werden, genital-sexuelle Lust genießen können	Inszenieren der eigenen Attraktivität durch verführerisches oder erotisierendes Verhalten	Harmlosigkeit, Kindlichkeit, Naivität	Ausgeschlossensein, befürchtete Unreife
7	Identitätskonflikt	Aufrechterhalten eines kohärenten, kontinuierlichen und sinnhaften Selbstbildes	Teilidentitäten werden überbetont und ausgebaut, um Identitätsunsicherheit forciert zu überkompensieren	Ausweichen und Vermeiden der Identitätsfrage, der Festlegung	Verunsicherung, Entfremdung, Sinnlosigkeit

◁)) Podcast: Stephan Doering

»*Struktur meint die Struktur der Persönlichkeit, also ein aus der Psychoanalyse stammendes Konzept, was auch gelegentlich als ›Organisation der Persönlichkeit‹ bezeichnet wird oder jetzt in der neuen Klassifikation vom DSM-5 ›Personality Functioning‹, also Persönlichkeitsfunktion, genannt wird. Es geht dabei um die grundsätzliche Verfügbarkeit psychischer Funktionen, die der Regulation des Selbst, also unserer eigenen Person, dienen, aber auch der Beziehungsregulation. So definiert es die Operationalisierte Psychodynamische Diagnostik. Das heißt: Wir erkennen die Struktur daran, wie ein Mensch mit sich selbst und der Welt klarkommt. Also kann ich mich anpassen? Komme ich zurecht mit mir? Komme ich zurecht mit meinen Beziehungen oder habe ich da Defizite und Mängel?*

Wir sprechen von strukturellen Störungen, wenn zum Beispiel die Impulskontrolle gestört wird, jemand immer wieder Kontrollverluste hat, aggressive Ausbrüche hat, sich selbst verletzt, wenn die Beziehungsfähigkeit gestört ist, jemand immer wieder sehr schwierige, sehr dramatische, wechselhafte Beziehungen hat, wenn die Emotionsregulation gestört ist, sodass

jemand mit seinen intensiven Gefühlszuständen nicht klarkommt, dann sprechen wir von struktureller Störung. Und die tritt bei vielen psychischen Störungen auf. Kann sie, muss sie aber nicht. Früher hat man geglaubt, es gibt da sehr eindeutige Zusammenhänge, dass jemand mit einer generalisierten Angststörung zum Beispiel immer eine schwerere strukturelle Beeinträchtigung hat als jemand mit einer Phobie. Heute wissen wir auch aus empirischen Studien, dass das nicht unbedingt der Fall ist, sondern, dass das eigentlich verschiedene Dimensionen der Persönlichkeit und des Menschen sind. Die Symptomdiagnosen einerseits und die Persönlichkeitsstruktur- oder -funktion andererseits. Also etwas sehr salopp vereinfacht sage ich immer: ›Die Struktur der Persönlichkeit ist das, was das Betriebssystem auf dem Computer ist.‹ Wir haben einerseits eine Hardware, unser Gehirn. Wir haben andererseits eine Software, unser Verhaltensprogramm, dass wir beide jetzt hier ein Interview führen und die Struktur ist das Betriebssystem, auf dem die ganzen Softwareprogramme laufen. Und wenn da in der Struktur der Wurm drin ist, wenn da ein Defizit ist, dann stürzen die Programme immer wieder ab an bestimmten Stellen.«
Stephan Doering

16.6 Diagnostik der Persönlichkeitsstörungen in ICD-11

In traditionellen *kategorialen* Klassifikationssystemen wurden verschiedene Persönlichkeitsstörungen nach diagnostischen Kriterien unterschieden. Wenn bestimmte Kriterien erfüllt sind, liegt eine Störung vor (kategoriale Betrachtungsweise). Stattdessen sollen die Persönlichkeitsstörungen künftig *dimensional* diagnostiziert werden, nach allgemeinen Kriterien für das Vorliegen einer Persönlichkeitsstörung und nach dem Schweregrad. »Dimensional« heißt: Jeder Mensch kann auf einem Merkmalskontinuum eingeordnet werden, z. B. Selbstwert-Problematik, Depressivität oder Ängstlichkeit, ohne dass damit eine kategoriale Diagnose verbunden sein muss. Lediglich die Borderline-Persönlichkeitsstörung (▶ Kap. 15) wird weiterhin kategorial diagnostiziert. Aus klinischer Perspektive wird aktuell viel darüber diskutiert, ob die neuen Kriterien von Vor- oder Nachteil sind. Einige (auch hier beschriebene) über Jahrzehnte genutzte Konzepte und Begrifflichkeiten werden dadurch möglicherweise an Bedeutung verlieren.

Allgemeine diagnostische Kriterien für Persönlichkeitsstörungen nach ICD-11 (Doering, 2021b)

- »Beeinträchtigung der Funktionen des Selbst (z. B. Identität, Selbstwert, Selbstwahrnehmung, Ziele) und/oder der interpersonalen Funktionen (z. B. Fähigkeit, enge und wechselseitig befriedigende Beziehungen einzugehen und aufrechtzuerhalten, Fähigkeit, die Sichtweisen anderer zu verstehen und Beziehungskonflikte zu bewältigen), die über einen längeren Zeitraum vorliegen.
- Die Beeinträchtigung betrifft Kognition, Affektivität und Verhaltensweisen, die maladaptiv sind, z. B. unflexibel oder dysreguliert, und manifestiert sich in verschiedenen persönlichen und sozialen Situationen (d. h. nicht beschränkt auf bestimmte Beziehungen oder soziale Rollen).
- Die Verhaltensmuster, die Beeinträchtigung charakterisieren, sind nicht entwicklungsentsprechend und können nicht primär durch soziale oder kulturelle Faktoren bzw. sozio-politische Konflikte begründet werden.
- Die Beeinträchtigung geht mit deutlichen Belastungen oder signifikanter Verschlechterung von persönlichen, familiären, sozialen, beruflichen oder anderen wichtigen Funktionsbereichen einher.«

16.7 Narzissmus als Persönlichkeitsstörung

Die im obigen Kasten aufgeführten diagnostischen Kriterien treffen sowohl auf die Borderline- als auch auf die narzisstische Persönlichkeitsstörung zu. Im Bereich der *Identität* vergleichen sich narzisstische Menschen in übertriebenem Maße, um ihr Selbst zu definieren und ihren Selbstwert zu regulieren. *Identitätsdiffusion*: Die Selbstwahrnehmung ist blass und undeutlich, insbesondere gelingt es narzisstisch gestörten Menschen nicht, negative und positive Pole ihres Selbsterlebens (Grandiosität und Vulnerabilität) »zusammenzubringen«.

Aber auch andere Menschen werden nur unscharf und oberflächlich wahrgenommen. Mit dem Wort »*Empathiemangel*« ist eine eingeschränkte Fähigkeit gemeint, Gefühle und Bedürfnisse anderer Personen zu erkennen oder sich mit ihnen zu identifizieren.

16.8 Behandlung

Was bisher zum Spektrum zwischen gesundem und pathologischem Narzissmus und zum bipolaren Selbst gesagt wurde, hat Konsequenzen für die Therapie. Typische »Fallen« in der therapeutischen Beziehung sind Abwertung, Bewunderung oder auch Überbetreuung narzisstischer Menschen. Wichtig sind deshalb die möglichst wertfreie Beobachtung von Verhalten und Emotionalität sowie das Angebot therapeutischer Empathie für Menschen, die große Schwierigkeiten mit der Selbst-Einfühlung haben.

Wie bei jeder Behandlung ist auch in der Arbeit mit narzisstischen Menschen die Einigung über Behandlungswunsch und Behandlungsrahmen von großer Bedeutung, auch die gemeinsame Zustimmung über die Diagnose und Behandlungsbedürftigkeit. Sowohl der Wunsch nach spiegelnder Anerkennung als auch das hilfreiche Ziehen von Grenzen lassen sich umso besser realisieren, je verlässlicher der therapeutische Rahmen ist.

Im Fall narzisstischer Krisen, d. h. bei bedrohter oder zusammenbrechender Selbstwert-Regulation, kann ein hohes, stützendes therapeutisches Engagement notwendig sein. Im günstigen Fall können in der Behandlung sowohl die Krise als auch deren Bewältigung als Modellsituation für die Selbstwert-Regulation dienen.

17 Frau Nowak braucht eine ambulante Weiterbehandlung

Nach zwölf Wochen endet für Frau Nowak die Therapie auf der psychosomatischen Station. Nach anfänglichen Schwierigkeiten hat sie es geschafft, sich dem Team anzuvertrauen, und hat auch wieder mehr Vertrauen in ihren Körper gefasst. Die Psycho- und Körpertherapien haben ihr geholfen, die Beschwerden besser verstehen und regulieren zu können. Sie schafft es jetzt, auf das Erbrechen zu verzichten, auch wenn sie manchmal noch den Drang danach verspürt. Sie hat auch Einiges an Gewicht zugenommen. Sie wiegt jetzt 48,6 kg (BMI: 16,6 kg/m^2), was laut ihrem Arzt immer noch nicht Normalgewicht, aber eine deutliche Verbesserung ist.

Sie bemerkt, dass sie jetzt mehr Energie hat, sich besser konzentrieren kann und nicht mehr ständig friert. Auch die Schmerzen im unteren Rücken haben sich deutlich gebessert. Manche Hosen passen ihr jetzt wieder ohne Gürtel, auch wenn es ihr noch unangenehm ist, wenn sich ihr Körper in der Kleidung abzeichnet.

Mit ihrem Freund Peter ist sie gerade in einer Beziehungspause. Sie weiß noch nicht genau, wie es mit ihnen weitergeht. Das Paargespräch hat für sie mehr Unsicherheit als Klarheit gebracht und geht ihr immer noch sehr nach.

Gemeinsam mit ihrem Therapeuten und der Sozialtherapeutin bespricht die Patientin, was die nächsten Schritte nach der Entlassung sind. Herr Dr. Scharf drängt sehr darauf, dass sie eine ambulante Psychotherapie anschließt. *Jetzt unbedingt dranbleiben*, wiederholt er, bis er es selbst nicht mehr hören kann. Er mache sich große Sorgen um sie. Sarah Nowak findet, dass sie schon einen großen Schritt gegangen ist, und ist stolz, denkt aber auch, dass es sicher gut wäre, mehr zu sprechen.

Ihr Therapeut auf der Station besorgt ihr Telefonnummern von Psychotherapeuten, die sie anrufen soll. Erst bei der vierten Nummer hat sie Erfolg und vereinbart einen Termin für die Woche nach der Entlassung. Glücklicherweise liegt die Praxis zwischen ihrem Wohnort und ihrer Arbeitsstätte.

Theresa Ammer ist Psychologin und laut ihrer Homepage bietet sie tiefenpsychologisch fundierte Therapie an. Sie ist schon etwas älter, ungefähr im Alter ihrer Mutter, schätzt Frau Nowak. Aber das gefällt ihr eigentlich gut. Auch wenn der junge Arzt freundlich und vertrauensvoll war, hatte sie sich doch manchmal an seinem Alter gestört. Zu wenig Lebenserfahrung, hatte sie manchmal gedacht.

Die neue, ältere Therapeutin wirkt in einem Probegespräch nett und bemüht. Auch sie fragt die Patientin zwar zuallererst nach Gewicht und Größe, was dieser ein kurzes Augenrollen abringt, will dann aber vor allem viel über ihre Ziele und Vorstellungen von der Therapie wissen. Was sie noch erreichen will, wo sie selbst ihre Themen sieht.

Sarah Nowak ist erst überrascht. Eigentlich hat sie gedacht, dass die Expertin das wissen und definieren müsse. Aber dann überlegen die beiden Frauen gemeinsam. Ihr fällt ein, dass die ungeklärte Paarbeziehung ein großes Thema ist, bei dem sie Hilfe gebrauchen könnte. Aber auch an ihrem Arbeitsplatz gibt es sicher Nachbesserungsbedarf. Außerdem hat sie bemerkt, wie viele schwierige Erinnerungen, die sie traurig und wütend machen, sie aus ihrer Kindheit und Jugend hat. Es hat so gutgetan, darüber zu sprechen und Gehör zu bekommen. Daran würde sie auch gerne anknüpfen.

18 Die passende Psychotherapie finden

Bei psychischen Störungen mit Krankheitswert übernimmt die Krankenversicherung die Kosten bestimmter psychotherapeutischer Behandlungen. Die Einzelheiten sind länderspezifisch geregelt. Psychotherapie wird nur dann von der Krankenkasse übernommen, wenn sie dazu dient, eine Krankheit zu erkennen, zu heilen, ihre Verschlimmerung zu verhüten oder Krankheitsbeschwerden zu lindern. Für andere Therapien übernehmen die Kassen die Kosten nur im Einzelfall.

Die gesetzlichen Krankenversicherungen übernehmen demnach in Deutschland die gesamten Kosten einer Psychotherapie, wenn eine seelische Erkrankung bzw. eine Störung »mit Krankheitswert« vorliegt. Beispiele hierfür sind Angststörungen, Depressionen, Persönlichkeitsstörungen und Suchterkrankungen.

In Deutschland stehen als sog. Richtlinienverfahren vier anerkannte Psychotherapieverfahren zur Auswahl: die Analytische Psychotherapie, die Tiefenpsychologisch fundierte Psychotherapie, die Verhaltenstherapie und seit kurzem auch die Systemische Therapie:

> **Psychotherapieverfahren**
>
> - Verhaltenstherapie
>   Kerngedanke ist, dass (problematisches) Verhalten erlernt wurde und auch wieder verlernt werden kann bzw. stattdessen neue, angemessenere Verhaltensmuster erlernt werden können. Die Verhaltenstherapie ist ziel- und lösungsorientiert, konzentriert sich auf die Gegenwart und enthält viele praktische Übungselemente. Zudem beinhaltet die Verhaltenstherapie immer auch kognitive und emotionsfokussierte Ansätze und Techniken
> - Analytische Psychotherapie
>   Analytische Psychotherapie geht davon aus, dass unbewusste Konflikte aus der Vergangenheit (insbesondere der Kindheit) das Denken, Handeln und Fühlen beeinflussen und ursächlich für das aktuelle Problemverhalten sind. Ziel der Analytischen Psychotherapie ist eine Behandlung auch von Persönlichkeitsstörungsanteilen, insbesondere des Gefühlslebens in den Bereichen, die zur Aufrechterhaltung psychopathologischer Elemente (Symptome, Persönlichkeitseigenschaften) beitragen. Der Begriff »Analytische Psychotherapie« entstammt dem Jargon der Krankenkassen. Im Unterschied zur Psychoanalyse hat sie per Definition klare Behandlungsziele.
> - Tiefenpsychologisch fundierte Psychotherapie
>   Diese Therapieform hat sich aus der Psychoanalyse entwickelt. Ziel ist, die unbewussten Hintergründe und Auslöser der aktuellen Beschwerden aufzudecken und so zu bearbeiten, dass diese künftig besser bewältigt werden können. Laut Definition ist ein Hauptunterschied zur Analytischen Psychotherapie die Bearbeitung von aktuellen psychosozialen Konflikten der Gegenwart. Sie ist von kürzerer Dauer, während die Psychoanalyse sich (auch) um tiefergehende innere Konflikte der Persönlichkeit kümmert und deutlich mehr Stunden genehmigt werden. Letztlich sind die tatsächlichen Unterschiede aber mehr von den beteiligten Protagonisten abhängig als von den definierenden »Leitplanken«.
> - Systemische Therapie
>   Die Systemische Therapie konzentriert sich auf die Beziehungsprozesse des Betroffenen, die an der Entstehung und Aufrechterhaltung eines Problems beteiligt und daher auch für Veränderungs- und Lösungsprozesse von Bedeutung sind. Dazu gehören nicht unbedingt nur Familienmitglieder – auch andere Personen oder Institutionen können von Bedeutung sein.

Psychotherapie kann im Einzelsetting, als Paarbehandlung oder im Gruppensetting stattfinden.

In einer *Einzel-Psychotherapie* …

- … hat der Patient die Aufmerksamkeit des Therapeuten die ganze Zeit über für sich allein,
- können die Themen und der Prozess des Patienten über längere Zeit hinweg in der Therapie verfolgt werden,
- lernt der Therapeut den Patienten im Laufe der Zeit im Vergleich zur Gruppentherapie besser individuell kennen,
- bleibt der Patient immer in der Patientenrolle dem Therapeuten gegenüber, d. h., er erlebt sich vorwiegend in den Aspekten seines Lebens, die er nicht bewältigen kann,
- wird die Therapie häufiger als bei Gruppenarbeit von den Krankenkassen bezahlt,
- ist der Ablauf formal und inhaltlich meistens im Vergleich zur Gruppentherapie weniger vorstrukturiert, d. h., es wird mehr prozessorientiert gearbeitet.

In einer *Gruppen-Psychotherapie* kommen eine Reihe von Wirkfaktoren zum Tragen, die sich in einer Einzeltherapie nicht verwirklichen lassen. Denn in der Gruppe entsteht eine soziale Dynamik, die dazu beitragen kann, Probleme zu bearbeiten und Lösungswege zu finden. Ein zentraler Unterschied ist, dass die Gruppentherapie das »echte Leben« und die Mehrpersonen-Realität deutlich besser repräsentiert als das relativ artifizielle »Eins-zu-eins«-Setting der Einzeltherapie, welche in natura praktisch nicht vorkommt. Die Gruppe kann repräsentativ für alle Lebensbereiche eines Menschen stehen, in erster Linie aus familiären Systemen.

Folgende Wirkfaktoren spielen in einer Gruppentherapie u. a. eine Rolle:

- Die Teilnehmer entwickeln ein Gefühl der Zugehörigkeit zur Gruppe und machen die Erfahrung, mit ihren Problemen nicht alleine zu sein.
- Sie erleben, von anderen akzeptiert und verstanden zu werden und Unterstützung zu erhalten, aber auch, selbst Unterstützung geben zu können.
- In der Gruppe wird das Selbstwertgefühl gestärkt – etwa dadurch, dass die Teilnehmer lernen, sich zu öffnen, für eigene Wünsche und Bedürfnisse einzutreten, anderen Feedback zu geben oder an Rollenspielen teilzunehmen.
- Die Gruppenmitglieder lernen, Feedback zu geben und Feedback von anderen anzunehmen. Durch die Rückmeldung der anderen Teilnehmer kann der Berichtende seine Situation aus einer anderen Perspektive sehen, seine Probleme besser einordnen und erfahren, dass seine Gefühle und Reaktionen auf ein Problem durchaus verständlich sind. Durch das Feedback lernen die Teilnehmer auch, sich selbst und ihre Wirkung auf andere besser einzuschätzen.

In den *Richtlinien des wissenschaftlichen Beirats für Psychotherapie* werden in Deutschland die oben genannten »Verfahren« als anerkannt bezeichnet, wenn ein umfassendes Theoriesystem der Krankheitsentstehung zugrunde liegt und deren spezifische Behandlungsmethoden in ihrer therapeutischen Wirksamkeit belegt sind. Ein zur Krankenbehandlung geeignetes Psychotherapie-Verfahren ist gekennzeichnet durch:

- eine umfassende Theorie der Entstehung und Aufrechterhaltung von Krankheiten und ihrer Behandlung beziehungsweise verschiedene Theorien der Entstehung und Aufrechterhaltung von Krankheiten und ihrer Behandlung auf der Basis gemeinsamer theoretischer Grundannahmen,
- eine darauf bezogene psychotherapeutische Behandlungsstrategie für ein breites Spektrum von Anwendungsbereichen oder mehrere darauf bezogene psychotherapeutische Behandlungsmethoden für ein breites Spektrum von Anwendungsbereichen,
- darauf bezogene Konzepte zur Indikationsstellung, zur individuellen Behandlungsplanung und zur Gestaltung der therapeutischen Beziehung.

18.1 Behandlungsmöglichkeiten der Panikstörung

Für alle Angststörungen sind *verhaltenstherapeutische Ansätze* am besten in ihrer Wirksamkeit belegt. Bei der Verhaltenstherapie der Phobien, Angst- und Panikstörungen geht es v. a. darum, sich den Ängsten und angstbesetzten Situationen gezielt auszusetzen, bis alle zuvor gemiedenen Situationen wieder beherrscht und in das normale Leben integriert werden können. Man bedient sich hierzu der Reizkonfrontation, die in zwei Formen ablaufen kann:

1. *Reizüberflutung (»flooding«)*: Es erfolgt unter paralleler therapeutischer Begleitung eine Konfrontation mit einer maximal angstauslösenden Situation, die so lange ausgehalten werden muss, bis eine physiologische Gewöhnung eintritt und der Patient lernt, dass die gefürchteten katastrophalen Folgen ausbleiben.
2. *Gestufte Reizexposition:* Die Reizexposition erfolgt stufenweise gesteigert, bis alle Hierarchiestufen bis zum Maximum durchlaufen wurden. Wenn zusätzlich Entspannungstechniken eingesetzt werden, spricht man von einer systematischen Desensibilisierung.

Bei beiden Formen der Konfrontationstherapie geht es darum, klassisch konditionierte Ängste durch Gewöhnung (Habituation) zu löschen.

Bei der kognitiven Verhaltenstherapie, die häufig mit einer klassischen Konfrontationstherapie kombiniert wird, sollen die Patientinnen ihren Denk- und Bewertungsstil ändern. Theoretische Grundlage ist die Annahme, dass vor allem eine »Fehlbewertung« der angstauslösenden Situation die heftige Angst- und Vermeidungsreaktionen hervorruft und immer weiter verstärkt.

Für die spezifischen Phobien hat die Reizkonfrontation in vivo die besten Ergebnisse erzielt, bei der sozialen Phobie wird primär die kognitive Verhaltenstherapie unter Einbeziehung einer Expositionsbehandlung empfohlen. Bei der Panikstörung hat sich die kognitive Verhaltenstherapie mit Expositionsbehandlung und Entspannungsverfahren am besten bewährt, während bei der generalisierten Angststörung kognitive Verhaltenstherapieprogramme (ohne spezielle Exposition) die beste Evidenzlage aufweisen.

Zusätzlich hat sich die angewandte Entspannung bei der sozialen Phobie und der Panikstörung bewährt. Bei Therapieende waren in beiden Gruppen > 80 % der Patienten frei von Panikattacken. Die kognitive Verhaltenstherapie stellt somit derzeit die am besten evaluierte Psychotherapie der Panikstörung dar und wird in Kombination mit Exposition und Entspannungstechniken empfohlen.

Mit Ausnahme der spezifischen Phobien liegen für alle Angststörungen inzwischen auch manualisierte und empirisch überprüfte *psychodynamische Behandlungsansätze* vor, mit sehr guter Evidenz für die Wirksamkeit spezifischer psychodynamischer Ansätze, sodass diese ebenfalls empfohlen werden. Die Studienlage hat bislang allerdings durchwegs Kurztherapien erfasst (Doering, 2011). In der

Frühphase der Behandlung kann eine Kombinationsbehandlung aus Psycho- und Pharmakotherapie erfolgen.

In der psychoanalytischen/psychodynamischen Behandlung liegt der Fokus auf (Shedler, 2011):

- Emotion und Gefühlsausdruck
- Explorieren von Versuchen, belastende Gedanken und Gefühle zu vermeiden und zu verdrängen
- Identifizierung von wiederkehrenden Themen und Mustern
- Auseinandersetzung mit Erfahrungen in der Vergangenheit
- zwischenmenschlichen Beziehungen
- der therapeutischen Beziehung
- Erforschung des Unbewussten und des Fantasielebens

Angststörungen zählen in der psychoanalytischen und tiefenpsychologischen Praxis zu den hauptsächlichen Erkrankungen und es wurden entsprechende Behandlungsmanuale entwickelt und in ersten Wirksamkeitsstudien geprüft. Dies sind vor allem die Panikfokussierte Psychodynamische Psychotherapie (Milrod et al., 1997; Subic-Wrana et al., 2012) und die supportiv-expressive Therapie (SET) für generalisierte Angststörung (Leichsenring et al., 2005) sowie für die soziale Phobie (Leichsenring et al., 2008).

Die Panikfokussierte Psychodynamische Psychotherapie (PFPP) wurde von Milrod et al. (1997) entwickelt und eignet sich zur Kurz- wie auch zur Langzeitbehandlung der Panikstörung. Initial zielt die Behandlung auf die Symptomatik der akuten Panik und die damit verbundenen (unbewussten) Gedanken und Gefühle. Es werden (unbewusste) Auslöser der Panik eruiert, bevor die zugrundeliegenden, meist unbewussten intrapsychischen Konflikte herausgearbeitet werden. In der mittleren Therapiephase werden vor allem interpersonelle Beziehungen fokussiert, wobei es zum einen um potenziell pathogene frühere Beziehungserfahrungen geht, zum anderen aber auch um die aktuelle therapeutische Beziehung und die darin enthaltenen Übertragungsprozesse. Besondere Aufmerksamkeit gilt der Trennungsangst, die durch anstehende Trennungen schon bei urlaubsbedingter Unterbrechung der Therapie und insbesondere in der späten Therapiephase durch die Beendigung der Therapie aktiviert wird.

Die Kurzzeitbehandlung mit je zwei Behandlungsstunden pro Woche lässt sich in drei Abschnitte gliedern (Subic-Wrana et al., 2012):

1. *Behandlung der akuten Panik* (etwa 1.–8. Sitzung):
   - aktive Exploration der mit Paniksymptomen verbundenen Gedanken und Gefühle
   - Herausarbeiten der Kernkonflikte
2. *Behandlung der Panikvulnerabilität* (9.–16. Sitzung):
   - Bearbeitung von Beziehungskonflikten in der Übertragung
3. *Beendigung der Behandlung* (17.–25. Sitzung):
   - Aktivierung der typischen Trennungsprobleme in der Beziehung zum Therapeuten
   - Durcharbeiten von damit verbundenem Ärger und Angst

Wesentlich für den Therapieerfolg ist die Symptomorientierung. Erforderlich zur *Behandlung der akuten Panik* (1.) ist zunächst die äußerst sorgfältige und aktive Exploration der mit den Paniksymptomen verbundenen unbewussten Gedanken und Gefühle und das Aufdecken unbewusster intrapsychischer/interpersonaler Auslöser (Angst/Wut).

Fallbeispiel

Eine 30-jährige Patientin, die an Panikattacken und Agoraphobie litt, berichtete im Verlauf der Therapie folgende Situation beim Einkaufen im Supermarkt: Sie konnte erneut nur in Begleitung ihres Freundes dorthin gehen, der am Ausgang auf sie wartete. Als sie sich mit dem Einkaufswagen in die Warteschlange einreihen musste, spürte sie wieder das Aufkommen von Angst vor einer Panikattacke. Sie schaute angstvoll zu ihrem Freund, der sie beobachtete und dabei etwas lächelte, als ob er sich über die hilflose Ängstlichkeit lustig mache und sie nicht ernst nehmen würde. Als unerwartet in ihr eine sehr heftige Wut auf sein Verhalten aufkam, merkte sie plötzlich, dass die Angst in ihr verschwand und sie mit dem Wagen an der Kasse zahlen und rausfahren konnte. In der anschließenden Therapiesitzung konnte mit ihr bearbeitet werden, wie sie durch das Aufkommen und Zulassen von Wut auf den sie abhängig machenden Freund ihre Angst besser verstehen und kontrollieren konnte.

Dieses Vorgehen ermöglicht es, unbewusste Kernkonflikte herauszuarbeiten, die sich um die Abhängigkeit von übermächtig erlebten anderen zentrieren. Die Patienten lernen, ihre Panikattacken als Ausdruck der Angstüberflutung zu erkennen und nicht mehr als lebensbedrohliche Krankheit zu interpretieren. Wenn es den Patientinnen in dieser Phase gelingt, die emotionale Bedeutung der Paniksymptome bewusst werden zu lassen und zu tolerieren, kommt es zur Besserung der akuten Panik.

Zur Behandlung der sog. Panikvulnerabilität (2.) ist es insbesondere von entscheidender Bedeutung, ambivalente Abhängigkeitsbeziehungen nicht nur im Leben der Patienten, sondern auch in der Übertragung, das heißt in der erlebten Beziehung zum Psychotherapeuten zu bearbeiten. Das Erkennen der Einbettung der Paniksymptome in diese Beziehungsambivalenz stärkt die Autonomie der Patientinnen und durchbricht den Teufelskreis aus Abhängigkeit und Angst, wenn die Patienten erkennen, dass sie nicht so hilflos sind, wie sie sich phantasieren. Im folgenden Fallbeispiel werden eine typische »ambivalente Abhängigkeitsbeziehung« und die Folgen für die Paarbeziehung illustriert:

Fallbeispiel

Frau G., eine Studentin, hatte wegen einer Panikstörung eine Behandlung aufgesucht. Schwindel und Übelkeit waren Leitsymptome in den sich bis zu Panikattacken steigernden Angstzuständen, an denen sie zu Beginn der Behandlung fast permanent gelitten hatte. Kurz nach Behandlungsbeginn war sie eine

Liebesbeziehung zu einem gleichaltrigen Mann eingegangen. Einerseits berichtete sie, dass sie sich nur in Begleitung von ihm vor Panikattacken geschützt fühle, andererseits klagte sie, dass sie sich von ihrem Freund sehr eingeengt fühle und nicht wisse, ob sie bei ihm bleiben solle. Die Bearbeitung des sich in dieser Ambivalenz ausdrückenden Individuations-Abhängigkeits-Konflikts anhand von Erlebnissen und Erfahrungen, die die Patientin in dieser Beziehung machte, hatte viele Therapiestunden ausgefüllt. Im letzten Drittel einer 25-stündigen Kurzzeittherapie hatte sich die Paniksymptomatik deutlich gebessert, die Patientin war wieder in der Lage, ohne ihren Freund auszugehen.

Nach einer solchen Unternehmung kam die Patientin in die Stunde und beklagte sich heftig darüber, wie sehr ihr Freund sie kontrolliere. Sie sei am Samstag bis zum frühen Morgen mit ihren Freundinnen auf einer Tanzveranstaltung gewesen. Am nächsten Tag habe ihr der Freund heftige Vorwürfe gemacht, dass er nicht einschlafen konnte, weil sie ihn nicht wie versprochen mehrmals während des Abends angerufen hätte. Die Therapeutin explorierte detailliert den Verlauf des Abends und der Nacht – orientiert an den telefonischen Kontakten, die die Patientin mehrmals mit ihrem Freund gehabt hatte, und den Gedanken und Gefühlen, die sie dabei bewegt hatten. Es stellte sich heraus, dass der Freund bei einem Telefonat am frühen Abend vorgeschlagen hatte, dass sie sich am nächsten Tag melden sollte, wenn sie ausgeschlafen hätte. Einige Zeit später hatte die Patientin ihn von der Party aus »spontan« angerufen, weil ihr »langweilig« gewesen sei. Dabei habe sie angekündigt, sich zu melden, wenn sie den Heimweg antrete, es sei »schön« gewesen, mit ihm zu sprechen. Als sie gehen wollte, habe sie sich kurz gemeldet und versprochen Bescheid zu geben, wenn sie zuhause angekommen sei. Dann habe sie aber Lust gehabt, noch weiter zu tanzen, und die Zeit sei schnell vergangen. Bis sie zuhause war, habe es einige Stunden gedauert. Als sie sich gemeldet habe, sei der Freund »sauer« gewesen.

Die Therapeutin konnte der Patientin aufzeigen, wie die »Abwendung« des Freundes – sie solle sich erst am nächsten Tag wieder melden – sie dazu gebracht hatte, sich ihrerseits zu melden, und wie andererseits Bindungsbemühungen des Freundes – sie solle Bescheid geben, wenn sie zuhause angekommen war – sie dazu führten, sich ihrerseits abzuwenden (Weitertanzen). Der Patientin wurde zugänglich, wie ihr scheinbar »spontanes« Handeln von untergründigen Gefühlen von Verlustangst (»langweilig«), Einengungsangst (und möglicherweise auch von einem Machtspiel) motiviert worden war. Das weitere Durcharbeiten ähnlicher Szenen half der Patientin, den in der Liebesbeziehung virulent gewordenen Individuations-Abhängigkeits-Konflikt zunehmend besser zu gestalten.

Wenden wir uns Frau Nowak wieder zu, die zudem emotionale Instabilität und Angst vor dem Verlassenwerden aufwies. Diese Symptome spielen auch bei der Borderline-Persönlichkeitsstörung eine Rolle (▶ Kap. 15). Im Bereich der *Behandlung von Persönlichkeitsstörungen*, insbesondere der *Borderline-Persönlichkeitsstörung*, haben sich vier evidenzbasierte Therapieansätze in den letzten Jahren entwickelt, die den Hauptverfahren angehören und störungsspezifisch arbeiten, nämlich die *Dialektisch-Behaviorale Therapie*, die *Mentalisierungs-Basierte Therapie*, die *Schematherapie* und die *Übertragungsfokussierte Psychotherapie*.

18.2   Behandlungsmöglichkeiten der Borderline-Persönlichkeitsstörung

Die *Dialektisch-Behaviorale Therapie* (DBT) wurde in den achtziger Jahren des 20. Jahrhunderts von Marsha Linehan (University of Washington, Seattle, USA) als störungsspezifische ambulante Therapie für chronisch suizidale Patientinnen mit BPS entwickelt und gilt derzeit als die am besten wissenschaftlich abgesicherte Methode (Linehan et al., 1991). Der Grundgedanke (»Dialektik«) der DBT stellt die menschliche Widersprüchlichkeit in den Mittelpunkt, welche bei Patienten mit BPS besonders ausgeprägt ist. Gerade durch die Integration der dialektischen Prinzipien wurden Wege für das Verstehen der Borderline-Problematik und für die Entwicklung weiterer störungsspezifischer Therapiemethoden geöffnet. Linehan selbst verwendet den Begriff *dialektisch* auch zur Beschreibung ihrer Therapiemethode und beruft sich dabei auf ihre eigene intuitive Erfahrung mit schwer gestörten, chronisch suizidalen Patientinnen. Sie verwendet dafür eine Metapher, die sich wie ein roter Faden durch die Therapie zieht. Linehan bezeichnet die Borderline-typischen Verhaltensweisen als *Scheitern an der Dialektik*. Dichotomes Denken und Spaltung werden unter dem Blickwinkel These und Antithese gesehen, gekennzeichnet jedoch von der Unfähigkeit des Borderline-Patienten, diese Widersprüche dialektisch zu überwinden. Die DBT löst damit gleichzeitig das Problem des Behandlungsfokus und der Behandlungsstruktur. Die Ziele unterliegen einer dynamischen Hierarchisierung, wann immer ein höher geordneter Problembereich (Behandlungsfokus) auftritt, muss dieser bearbeitet werden.

Genaue Verhaltensanalysen helfen, herauszufinden, welche Faktoren das »Problemverhalten« bedingen. Sie ermöglichen, zu bestimmen, welche Behandlungsstrategien und störungsspezifischen Interventionen eingesetzt werden, um eine Veränderung erzielen zu können, und wie die dafür erforderliche Motivation sowie eine tragfähige therapeutische Beziehung erreicht werden können. Auch die Vermittlung wichtiger Fertigkeiten zum Aufbau der Problemlösekompetenz (inklusive Überlebens-Skills), Verhaltensregulation und Emotionsregulation findet in dieser Phase statt.

Die Mentalisierungsbasierte Therapie (MBT; ▶ Kap. 4, ▶ Kap. 15.4) wurde von Bateman und Fonagy (2016) auf der Grundlage eines mentalisierungsbasierten psychodynamischen Behandlungskonzepts entwickelt. Mentalisieren ist ein neueres psychologisches Konstrukt, das Elemente aus den Kognitionswissenschaften, der Psychoanalyse, der Entwicklungspsychologie, der Affektforschung, der Theory of Mind und der Neurobiologie zusammenführt. Wie bereits dargestellt (▶ Kap. 4.1), bezeichnet Mentalisieren die Fähigkeit, sich auf die inneren, »mentalen« Zustände (Gedanken, Gefühle, Wünsche, Bedürfnisse, Überzeugungen etc.) von sich selbst und anderen einzulassen, diese als dem Verhalten zugrundeliegend zu begreifen und darüber nachzudenken. In der Ätiopathogenese schwerer Persönlichkeitsstörungen nimmt die Beeinträchtigung des Mentalisierens aufgrund von repetitiven Fehlabstimmungen entwicklungspsychologisch zentraler Spiegelungsvorgänge in den frühen Bindungsbeziehungen eine zentrale Stellung ein. Durch diese Fehlabstimmungen kommt es zu einer nachhaltigen Beeinträchtigung des Mentalisierens, insbesondere in Situationen, in denen das Bindungssystem der Patienten aktiviert wird (Fonagy et al., 2023).

Ausgehend von der Überzeugung, dass psychische Veränderungsprozesse nur induziert werden können, wenn mentalisiert, also nachgedacht wird, ist der Fokus bei der MBT auf das gemeinsame Mentalisieren bzw. Miteinander-Denken gerichtet (Bateman & Fonagy, 2016). Die Therapeutinnen und Therapeuten dienen selbst als Modell. Das Stellen einfacher Fragen ist eine zentrale Intervention der MBT. Die Therapeutinnen und Therapeuten fokussieren mit ihren Fragen immer wieder den Affekt, insbesondere auch das latente affektive Geschehen zwischen Patient/Patientin und Therapeut/Therapeutin während der Sitzung. Die Therapeutinnen und Therapeuten verbinden auftretende Affekte mit aktuellen oder früheren interpersonellen Situationen. Überschießende »negative« Affekte werden nicht benannt, sondern Schritt für Schritt gemeinsam mentalisiert.

Die von Otto F. Kernberg (Clarkin et al., 2006) entwickelte Psychodynamische Psychotherapie der Borderline-Persönlichkeitsstörung mit der Methode der *Übertragungsfokussierten Psychotherapie* (Transference-Focused-Psychotherapy, TFP) kann als eine störungsspezifisch modifizierte Form der psychoanalytisch und tiefenpsychologisch fundierten Psychotherapie verstanden und angewendet werden. Die TFP geht davon aus, dass emotionale Labilität, Wut und interpersonelles Chaos mit verzerrter Selbst- und Fremdwahrnehmung strukturell auf einer unzureichenden Integrationsfähigkeit von positiven (idealisierten) und negativen (entwerteten) Anteilen früherer Beziehungen mit wichtigen anderen (»Objektbeziehungen«) beruhen. Dieser Mangel an Integration konstituiert das Syndrom der sog. »Identitätsdiffusion«. Die durch sie bedingte Spaltung führt zum Einsetzen sogenannter »unreifer« (weil in die frühe Entwicklung des Menschen passender) »Abwehrmechanismen« wie z. B. Idealisierung, Entwertung und projektive Identifikation. Die TFP-Therapie fokussiert auf die in der Interaktion zwischen Psychotherapeuten und Patienten aktivierten Emotionen und dominanten verinnerlichten Beziehungen zu wichtigen anderen (sog. Objektbeziehungen, so kann z. B. der Therapeut als strenger Vater wahrgenommen werden). Primäre Therapieziele der TFP sind die Reduzierung der Borderline-spezifischen Symptome wie z. B. Depression, Angst und Suizidalität, selbstschädigendes Verhalten, unzureichende Kontrolle über Affekte, impulsives Verhalten und Agieren sowie eine Verminderung der Gefahr von Therapieabbrüchen. Ziel der Behandlung ist es, fragmentierte, verzerrte innere Bilder vom eigenen Selbst und den Anderen zu identifizieren und im »Hier und Jetzt« zu deuten, um die Reflexions-, Empathie- und Integrationsfähigkeit zu fördern und die interpersonellen Beziehungen und das soziale Funktionsniveau langfristig zu verbessern.

> Der folgende Interview-Ausschnitt mit dem Adult Attachment Interview (▶ Kap. 9) soll verdeutlichen, wie irrationale Schuld- und Verleugnungsprozesse bezüglich der traumatischen Erfahrung abgespalten werden und nebeneinanderstehen und demnach als »unverarbeitetes Trauma« gelten:
> *»Ich wurde missbraucht zwischen sechs und zehn Jahren, ich denke, ich war zehn Jahre alt. Ich habe es meiner Mutter erzählt, aber sie hat mich total zurückgewiesen und alles mir in die Schuhe geschoben. Ich denke, es war gar nicht so schlimm, vielleicht habe ich es selbst verschuldet, ja wahrscheinlich war es so, also nicht zu dramatisch.«*
> Später erzählte die Patientin im Interview wiederum, wie beschädigt sie sei und dass sie sich ihren Gefühlen vollkommen ausgeliefert fühle.
> Nach einem Jahr TFP-Behandlung zeigte die Patientin eine zunehmende Integrationsfähigkeit und war in der Lage, sich und andere realistischer wahrzunehmen und Gefühle offener zuzulassen:
> *»Ich wurde missbraucht zwischen sechs und zehn Jahren. Jetzt wird mir langsam klar, wie viel es mir ausgemacht hat, dass ich mit meiner Mutter nicht darüber sprechen konnte. Sie verleugnete es, und ich eben auch. Das war sehr schlimm im Nachhinein betrachtet. Es ist immer noch sehr schwer für mich, darüber zu sprechen, und ich ertappe mich immer noch dabei zu glauben, dass ich alles initiiert haben soll, aber ich weiß gleichzeitig, dass ich nicht schuld bin, und kann mit diesen Gefühlen jetzt besser umgehen. Ich bin mir selbst nicht mehr so ausgeliefert.«*

Sie erinnern sich: Frau Nowak berichtete unter anderem, dass sie bereits als 12-Jährige mit dem Essen Probleme hatte. Essstörungen (▶ Kap. 7) gehören neben den schweren Depressionen zu den psychischen Erkrankungen mit der höchsten Mortalität, wenn sie unbehandelt bleiben. Auch bei diesem Störungsbild ist Psychotherapie die Behandlung der ersten Wahl. Medikamente können diese begleiten. Bei Patienten mit Bulimie kann begleitend zur Psychotherapie ein Antidepressivum (Fluoxetin) verschrieben werden, welches, auch ohne Vorliegen einer manifesten Depression, die Beschwerden lindern kann.

18.3 Behandlungsmöglichkeiten bei Essstörungen

Die meisten Behandlungsansätze bei Essstörungen berücksichtigen heute folgende schulenübergreifende Bereiche: *Verhaltensprobleme* (z. B. fehlende Mahlzeitenstruktur, Essrituale, selektive Nahrungsauswahl) und *kognitive Fehlannahmen* der Patientinnen, *psychodynamische Aspekte* (Selbstwert- und Körpererleben, Entwicklung der Geschlechtsidentität, den Umgang mit Affekten, die Regulation von Nähe und Distanz in Beziehungen, zwanghaft-perfektionistische Persönlichkeitszüge), die *körperlichen Folgen* sowie die *Familie* bzw. wichtige Beziehungen. Es kann angenommen werden, dass über die verschiedenen Psychotherapieverfahren hinweg ein für die Anorexie spezifischer Ansatz in Kombination mit einem Fokus auf Gewichtsnormalisierung der wesentliche Wirkfaktor ist.

Zu familienbasierten therapeutischen Interventionen liegen laut Leitlinien die meisten Studien vor. Fast alle Studien zur familienbasierten Therapie wurden an Stichproben von Kindern und Adoleszenten durchgeführt. Familienbasierte Interventionen wurden im Vergleich zu einzeltherapeutischen Ansätzen untersucht oder es wurden unterschiedliche Vorgehensweisen miteinander verglichen: z. B. Familiengespräche mit der gesamten Familie vs. getrennte Gespräche mit der Patientin und dem Rest der Familie. Empirisch lassen sich Hinweise darauf ableiten, dass bei Kindern und Adoleszenten familienbasierte Ansätze erfolgreicher sind als ein einzeltherapeutisches Vorgehen. Das Angebot stationärer Therapieprogramme für Essstörungen in Deutschland ist in der Regel integrativ und multimodal, das heißt, es beinhaltet neben systemischen Ansätzen auch symptomorientierte Komponenten (Vereinbarung eines Zielgewichtes, Behandlungsverträge, wöchentliche Vorgaben für die Gewichtszunahme, Arbeit mit Esstagebüchern, begleitetes Essen und Kochen etc.), eine medizinische Betreuung und Komponenten, die auf die psychischen Schwierigkeiten der Patientinnen abzielen.

Die Familientherapie oder Systemische Therapie ist ein psychologisches Verfahren, das die Familie in die Lösung psychischer Probleme einbezieht. In der Familientherapie werden Veränderungen der Beziehungen zwischen den Mitgliedern von Familien angestrebt. Dabei wird betont, dass die Qualität der Kommunikation zwischen den Familienmitgliedern sowie die Entwicklung von Verständnis und Empathie füreinander wesentliche Faktoren für das Funktionieren des familiären Systems (der Triade: Vater, Mutter und Kind) und das Wohlergehen der Familienmitglieder sind. Die unterschiedlichen Schulen der Familientherapie teilen die Grundannahme, dass auch bei der Behandlung psychischer Störungen die Einbeziehung der Familie in den Therapieprozess die Effektivität der Therapie steigert. Seit Ende 2018 ist in Deutschland die Systemische Therapie in den Leistungskatalog der gesetzlichen Krankenkassen aufgenommen.

19 Psychokardiologie – eine vielfältige Disziplin

Als ein sehr einleuchtendes Beispiel, wie eng verzahnt psychische und organische Prozesse in der Medizin sind, kann das klinische und wissenschaftliche Feld der Psychokardiologie herangezogen werden, welches sich mit den Wechselwirkungen zwischen psychosozialen und kardiologischen Aspekten beschäftigt. Durch die Psychokardiologie kann gut veranschaulicht werden, welche vielfältigen psychosomatischen Kreuzungspunkte und -flächen eine Rolle spielen, die zwischen Psychischem und Körperlichem (»Herzlichem«) liegen.

19.1 Das Herz als Symbol

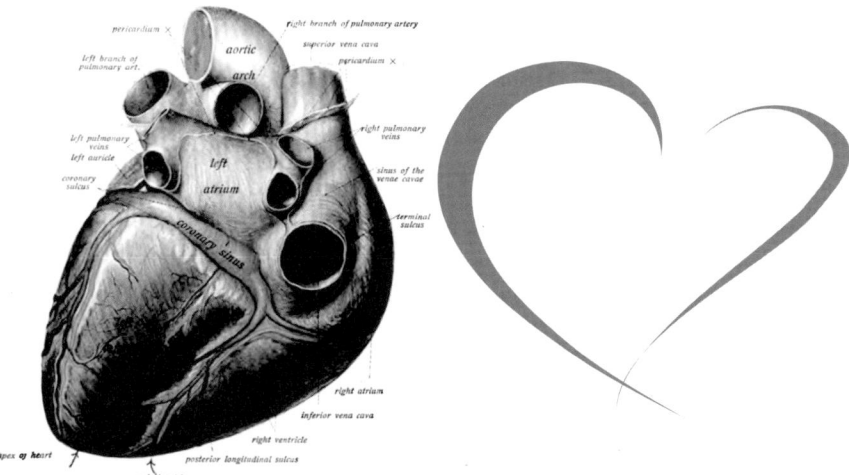

Abb. 19.1:
Zwei Sichtweisen auf dasselbe Organ: das Herz aus naturwissenschaftlich-anatomischer Sicht und als kulturelles Symbol (in einer seiner unzähligen Darstellungsformen)

Über alle Kulturen hinweg und seit Menschengedenken spielt die Symbolik des Organs Herz eine herausragende Rolle. Das Herz galt seit jeher nicht nur als ein Organ, welches benötigt wird, um den menschlichen Kreislauf zu steuern, sondern ist der projizierte Ort für vielerlei emotional sehr bedeutungsvolle Zuschreibungen. Ein Herz kann tapfer, traurig, romantisch, stark, schwach, empfindlich und mutig sein. Anders als das Herz der Kardiologie, welches »pumpt oder versagt, de- und repolarisiert«, »singt, lacht, weint und blutet« das symbolische Herz (Nager, 1993). Der jüdische Publizist, Autor und berühmte Literaturkritiker Marcel Reich-Ranicki (1920–2013) veranschaulichte hierzu: »Wenn das Herz keine Leiden bereitete, zahllose Gedichte wären ungeschrieben geblieben und viele Romane und Dramen ebenfalls« (Reich-Ranicki, 2014).

Bei den alten Ägyptern wurde das Herz in einem eigenen Gefäß bestattet, damit es vor dem Totengericht über das Leben des Verstorbenen aussagen kann. Historisch belegt ist auch, dass die Indio-Hochkultur der Azteken in Mittelamerika grausame Herzopfer zur Huldigung des Sonnengottes durchführte, um ihn zu besänftigen. Auch der europäische Adel kannte Bestattungsrituale, die diesem Organ eine besondere Rolle zukommen ließen, nämlich das Herz getrennt vom restlichen Leichnam zu beerdigen. Dieses Ritual wurde von Richard Löwenherz (!) bis zum letzten K.u.K-Kaisersohn Otto von Habsburg-Lothringen zelebriert, der fast 100-jährig 2011 starb. Die christliche Kulturgeschichte ist ebenfalls voll von Herzsymbolen. Eine schon frühe Bedeutung bekam das Herz Jesu, oft als flammendes oder blutendes Symbol.

Dass dem Herz in der Kulturgeschichte oftmals eine so große Rolle für das menschliche Empfinden zugesprochen wurde, ist auch aus medizinischer Sicht nicht völlig abwegig: Tatsächlich sind Psyche und Herz vielfach miteinander verwoben und nehmen aufeinander Einfluss. Psychokardiologische Störungen lassen sich grundsätzlich in zwei Kategorien einteilen:

- Die erste Kategorie umfasst Körperstörungen, welche dem Patienten *subjektiv als vom Herzen verursacht erscheinen*, ohne dass hierfür eine klare Gewebsschädigung objektivierbar ist (funktionell, d. h. nicht strukturell).

- Der zweiten Kategorie liegen objektivierbare, strukturell nachweisbare kardiale Störungen zugrunde.

19.2 Funktionelle Psychokardiologie

Die erste Gruppe der *funktionellen* psychokardiologischen Störungen kommt sehr häufig vor. Schätzungen zufolge werden in kardiologischen Praxen ca. 30–40 % aller Patienten als »medically unexplained« eingeschätzt. In der Hausarztmedizin geht man immerhin noch von ca. 3–10 % aller Patienten aus (Rogers et al., 2021). Herzartige Beschwerden können bei verschiedenen Störungsbildern auftreten, z. B. auch im Rahmen von Panikstörungen. Hier erleben Patienten häufig Palpitationsbeschwerden und »spüren« ihr Herz im Rahmen ihrer Angsterkrankung, wobei definitionsgemäß keine kardialen Auffälligkeiten (abgesehen von höchstens einzelnen Extraschlägen) nachzuweisen sind. Ähnlich verhält es sich mit sog. »somatoformen autonomen Funktionsstörungen des Herzens und des kardiovaskulären Systems«. Hierbei handelt es sich um eine Diagnose- und Beschwerdegruppe, bei welcher die Patienten über Beschwerden des »Herzens« (wie Druck, Stechen, Herzstolpern, Schwitzen etc.) klagen, wobei keine hinreichende organische Erklärbarkeit und nur wenig psychische Nebensymptomatik gegeben sind. Der frühere, heute nicht mehr verwendete, aber bekanntere und klinisch hilfreiche Begriff hierzu lautete »Herzneurose«. Die inzwischen ebenfalls nur noch selten gebräuchliche Diagnose »larvierte Depression« (im Sinne einer »versteckten« Depression) wies ebenfalls oftmals Herz-projizierte Körperbeschwerden auf, wobei auch hier keine organische Ursache festzustellen war. Das Besondere an der larvierten Depression war, dass die Patienten lediglich diese Körperbeschwerden wahrnehmen, jedoch nicht bzw. nur wenig ihre depressiven Symptome.

Eine Theorie ist, dass das Organ Herz vom vegetativen Nervensystem sehr stark innerviert ist, sodass die Patienten vegetative neurologische Phänomene als vom Herz kommend missdeuten. Die hier dargestellte Tabelle zeigt, wie wenig abgegrenzt diese nichtorganischen Herzbeschwerden oftmals sind.

Tab. 19.1: »Herzbeschwerden« ohne hinreichendes organisches Korrelat

Diagnose	Beschreibung der Herzbeschwerden	Besonderheit
Panikstörung	Enge in der Brust, Erstickungsgefühl, Herzrasen, Herzstolpern, Herzschmerzen etc.	Oftmals wird die Angst bei einer schweren Panikattacke nur geringfügig wahrgenommen.
»Larvierte Depression«	S. o.	Wird auch als »somatisierte« oder »maskierte« Depression bezeichnet. Die Patienten spüren ihre Depression nur wenig.
Somatoforme autonome Funktionsstörung des Herzens (früher »Herzneurose«)	S. o.	Hier stehen Beschwerden mit nur wenig psychischer Begleitsymptomatik im Vordergrund.
Hypochondrische Störung	S. o.	Im Vordergrund steht die Angst davor, an einer schwerwiegenden Erkrankung zu leiden. Körperbeschwerden sind nicht im Vordergrund.

19.3 Strukturelle Psychokardiologie

Eine ganz andere Gruppe psychokardiologischer Beschwerden, die zweite Gruppe, betrifft *strukturelle* Herzerkrankungen, welche mit psychischen Belastungen oder Diagnosen einhergehen, und zwar abhängig oder unabhängig von der kardialen Erkrankung. Mit dem Begriff »strukturell« sind organisch begründete bzw. verursachte Störungen/Erkrankungen gemeint. Hierzu zählen Diagnosen aus dem Bereich der koronaren Herzerkrankungen, Herzinfarkte, Klappenerkrankungen, behandlungspflichtige Herzrhythmusstörungen, aber auch Zustände nach einem interventionellen (oder chirurgischen) Eingriff wie z. B. einer Bypass- oder Klappenoperation bzw. der Implantation eines Defibrillators.

Als Beispiel: Ca. 50–70 % (Albus et al., 2018) aller Myokardinfarkt-Patienten leiden nach 12 Monaten noch immer an behandlungspflichtigen depressiven Störungen (mittel- oder schwergradig), welche in der Regel weder ausreichend erkannt noch versorgt sind. Ähnliches gilt auch für die Herzinsuffizienz und die arterielle Hypertonie. Für Angst- oder posttraumatische Belastungsstörungen, welche z. B. nach Rhythmusstörungen oder auch Reanimationsbehandlungen auftreten können und ebenfalls in der Regel in der klinischen Routine nicht ausreichend Beachtung finden, sind ähnliche Zusammenhänge bekannt.

Ein Aspekt, der in der Psychokardiologie bei strukturellen Herzerkrankungen von besonderer Bedeutung ist, betrifft das Risikomanagement von kardiologischen Patienten. Die Datenlage hierzu wird seit bald 20 Jahren immer robuster. Man kann auf einer evidenzbasierten Grundlage inzwischen davon ausgehen, dass psychosoziale Faktoren, wie sozioökonomischer Status, Stresserleben, Depression, Angst oder fehlende soziale Unterstützung mit einem erhöhten Erkrankungsrisiko sowie einem ungünstigen Krankheitsverlauf einhergehen (Albus et al., 2018; Nicholson et al., 2006). Die Relevanz solcher Risikofaktoren ist hoch und in ihrer Wirkung vergleichbar mit klassischen Risikofaktoren wie erhöhten Blutfettwerten, Diabetes, Rauchen oder arterieller Hypertonie (Yusuf et al., 2004).

Im klinischen Alltag in einem Krankenhaus oder einer Praxis kommen diese Zusammenhänge mit psychokardiologischen Risiken fast immer zu kurz. Dabei sind die Patienten oft dankbar, wenn sie zusätzlich zu einer guten rehabilitativen Medizin im Hinblick auf ihre Herzerkrankung auch über ihr psychisches Befinden in einer nicht stigmatisierenden Art und Weise angesprochen und aufgeklärt werden. Es sind oft sehr wichtige Fragen, die in solchen Gesprächen entstehen, und sie beschäftigen nicht nur die Patienten, sondern oft auch genauso ihre Angehörigen.

🔊 Podcast: Christiane Waller

Wie verändert sich das Leben eines bis zuletzt sportlichen, aktiven Anfang 50-jährigen Mannes, der Verantwortung in seiner Firma trägt, sehr viel arbeitet, der zwei jugendliche Kinder hat und eine relativ konfliktarme partnerschaftliche Beziehung zu seiner Ehefrau führt, wenn bei ihm eine komplexe Bypass-Operation aufgrund einer schwergradigen koronaren Herzerkrankung durchgeführt werden musste? Welche Fragen stellen sich diesem Menschen? Und gibt es jemand, mit dem er solche Fragen besprechen kann? Eine Reihe von herausfordernden Krankheitsverarbeitungsaufgaben müssen vom Patienten bewältigt werden. Eine der schwierigsten Herausforderungen ist die Auseinandersetzung mit dem Verlust der körperlichen Unversehrtheit. Dies kann gerade für Menschen, die in ihrem bisherigen Leben sehr erfolgreich gewesen sind und die Entscheidungen des Lebens in der Regel selbst treffen und kontrollieren konnten, eine große Kränkung darstellen (psychodynamisch wird dies oft als »narzisstische Kränkung« bezeichnet, ▶ Kap. 16). Hierdurch kann es zu einer sehr existenziellen Verunsicherung und Destabilisierung kommen und Fragen des Selbstwertes, der körperlichen Leistungsfähigkeit, der Angst vor Krankheit und Tod, der Hilfsbedürftigkeit und Hilflosigkeit, der Identität (auch der sexuellen Attraktivität), des Lebenssinnes, der biografischen Bilanz und der Wertigkeit in einem sozialen Beziehungssystem können entstehen. Bei kardiologischen Patienten hat sich der einprägsame Begriff »ego infarction« (Ich-Infarkt) etabliert und als hilfreich erwiesen (Cassem & Hackett, 1979). Der Herzinfarkt stellt nicht nur eine Verletzung des Herzgewebes dar, sondern bewirkt auch eine zentrale Verunsicherung im Hinblick auf die psychische Verfasstheit eines Menschen: Das innere Koordinatensystem gerät ins Wanken.

Der Umgang mit der eigenen Schwäche, mit der Unvollkommenheit des Körpers und v. a. mit der notwendigen Neuorientierung sind psychokardiologisch sehr zentrale Aufgabenstellungen, welche in der kardiologischen Routineversorgung meistens vernachlässigt werden und auf die wir hier deshalb hinweisen wollen. Eine Begegnung mit diesen Themen und die Klärung solcher Fragen ist in der Regel nur in einem oft schmerzlichen Entwicklungsprozess, der psychotherapeutisch unterstützt werden sollte, und oftmals nur zusammen mit den Angehörigen möglich.

20 Psychoonkologie – Psychotherapie bei schweren organischen Krankheiten

Der Begriff »Psycho-Onkologie« (auch: »Psychosoziale Onkologie«) geht auf die US-Psychiaterin Jimmie Holland zurück, die ihn in den 70er-Jahren des vergangenen Jahrhunderts in enger Zusammenarbeit mit klinischen Onkologen und als Teilgebiet der Onkologie entwickelte. Psychoonkologie umfasst die Kooperation verschiedener Berufsgruppen (onkologische Fachgebiete von Medizin und Pflege, Psychotherapie/Psychosomatik, Soziale Arbeit, Seelsorge) in Diagnostik, Behandlung und Forschung. Sie hat zum Ziel, die psychosoziale Perspektive in Diagnostik und Therapie bei onkologisch Erkrankten und deren Angehörigen zu integrieren. Eine psychoonkologische Versorgung gehört inzwischen zu einer den Leitlinien entsprechenden onkologischen Medizin dazu. Klicken Sie hier auf die aktuellen Leitlinien-Dokumente Psychoonkologie:

https://www.leitlinienprogramm-onkologie.de/leitlinien/psychoonkologie/

🔊 **Podcast: Hansjörg Ebell**

»Ja, also vielleicht sollte ich zur Psychosomatik noch erwähnen, dass für mich in dem Sinne Psychosomatik kein Fachbegriff ist – im Sinne kein Spezialfach –, sondern eine Brille, wenn man so will, durch die ich schaue; also eine Gleitsichtbrille mit mehreren Ebenen: biologisch, psychologisch, sozial und auch spirituell. Speziell in der Arbeit, auch in der psychoonkologischen Arbeit, ist das eine wichtige Komponente.«
Hansjörg Ebell

20.1 Psyche und Krebs

»Ich habe noch nie so viel über ›Lebensqualität‹ reden hören wie seit meiner Krebsdiagnose«, sagt Vera S., eine Patientin, deren Lebensqualität durch Schmerzen und Knochenbrüche infolge eines Multiplen Myeloms deutlich herabgesetzt ist. Frau S. hofft einerseits, dass ihre Lebensqualität sich wieder verbessert, vor allem was Symptomatik und Nebenwirkungen der Behandlung angeht. Andererseits schwant ihr angesichts der behutsamen Redeweise ihrer Ärzte nichts Gutes. »Krebs« ist sowohl in der Umgangs- als auch in der medizinischen Fachsprache der Sammelbegriff für viele verschiedene bösartige Neubildungen. Eine mögliche historische Begriffserklärung ist, dass Hippokrates (etwa 400 v. Chr.) sich an die Beine eines Einsiedlerkrebses erinnerte, als er die erweiterten Blutgefäße eines fortgeschrittenen Brustkrebses mit dunkelroten derb-geschwürigen Wucherungen sah (Daniel, 2021). Ärzte wissen oft nicht, wie sie mit dem Thema Krebs umgehen und wie sie über Krebs reden sollen. Der Arzt muss möglichst genau verstehen, was »Krebs« für den Patienten auch auf der psychosozialen Ebene bedeutet. Aufklärung bedeutet, dass die individuelle Erkrankung in verständlicher Sprache nach Lokalisation, Verlauf und Behandelbarkeit beschrieben und damit eingegrenzt wird (Theml, 2002).

Viele meinen, dass die Krebsentstehung psychische Ursachen haben kann. Zwar trifft es zu, dass viele onkologische Patienten unter Depression und Angst leiden und dass diese Komorbiditäten möglichst frühzeitig diagnostiziert und behandelt werden sollten. Es ist jedoch unzutreffend, dass die meisten Krebspatienten einen bestimmten Persönlichkeitstyp aufweisen. Für die so genannte »Krebspersönlichkeit« gibt es keine stichhaltigen empirischen Belege. Es kann eine weitere Belastung für einen krebskranken Menschen darstellen, wenn er sich zusätzlich zu seiner Erkrankung mit psychologischen Deutungen seiner Umwelt auseinandersetzen muss.

Um den spezifischen Beitrag der Psychoonkologie zur Behandlung krebskranker Menschen zu charakterisieren, zitiert J. Holland Shakespeares *King Lear*: »We are not ourselves when nature, being oppressed, commands the mind to suffer with the body« und beschreibt das seelische Leid des Krebskranken als Kernaufgabe der psychoonkologischen Arbeit, nämlich die psychologischen, sozialen, spirituellen und existenziellen Aspekte der schweren und möglicherweise lebensbedrohlichen Krankheit (Holland, 2003, S. 259). Die Psychosomatische Medizin muss in Diagnostik und Behandlung die genannten Dimensionen berücksichtigen.

20.2 Störungsspezifische oder ressourcenorientierte Diagnostik und Therapie?

In der hochspezialisierten Medizin werden zusätzliche Aspekte eines Krankheitsbildes dadurch berücksichtigt, dass die Hausärztin oder der Facharzt weitere Diagnoseziffern vergibt – nicht zuletzt unter dem Gesichtspunkt der Dokumentation und der Abrechnung. Dies führt zu einem *additiven* Modell der Psychoonkologie (Krebserkrankung plus psychische Komorbidität). Jimmie Holland favorisiert demgegenüber ein stärker *integratives* Modell, gekennzeichnet durch eine primäre Orientierung am Disstress des Patienten (in dessen physischen, psycho-sozialen und spirituellen Aspekten) und an dessen Ressourcen. Es ist also empfehlenswert, in einem ersten Schritt von den Fragen auszugehen, die sich die Patienten und Patientinnen stellen:

> **Fragen, die sich krebskranke Menschen stellen**
>
> Existenziell:
> *»Wie geht es jetzt weiter? Kann ich überhaupt noch Pläne machen?«*
>
> Leben und Tod:
> *»Muss ich jetzt sterben?«*
>
> Belastung:
> *»Wie halte ich den Stress durch Krankheit, Behandlung, familiäre und berufliche Konsequenzen aus?«*
>
> Identität:
> *»Wer bin ich überhaupt: nach der OP, ohne Haare …?«*
>
> Männlichkeit/Weiblichkeit:
> *»Finde ich mich selbst attraktiv, potent? Werde ich so wahrgenommen?«*
>
> Wert:
> *»Woraus habe ich bisher meinen Selbstwert gezogen, was war mir wichtig im Leben? Und wie ist das jetzt?«*
>
> Tod:
> *»Lieber nicht dran denken und auf später verschieben oder damit auseinandersetzen? Wie möchte ich bestattet werden?«*
>
> Transzendenz:
> *»Gibt es etwas über diese sichtbare Welt hinaus?«*

Da beide Modelle in der Praxis angewendet werden, sollen sie zunächst getrennt dargestellt und dann in ihrer gegenseitigen Ergänzung und Bedeutung für die Indikationsstellung diskutiert werden.

20.3 Additives Modell (psychische Komorbidität)

Im Vordergrund stehen *depressive Störungen*: Ihre Häufigkeit liegt bei Tumorpatienten bei 30–40 % und ist somit 2- bis 4-mal höher als in der Gesamtbevölkerung. Rechnet man noch Anpassungsstörungen, Angsterkrankungen und organisch bedingte affektive Störungen hinzu, so liegen bei etwa 50 % der Krebskranken Störungen aus dem depressiven Formenkreis vor. Obwohl die Angaben in der Literatur auseinanderklaffen, sind diese Daten zur depressiven Komorbidität von hoher praktischer Relevanz: Es gibt im ärztlichen Alltag zu viele *falsch-negative* Depressionsdiagnosen, d. h.: Behandlungsbedürftige Depressionen werden als angemessene und verständliche Reaktionen auf die Krebserkrankung missdeutet. Hinter der falsch-negativen Fehldiagnose kann sich also der Fehlschluss verbergen, dass eine »nachvollziehbare« Reaktion keinen Krankheitswert haben kann (Stotz-Ingenlath & Frick, 2023). Der umgekehrte *(falsch-positive)* Fehler besteht darin, dass eine situationsadäquate Trauer zu Unrecht pathologisiert oder ein Demoralisierungs-Syndrom nicht erkannt wird. Eine weitere Differenzialdiagnose zur Depression stellt das Fatigue-Syndrom dar, das sowohl mit der Tumorerkrankung als auch mit Strahlen- oder Chemotherapie einhergehen kann. Das Fatigue-Syndrom bezeichnet einen psychosomatischen Leidenszustand, der Simultandiagnostik und eine individuell abgestimmte Behandlung erfordert. In der Begleitung der betroffenen Patientinnen wie auch in der Zusammenarbeit der verschiedenen therapeutischen Professionen müssen sowohl die Banalisierung der Beschwerden durch Psychologisieren als auch die Reduktion auf somatische Faktoren vermieden werden.

20.4 Integratives Modell (Bewältigungsressourcen und Disstress)

Nicht alle onkologischen Patienten brauchen zu jeder Zeit psychotherapeutische Unterstützung. Je nach persönlichen Ressourcen kann derselbe Stressor (Krankheit, onkologische Behandlung, soziale Krankheitsfolgen usw.) einen mehr oder minder großen Disstress darstellen.

Disstress bei Tumorkranken ist komplex, zusammengesetzt aus Störungen mit Krankheitswert, wie sie das additive Modell beschreibt, aber auch aus »gesunden« und nachvollziehbaren Anpassungsprozessen.

Mit geringem Zeitaufwand und beliebig ist das von Jimmie Holland entwickelte »Disstress-Thermometer« (DT) einsetzbar, eine visuelle Analogskala, die von 0 (»gar nicht belastet«) bis 10 (»extrem belastet«) reicht. Das Disstress-Thermometer wird von einer Problemliste mit 36 Items ergänzt. Die deutsche Fassung (Mehnert et al., 2006) muss, was den spirituellen Disstress angeht, durch eine direkte Befragung ergänzt werden, um aussagekräftig zu sein.

Fazit: Zu einer integrierten onkologischen Psychosomatik gehört 1. die Berücksichtigung depressiver und anderer psychischer Begleiterkrankungen und 2. das engmaschige Monitoring von Disstress und Ressourcen des Patienten, um frühzeitige und angemessene Interventionen zu erleichtern.

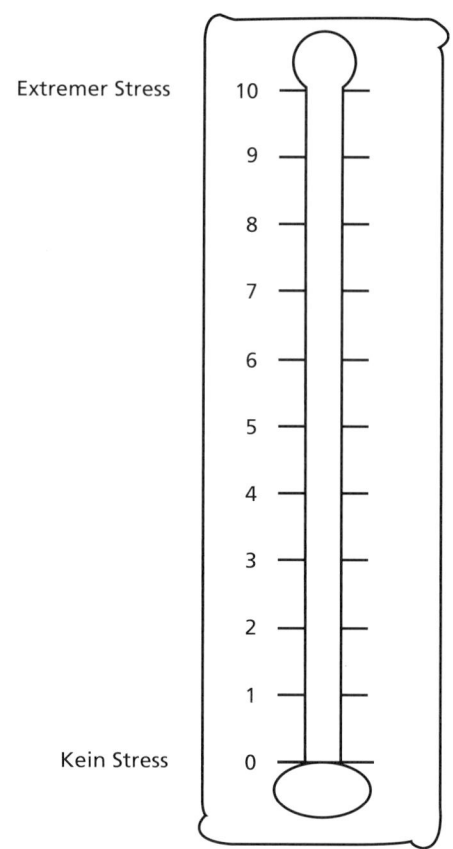

Abb. 20.1: Disstress-Thermometer deutsche Version (Mehnert et al., 2006)

20.5 Indikationsstellung für die psychoonkologische Intervention

Das Disstress-Thermometer hat den großen Vorteil, dass der Patient viele Abstufungsmöglichkeiten zwischen den Extremen »mir geht es gut« und »mir geht es schlecht« hat. Er/sie kann auch von einem Messzeitpunkt zum anderen kleinere Veränderungen des Befindens ausdrücken. Der Cut-off-Wert des Instruments liegt bei > 5. Zwischen den Werten 5 und 7 gilt eine Unterstützung durch das Stationsteam, eigene soziale Ressourcen, Selbsthilfegruppen usw. als angezeigt. Ab 8 sind spezifische psychotherapeutische Interventionen indiziert (siehe die Fallbeispiele in ▶ Kap. 20.6).

Wichtig: Das Disstress-Thermometer, Fragebögen zur psychischen Belastung und andere standardisierte Hilfsmittel können das Screening und die Dokumentation im klinischen Alltag unterstützen, den direkten Kontakt zum kranken Menschen jedoch nicht ersetzen. Außerdem können derartige Methoden auch falsch negative Ergebnisse erzeugen wie bei dem 60-jährigen Herrn Brühl, der auf einer hämatoonkologischen Station behandelt wird:

Am Morgen hatte er auf dem Disstress-Thermometer den Wert 3 angekreuzt und es dem Stationsleiter (Herrn Hallert) gegeben. Nun kommt die Visite, an der Herr Hallert, die Stationsärztin (Dr. Schlumberger) und die Psychoonkologin (Dr. Methfessel) teilnehmen:

Dr. Schlumberger: »*Wie geht's Ihnen heute, Herr Brühl?*«
Herr Brühl: »*Ganz gut.*«
Dr. Schlumberger (bemerkt, dass Herr Brühl »tapfer« lächelt und hält einen Moment inne ...): »*Ist irgendwas?*«
Herr Brühl: »*Naja, ich habe schlecht geträumt ...*«
Dr. Schlumberger: »*Ach so, wollen Sie mal kurz erzählen, wovon?*«
Herr Brühl: »*Da war ein Vogel in einem Käfig, und dem ging's ziemlich schlecht, ich wollte ihn irgendwie da rauslassen.*«
Dr. Schlumberger zu Dr. Methfessel: »*Könntest du nachher mit Herrn Brühl nochmal darüber sprechen?*«
Dr. Methfessel zu Herrn Brühl: »*Wir haben ja eh heute Nachmittag einen Termin ...?*«

Herr Brühl: »*Ja, stimmt, das ist gut.*«

Dr. Methfessel bietet den Patienten Einzelgespräche zur Unterstützung während der onkologischen Behandlung an. Bei Herrn Brühl steht eine autologe Stammzelltransplantation unmittelbar bevor. Frau Methfessel vermutet zunächst, dass der Traum vom gefangenen Vogel mit Herrn Brühls Angst vor der Umkehr-Isolation zusammenhängen könnte. Nachdem Herr Brühl während des Nachmittags-Termins den ihn beunruhigenden Traum ausführlicher erzählt hat, als dies während der Visite möglich war, schlägt sie dem Patienten eine Imaginationsübung vor: Es gelingt Herrn Brühl, sich Käfig und Vogel recht lebendig vorzustellen und zu beschreiben. Das Vorstellungsbild kommt während der Übung in Bewegung. Der Vogel verlässt den Käfig, bleibt aber auf dem Käfig sitzen. Herr Brühl freut sich darüber. Psychotherapeutisch bleibt noch einiges zu tun und zu verstehen. Aber Dr. Methfessel dokumentiert: Im Vergleich zur Vormittags-Visite ist Herr Brühl erleichtert und entspannter.

20.6 Therapeutische Grundprinzipien in der Psychoonkologie

Psychotherapeutische Interventionen sind zentrale, wenngleich gar nicht als solche identifizierbare Bestandteile in der Onkologie: Einerseits erwarten viele Tumorpatienten von ihren Therapeutinnen aus Medizin und Pflege »mehr« als nur die wirksame therapeutische Maßnahme, andererseits verfügen erfahrene Pflegekräfte und Ärzte über ein Repertoire an »kleinen psychotherapeutischen Interventionen«, mit denen sie stützen, klären und konfrontieren. Psychosomatisch-psychotherapeutische Fachleute verfügen außerdem über ein spezialisiertes Wissen in psychopathologischer Diagnostik und über Interventionen, mit dem sie die psychotherapeutische Basiskompetenz des onkologischen Teams ergänzen. Mehr als anderswo in Medizin und Psychotherapie sind es die Patientinnen, die ihre jeweiligen Themen in das therapeutische Gespräch einbringen, oft zu einer anderen Zeit, als es die im untenstehenden Kasten aufgeführten psychoonkologischen Behandlungsphasen nahelegen: Angst vor dem Sterben, Angst, die Familie im Stich zu lassen, Angst vor Abhängigkeit, vor Krankheit, vor Siechtum.

Psychoonkologische Behandlungsphasen in Abhängigkeit vom allgemeinen Krankheitsverlauf (Tschuschke, 2003)

1. Erfahren der Diagnose (supportive Krisenintervention, ggf. Traumabehandlung)
2. Behandlungsbegleitung (einzeln supportiv oder Peer-Gruppe)
3. Erholung (Aufarbeitung von Schock, Angst, Depression, existenziellen Themen, Anpassung an Krankheit und veränderte Lebenssituation)

Zwei Fallbeispiele

Valerie C.
Die 63-jährige Valerie C. leidet unter einem metastasierten Colon-Karzinom. Krankheitsbedingt musste die alleinstehende Patientin die Filialleitung eines kleinen Damenbekleidungs-Geschäftes aufgeben. Seit der Operation muss sie sich mit einem Anus praeter abfinden, der nicht zurückverlegt werden kann. Frau C. wurde zur Schmerzeinstellung auf der Palliativstation aufgenommen. Trotz mehrerer Versuche mit verschiedenen Substanzgruppen und Darreichungsformen klagt sie weiterhin über heftige Schmerzen im Unterleib. Dem Pflegeteam fällt auf, dass sie kaum das Bett verlässt und nicht auf ihr Äußeres achtet. Bei einer früheren Behandlung hatte sie die Ärzte bei der Visite sehr bedacht gekleidet und geschminkt empfangen. Jetzt erzählt die Patientin ohne erkennbare Emotion von ihrer normalerweise wöchentlichen Verabredung zum Mittagessen mit zwei Geschäftsfreundinnen. Allerdings gehe sie seit der Darmoperation nicht mehr dorthin. Sie könne sich seit der Operation und der Anlage des künstlichen Darmausgangs nicht mehr richtig auf ihren Körper verlassen. Aus demselben Grund habe sie die Termine mit ihrer Psychoanalytikerin aufgegeben (zweimal wöchentlich seit einem Jahr). Bei der Visite klagt Frau C. über ständige, unerträgliche Schmerzen. Ihr Tonfall ist auch bei diesem Thema merkwürdig unbeteiligt, fast plaudernd. Allerdings kommt ein Leuchten in ihre Augen, als sie auf ihr Leben als Geschäftsfrau zu sprechen kommt.

In der Fallbesprechung thematisieren wir die auffällige Diskrepanz zwischen der Klage über unerträgliche Schmerzen einerseits und der fehlenden emotionalen Beteiligung der Patientin andererseits. Es taucht die Frage auf, ob das Leiden der Patientin in erster Linie im therapieresistenten Tumorschmerz besteht. Die telefonisch kontaktierte Psychoanalytikerin erklärt sich bereit, die Patientin auf der Palliativstation zu besuchen. Durch die Wiederaufnahme des psychotherapeutischen Kontaktes ist die Patientin spürbar entlastet, äußerlich daran erkennbar, dass sie sich wieder schminkt und am Morgen das Bett verlässt. Sie kann mit einer Schmerzmedikation in die Obhut eines ambulanten Hospizdienstes entlassen werden.

Auch wenn in der Fallbesprechung Frau C.s Problematik nicht restlos zu verstehen war, so wurde doch nach wenigen Minuten klar, dass die alleinige Fokussierung auf die Schmerzbeseitigung zu kurz greift. In der bisherigen Behandlung der Patientin wurde offenbar die Problematik von Selbstwert, Attraktivität, Körperbild und Sexualität zu wenig beachtet. Sowohl die

Schmerzdarstellung als auch das schlechte Ansprechen auf die palliative Behandlung deuten darauf hin, dass Frau C. nicht nur unter Tumorschmerz, sondern auch unter somatoformen Schmerzen leidet, mit denen sie unbewusst-symbolisch ihre Gesamtsituation zum Ausdruck bringt. Patienten mit somatoformen und funktionellen Beschwerden fallen oft durch alle Raster des Gesundheitssystems (entweder organisch bedingte und damit »legitime« Beschwerden oder »nur« psychogene und damit »illegitime« Beschwerden). Bei Krebspatienten ist die psycho-somatische Simultandiagnostik (▶ Kap. 3) von besonderer Bedeutung. So wird neben dem ärztlich berechtigten und notwendigen Bemühen um eine ausreichende Analgesie die symbolische Wertigkeit berücksichtigt, die der Schmerz auch hat. Cicely Saunders hat deshalb früh den Begriff »total pain« geprägt. Es gibt, anders ausgedrückt, ein Leiden, das mit der medikamentösen Analgesie nicht verschwindet, sondern erst bewusst wird, wenn der körperliche Schmerz ausreichend behandelt ist.

Wichtig: Auch bei Tumorpatienten gilt als Behandlungsprinzip: Schmerzbewältigung vor Schmerzbeseitigung. Deshalb muss im Sinne eines »Sowohl-als-auch-Modells« das somatische Erklärungsmodell des Schmerzes in psychosomatischer Richtung erweitert werden (Henningsen, 2009). Deshalb ist diesem Buch dargestellte Simultandiagnostik in der Onkologie besonders wichtig.

Almut R.
Das »Sowohl-als-auch-Modell« erweist sich auch bei der Behandlung von Angststörungen als fruchtbar: Frau Almut R. klagt eine Woche vor einer Kernspintomografie über Herzklopfen. Sie hat von einem tunnelartigen Kanal geträumt, den sie schließlich über eine glatte Rutsche verlässt. Sie fragt sich, ob die Herzrhythmusstörungen mit ihrer Interferon-Behandlung oder aber mit dem unmittelbar bevorstehenden Auszug ihrer Tochter zusammenhängen könnten. Im Verlauf der psychotherapeutischen Stunde erinnert sie sich daran, wie sie bei ihrem eigenen Auszug aus dem Elternhaus unter Herzklopfen gelitten hat. Es gelingt ihr, die aktuelle Angst und das Herzklopfen als somatisches Korrelat in einen Zusammenhang mit der befürchteten Krankheits-Progredienz und mit einer frühen Trennungsproblematik zu bringen, die weit in ihre Jugend und Kindheit zurückreicht.

Es war Frau R. mit Hilfe der Psychotherapie möglich, das störende, angstbesetzte Symptom »Herzklopfen« sowohl in einen Zusammenhang mit der bevorstehenden Kernspin-Untersuchung als auch mit biografisch bedeutsamen Trennungssituationen zu bringen. Zusätzlich unterstützt der Psychotherapeut sie mit Entspannungsübungen (gestufte Aktiv-Hypnose) bei der Vorbereitung auf die Untersuchung und er begleitet sie zur Kernspin-Tomografie.

21 Coping zwischen sozialer Unterstützung und professioneller Therapie

Das englische Wort »Coping« wird oft auch im Deutschen als Synonym für Krankheitsverarbeitung gebraucht. Dieses Konzept stammt aus der psychologischen Stressforschung und umfasst einen Reflexionsprozess der Patientin, der über weite Strecken unbewusst abläuft. In vielen Situationen kann es eine Hilfe sein, diesen Reflexionsprozess im therapeutischen Gespräch bewusst und explizit zu machen und damit zu klären, wo eigene Coping-Ressourcen des Patienten liegen und wo er Unterstützung durch die Umgebung oder durch Ärztinnen, Psychologen und Pflegekräfte braucht. Beispiele für Reflexionsfragen sind:

- *Problemorientiertes Coping:* Worin besteht ein bestimmtes Problem und wie kann es gelöst werden? Das Problem kann aus verschiedenen Bereichen stammen (aufgeschobene Steuererklärung, Übelkeit, Inkontinenz, Hund muss zum Tierarzt gebracht werden, Konflikt mit der Partnerin über Kindererziehung ...)
- *Emotionsorientiertes Coping:* Welche gefühlsmäßigen Resonanzen ruft die Erkrankung hervor (Angst vor dem Rezidiv, vor körperlichem Verfall, vor Verlust der Attraktivität und Potenz, Niedergeschlagenheit und Verzagtheit über die eigene Hilflosigkeit, entweder im Sinne einer Depression oder einer Demoralisierung, s. o.).

Mithilfe von ▶ Abb. 21.1 kann immer wieder überprüft werden, ob dem Coping des Patienten der Raum gelassen wird, der ihm zusteht (subsidiärer Umgang mit dem Coping) (Frick & Roser, 2009).

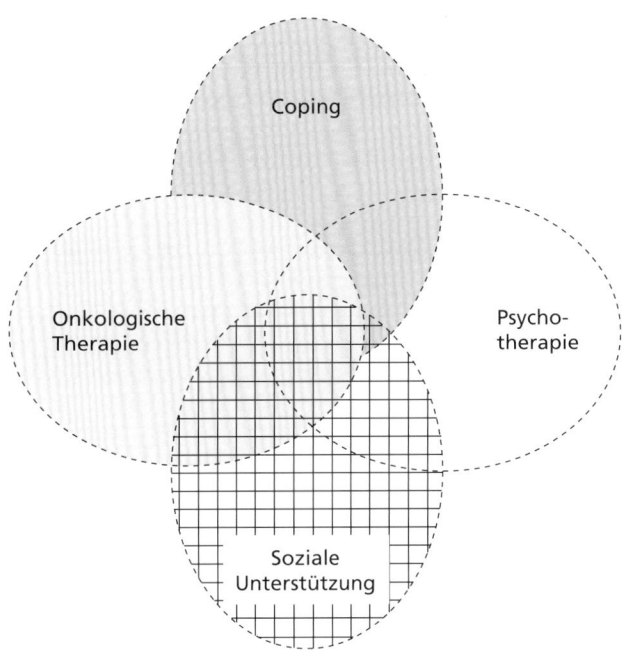

Abb. 21.1: Interaktives Schema der Krebsbehandlung: In jedem der vier Felder und in ihren Überschneidungs-Zonen ist der Patient als Interaktionspartner beteiligt, im Coping als »Hauptperson« der eigenen Krankheitsverarbeitung, die von der Umgebung mehr oder weniger respektiert wird. Das Schema dient der Reflexion darüber, ob der Patient in bestimmten Phasen vergessen, vernachlässigt, überbetreut, bevormundet wird usw.

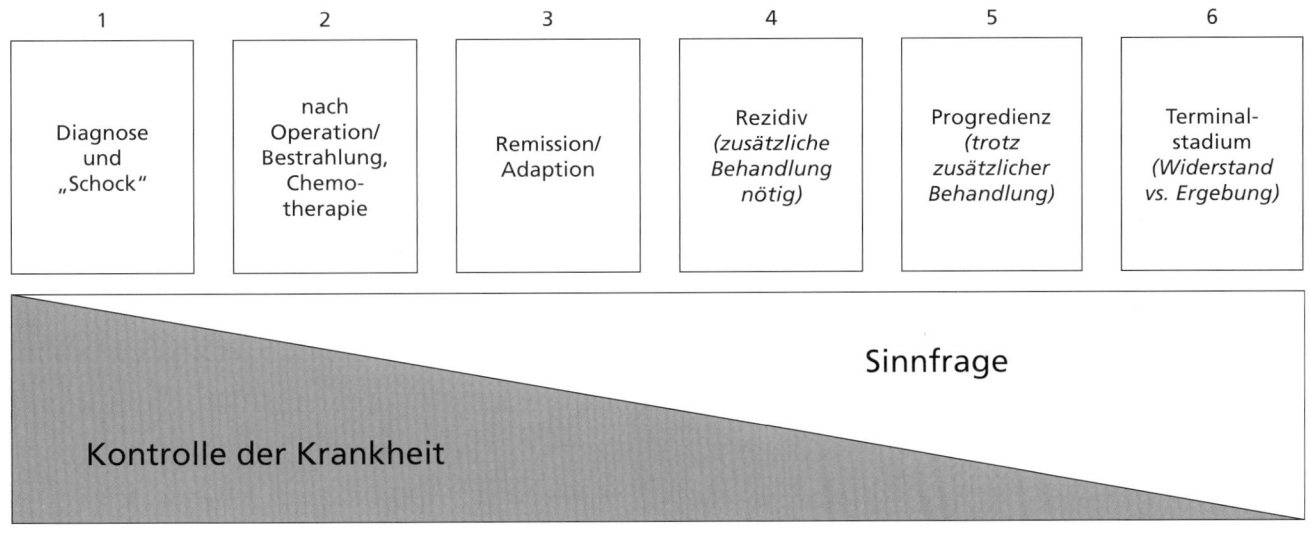

Abb. 21.2: Phasen des Krankheitsverlaufs und deren Verarbeitung

Schon zu Beginn des Krankheitsverlaufs meldet sich die Sinnfrage; sie steht allerdings gegenüber dem Ziel und der Zuversicht, die Krankheit zu bewältigen, ganz im Hintergrund. Im Verlauf der Krankheit und schließlich im Terminalstadium verhält es sich umgekehrt.

▶ Abb. 21.2 ähnelt onkologischen Schemata, in denen es um die Verhältnisbestimmung von kurativem und palliativem Therapieziel geht. Früher oder später, oft nach Jahren, kommt es zum Therapiezielwechsel: Behandlungsmaßnahmen dienen dann nicht mehr der Krankheits-Heilung (»to cure«), sondern der Symptomkontrolle, der Lebensqualität und der Krankheits-Akzeptanz (»to heal«) (Frick & Roser, 2009). Aber schon bei Diagnosestellung und bei günstiger Prognose am Behandlungsbeginn spielt *auch* das palliative Therapieprinzip eine Rolle, obwohl es nicht führend ist. Ebenso verhält es sich mit der Sinnfrage und dem spirituellen Coping: Beide werden umso wichtiger, je unrealistischer es wird, den Krankheitsprozess als solchen kurativ zu kontrollieren; beide dürfen jedoch keineswegs auf die palliative Situation am Ende des Lebens reduziert werden.

Die im Folgenden skizzierten sechs Phasen des Copings (Huber, 2008) sind idealtypische Vereinfachungen. Es sind Plateaus möglich, auf denen der Prozess für längere Zeit anhält, und Schleifen, die mehrmals durchlaufen werden (etwa Neubehandlung/sekundäre Remission nach Rezidiv oder Zweiterkrankung):

Phase 1: Der »Schock« nach Mitteilung der Verdachtsdiagnose und nach deren Bestätigung löst häufig akute Belastungsreaktionen mit ängstlich-depressiver Symptomatik aus. Eigene und fremde Bewältigungsressourcen werden mobilisiert, insbesondere ärztliche Hilfe. Die partielle Verleugnung als wichtigster Coping- und Abwehrmechanismus führt zu einer Einengung der Lebensperspektiven, zur Anpassung an das medizinische Behandlungsmodell. Entschließt sich der Patient dazu, sich den vorgeschlagenen Behandlungen zu unterziehen, so nimmt er vorübergehende Beeinträchtigungen der Lebensqualität in Kauf und stellt eigene Pläne und Entwicklungen zurück.

Phase 2: Erholung von den onkologischen Interventionen (chirurgische Operationen, Bestrahlung, Chemotherapie oder hämatopoietische Transplantation) und Realisierung der Folgen: Umgang mit Amputationen von Organen, Haarausfall und anderen Beeinträchtigungen des Selbst- und Körperbildes. Wieder zunehmende Bedeutung von subjektiven Krankheitstheorien.

Phase 3: Versuch, in die Normalität zurückzukehren, oft mit einem erneuten Verleugnungs-Schub: mit Krankheit und Krankenhaus möglichst wenig zu tun haben wollen, Sich-Arrangieren mit den verbliebenen Krankheits- und Behandlungsfolgen, inneren und äußeren Narben. Allmähliche Normalisierung der Lebensqualität. Im Idealfall langjähriges Survivor-Plateau, das jedoch unter dem Damokles-Schwert der Wiedererkrankung steht (mehr oder minder bewusste Progredienz- und Rezidivangst).

Phase 4: Die Ängste bewahrheiten sich durch ein Rezidiv: Entscheidung für zusätzliche Belastungen durch onkologische Nachbehandlungen oder dagegen. Unter Umständen verstärkte Inanspruchnahme von paramedizinischen Neben-Behandlungen. Durch die vitale Bedrohung Erschütterung des bisherigen Copings und Reaktivierung der Abwehr.

Phase 5: Das Fehlschlagen des kurativen onkologischen Ansatzes, ggf. das Fortschreiten der Erkrankung trotz paramedizinischer Heilungsversuche verändert auch das Coping (stärker sinnorientiert/spirituell).

Phase 6: Das Terminalstadium ist vom Konflikt zwischen Widerstand und Ergebung, zwischen Kontrolle und Unterwerfung gekennzeichnet. In diesem Ringen um Akzeptanz spielen innere Arbeitsmodelle aus frühen Bindungserfahrungen eine wichtige Rolle. Die Sinnfrage und das spirituelle Coping sind oft zentral:

> »Religiosität und Spiritualität können im Kontext einer Krebserkrankung sowohl protektiven als auch belastenden Charakter haben. Zu den spirituellen und religiösen Problemen zählen der Verlust des Glaubens, Zweifel, Hoffnungslosigkeit und Sinnverlust sowie ausgeprägte Schuldgefühle, Ängste vor Verurteilung oder Bestrafung aufgrund religiöser Werte, Probleme der Krankheitsverarbeitung, Todesängste sowie ethische Konflikte im Krankenhaus«
> (Langer & Follmann, 2015).

22 Resilienz und Spiritualität

Resilienz (von lat. *resilire* = zurückspringen) ist die Fähigkeit eines gespannten und gedehnten Werkstoffes, in den Ausgangszustand zurückzukehren (▶ Abb. 22.1). Resilient sind z. B. Haut, Muskeln und Knochen, wenn sie entsprechend beansprucht werden, ohne zu reißen/zu brechen. Im übertragenen Sinne meint Resilienz die Belastbarkeit und Erholungsfähigkeit des psycho-somatischen Organismus, also eine Eigenschaft des einzelnen Menschen (Individuums). Der Gegenbegriff heißt »Vulnerabilität« (Verletzlichkeit).

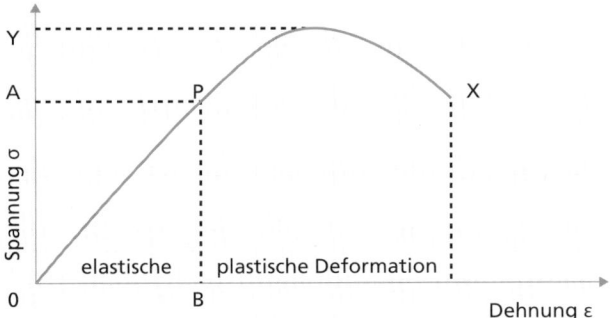

Abb. 22.1: Spannungs-/Dehnungs-Diagramm (Hookesches Gesetz). Das Resilienzmodul (Integral unter der Kurve bis Dehnung B) ist die maximale Energie, die ein Werkstoff speichern kann, ohne plastisch deformiert zu werden. Bei X bricht das Material.

Resilienz und Vulnerabilität stehen als innere Faktoren in einer Wechselwirkung mit äußeren Risiko-/Schutz-Faktoren: Wohnsituation, Armut/Reichtum, Bildungsstand, Herkunftsland etc. Resilienz ist die Fähigkeit einer Person, auch in Gegenwart von extremen Belastungsfaktoren und ungünstigen Lebenseinflüssen adaptiv und proaktiv zu handeln (Wittchen & Hoyer, 2011). Äußere Schutzfaktoren können resilienzsteigernd wirken:

- vertrauensvolle Beziehungen (»social support«), z. B. im familiären Kontext, eine gute Einbettung im Kreis der Gleichaltrigen,
- sichere Bindung (▶ Kap. 9),
- Fähigkeiten und Fertigkeiten sozialer und leistungsbezogener Art,
- gute soziale und sozioökonomische Rahmenbedingungen.

Cave: Der Resilienz-Begriff ist inzwischen dermaßen stark (positiv) aufgeladen (»Ich MUSS resilient sein!«), dass umgekehrt die Vulnerabilität als Schwäche und Versagen erlebt werden kann. Die Erinnerung an das Hookesche Gesetz kann hier helfen: Resilienz gibt es immer nur in einem bestimmten Bereich und so lange, wie es weder zur Ermüdung noch zum Brechen des Materials gekommen ist. Auf den Menschen angewandt: Resilienz und Vulnerabilität sind weder Verdienst noch Versagen, sondern Extreme eines Kontinuums.

Unter *Coping* (▶ Kap. 21) versteht man allgemein das Ausmaß, in dem Personen mit Schwierigkeiten und stressreichen Lebensereignissen umgehen und sie bewältigen können (Wittchen & Hoyer, 2011). In unserem Kontext meint Coping Bewältigungskompetenzen in der Krankheitsverarbeitung, die verschiedene kognitive, emotionale und handlungsbezogene Strategien und den Bewältigungsstil umfassen. Der Bewältigungsstil wird beeinflusst von der Resilienz und anderen Persönlichkeitsmerkmalen sowie von Voreinstellungen und Zuschreibungen in Bezug auf Krankheit und andere Belastungen, insbesondere durch die Kontrollattribution (»locus of health control«), d. h. die Überzeugung, dass ich selbst, andere oder das Schicksal die Situation kontrollieren.

Ein Teilbereich des Copings, der zur Resilienz beitragen kann, ist die *spirituelle Krankheitsverarbeitung*, die nach Pargament (2010) zwei Typen umfasst:

- »positiv«: Verbundenheit, Zusammenwirken mit Gott, Suche nach spiritueller Unterstützung und Vergebung
- »negativ«: Bestrafung durch Gott und Kampf mit ihm, Verlassenheit, Zweifel über die Existenz und die Hilfe Gottes

Die Begriffe »positiv« und »negativ« sollten nicht wertend, sondern beschreibend und entwicklungsoffen gebraucht werden. Aus dem religiösen und spirituellen Ringen kann Wachstum und eine in Krankheit und Krise gereifte Spiritualität entstehen (biblische Vorbilder sind die leidenden Figuren Hiob und Jesus). Das spirituelle Coping sollte unabhängig von der religiösen Bindung (z. B. einer Kirchenmitgliedschaft) erfasst werden. Andernfalls kann das Missverständnis entstehen, dass agnostisch oder atheistisch eingestellte Menschen über keine spirituellen Coping-Ressourcen verfügen. In Anbetracht der weltweiten Migration ist besonders im Bereich der Spiritualität die Kultursensibilität von zunehmender Bedeutung.

Podcast: Yesim Erim

Büssing unterscheidet drei Faktoren des spirituellen Copings (Büssing, 2011):

1. *Vertrauen in höhere Führung:* betont emotionale, intrinsische Religiosität, Ehrfurcht und Dankbarkeit
2. *Suche nach Rückbindung/Zugang:* kognitive, emotionale und verhaltensbestimmte Einstellungen (im Sinne einer existenzialistischen, säkularen Suchbewegung)
3. *Reflexion:* positive Krankheitsinterpretation (der Krankheit wird Sinn/Bedeutung zugeschrieben)

Die Möglichkeit, spirituelle Bedürfnisse zu befriedigen, ist ein Teil der spirituellen Krankheitsverarbeitung und beginnt damit, dass über diese Bedürfnisse gesprochen werden kann. Im klinischen Kontext ist hierzu selten Gelegenheit. Wird jedoch danach gefragt, äußern sich viele Patientinnen und Patienten gern dazu (z. B. im Rahmen einer Notfallambulanz: Frick et al., 2021). Auch bei den spirituellen Bedürfnissen ist auf eine möglichst offene, weder religiös noch konfessionell festlegende Sprache zu achten (siehe den untenstehenden Kasten »Typen spiritueller Bedürfnisse«).

Typen spiritueller Bedürfnisse (aus Frick et al., 2021)

1. *Religiöse Bedürfnisse:* selbst beten, mit jemandem beten, dass jemand für einen betet, an einer religiösen Feier teilnehmen, Lesen von spirituellen/religiösen Büchern, sich an eine höhere Präsenz wenden (Gott, Engel usw.)
2. *Existenzielle Bedürfnisse:* ungelöste Dinge aus dem Leben klären, einen Sinn in der Situation sehen, mit jemandem die Fragen nach dem Sinn des Lebens ansprechen, mit jemandem über die Möglichkeit eines Lebens nach dem Tod sprechen, jemandem aus einem bestimmten Abschnitt des Lebens vergeben, eigene Vergebung
3. *Bedürfnisse nach innerem Frieden:* an Orten der Ruhe und des Friedens verweilen, in die Schönheit der Natur eintauchen, inneren Frieden finden, mit jemandem über Ängste und Sorgen sprechen
4. *Bedürfnisse nach Generativität:* etwas von sich verschenken, jemandem Trost spenden, Lebenserfahrung weitergeben, Gewissheit haben, dass das eigene Leben sinn- und wertvoll ist/war

Im klinischen Alltag werden kranke Menschen selten von sich aus auf ihre spirituelle Orientierung zu sprechen kommen. Ein wichtiger Türöffner, der deshalb proaktiv angeboten werden sollte, ist eine kurze spirituelle Anamnese, z. B. nach dem SPIR-Modell (Frick et al., 2021). Die Abkürzung SPIR ist ein Akronym für die vier Bereiche, die im Anamnese-Interview berücksichtigt werden sollten:

Spirituelle Anamnese nach dem SPIR-Modell

S (Spiritualität): »Sind Sie im weitesten Sinne des Wortes ein gläubiger (religiöser/spiritueller) Mensch?«
P (Platz): »Welchen Platz haben diese Überzeugungen in Ihrem Leben, in der Krankheitsverarbeitung?«
I (Integration): »Teilen Sie diese Überzeugung mit anderen, gehören Sie einer entsprechenden Gruppe an?«
R (Rolle): »Wie soll ich als Ihre Ärztin mit Ihren spirituellen/existenziellen/religiösen Bedürfnissen umgehen?«

Bedeutsamer als die erfragten Informationen ist der Interventionseffekt der Anamnese, mit der dem kranken Menschen signalisiert wird: Hier darf über Spiritualität als mögliche Ressource gesprochen werden, ohne dass eine Vereinnahmung geschieht, ohne dass diesbezügliche Mitteilungen ironisiert oder bagatellisiert werden (»Grüne-Ampel-Effekt«).

Der Begriff *Ressource* (Kraft-Quelle) ist doppeldeutig: Er meint sowohl den Rückgriff auf externe Schutzfaktoren als auch auf die individuelle Resilienz. Nach Flückiger und Beesdo-Baum (2020b) lassen sich 24 Charakterstärken abbilden, die in sechs Tugenden als Sekundärfaktoren zusammengefasst sind:

Charakterstärken und Tugenden in der Ressourcen-Aktivierung (Flückiger & Beesdo-Baum, 2020b)

1. Weisheit und Wissen (Charakterstärken: Kreativität, Neugier, Urteilsvermögen, Liebe zum Lernen, Weisheit)
2. Mut (Charakterstärken: Authentizität, Tapferkeit, Ausdauer, Enthusiasmus)
3. Menschlichkeit (Charakterstärken: Freundlichkeit, Bindungsfähigkeit, soziale Intelligenz)
4. Gerechtigkeit (Charakterstärken: Fairness, Führungsvermögen, Teamwork)
5. Mäßigung (Charakterstärken: Vergebungsbereitschaft, Bescheidenheit, Vorsicht, Selbstregulation)
6. Transzendenz (Charakterstärken: Sinn für das Schöne, Dankbarkeit, Hoffnung, Humor, Spiritualität)

Im klinischen Alltag wichtig: Wenn kranke Menschen keinen Sinn (mehr) in ihrem Leben sehen, kann dies zu einem Demoralisierungssyndrom führen. Demoralisierung muss von der Depression unterschieden werden (▶ Kap. 11). Therapeutische Interventionen zielen auf die spirituelle Krise in schwerer Krankheit und helfen dabei, diese zu bewältigen.

Wie weiter mit der Psychosomatik? Ein Ausblick

Ist am Ende dieses Buches scheinbar alles gesagt über die Psychosomatik und die Psychotherapie? Über die Geschichte(n) und über Behandlungen? Auf engem Raum lässt sich das Fachgebiet nur in Auszügen und mit bewusst beleuchteten Foki erfassen. Einige Themen konnten wir hier nur streifen. Dennoch hoffen wir, dass es Ihnen auf Ihrem Weg zu einem psychosomatischen Verständnis geholfen und Sie zu neuen Gedanken angeregt hat.

Und was ist eigentlich mit unserer Frau Nowak? Ist sie geheilt? Oft dauern psychosomatische Behandlungen und psychotherapeutische Prozesse länger und sind dabei Schwankungen unterworfen. Patientinnen sind häufig enttäuscht, wenn sie den ersten Rückschlag erleben. Oft bleibt es nicht bei einem. Dennoch wird ihr die Behandlung eine äußere Struktur verschaffen, wo innen etwas fehlt oder sich gerade noch bildet. In diesem zweiten Prozess wird sie von ihrer Therapeutin unterstützt werden. Weil sie motiviert ist und gut mit ihrer Therapeutin auskommt, kann sie so mittelfristig ihre Symptome verbessern oder sogar beseitigen. Daneben wird sie viel über sich und über innere und äußere Konflikte lernen.

Aber wie geht es jetzt weiter? Mit Ihnen und auch mit uns? Das Fachgebiet der Psychosomatik war immer wieder großen Veränderungen unterworfen. Ganz grundlegende Veränderungen im Denken und Handeln können Sie beispielsweise im Kapitel über die Geschichte des Faches (▶ Kap. 1) noch einmal nachlesen. Diese Entwicklung ist sicherlich nicht abgeschlossen. Wissenschaftlich sind die Domänen von Körper und Geist häufig immer noch ganz getrennt. Eine Frage, die uns von Anbeginn der Zeit beschäftigt, ist: Wo befindet sich eigentlich die Seele? Wo die Psyche? Wir gehen heute davon aus, dass psychische Prozesse im Gehirn zumindest messbar sind. Vielleicht ist es nur eine Frage der Zeit, bis wir solche Prozesse besser darstellen und nachvollziehen können.

Eine aufstrebende Theorie, die eine neue Grundlage für ein eher neurobiologisches Verständnis funktioneller Körperbeschwerden liefert, ist das Konzept des »Predictive Processing«.

🔊 Podcast: Peter Henningsen

»Man stellt sich das Gehirn nicht mehr als rein passive Informationsverarbeitungsmaschine vor, sondern als ein aktives, ständig Vorhersagen (»predictions«) mit tatsächlichen Sinnesreizen vergleichendes Organ, das Schlussbildungen vornimmt. Also ich habe bestimmte Reize, ich habe eine bestimmte Vorhersage und aus der Kombination schließe ich beispielsweise: Da ist eine rote Kachel da draußen und nicht eine rote Mütze. Dieses Modell ist insofern interessant, weil es den ständig bedeutungserteilenden Prozess eines Gehirns beschreibt, das eben nicht passiv ist, sondern aktiv. Vorhersagen zu machen, heißt ja auch, Bedeutungen der Umwelt zuzuschreiben, und damit ist es voll kompatibel mit einer eher psychologischen Beschreibungsweise der Person. Es bringt im Prozess der Wahrnehmung biologische und psychosoziale Faktoren unmittelbar zusammen. Es ist nicht wie in alten sozusagen »Bottom-up«-Modellen der Wahrnehmung erst der Sinnesreiz, der dann sekundär ein bisschen psychologisch verändert wird. Das macht dieses Predictive-Processing-Modell so interessant für eine Konzeption von Störungen des verkörperten Selbst.«
Peter Henningsen

Durch Voranschreiten technischer Entwicklungen verändern sich auch die Möglichkeiten und gesellschaftlichen Erwartungen an psychosomatische und psychotherapeutische Behandlungen. Internet- und mobilbasierte Interventionen (IMI) stellen eine zunehmend an Bedeutung gewinnende Sparte dar. Die Zukunft könnte eine »Blended Therapy« hervorbringen, in der ganz selbstverständlich Apps und andere Onlineinterventionen mit Präsenztherapie verbunden werden. Ob IMIs eine Konkurrenz zur herkömmlichen Therapie darstellen oder sinnvoll Behandlungslücken füllen und Synergien entstehen, ist noch nicht klar. Auch andere technische Entwicklungen, wie z. B. der Bereich Virtual Reality, bieten neue Möglichkeiten. Was vielleicht bleiben wird, ist das Bedürfnis der Menschen nach »analogen« Beziehungen. Auch in psychotherapeutischen Kontexten.

🔊 Podcast: Stephan Zipfel

»Was ich sehr faszinierend finde, ist die Entwicklung eines Selbstavatars. Dieser kann nicht nur gedreht werden, sondern sich auch bewegen. Wenn Patientinnen sich dann mit ihrem Abbild konfrontieren, welches dann verschieden gemorpht, also verändert wird, dann kann man an der Stelle schon mit einer psychotherapeutischen und einer technischen Herangehensweise eine Heranführung an diese Veränderung auch als therapeutische Schritte initiieren.«
Stephan Zipfel

Am Ende dieses Buches wollen wir Sie, liebe Leserinnen und Leser, fragen: Wie wollen Sie die Psychosomatik in Ihre ärztliche und psychotherapeutische Praxis integrieren?

Wie andere Gebiete der Medizin und Psychologie ist auch unser Gebiet immer abhängig von aktuellen Bedingungen und Entwicklungen. Ähnlich wie eine Therapie sind auch ihre Rahmenbedingungen im stetigen Prozess.

Eine solche Entwicklung lässt sich in der Debatte um Ätiologie und Behandlung des Post-COVID-Syndroms nachvollziehen. Aus psychosomatischer Sicht geht es hier enttäuschend dualistisch zu. Ganz wie früher. Dabei zeigen die wenigen qualitativ hochwertigen Studien, die es zu Behandlungsansätzen gibt, dass strukturierte Psychotherapie Abhilfe schafft. In den diversen öffentlich geführten Debatten zeigt sich leider immer wieder die Abwertung und Stigmatisierung psychosomatischer Beschwerden als »eingebildet«. Somatische serologische Befunde wurden dabei mit dem Ernstnehmen körperlichen Leids gleichgesetzt. Auch hier gibt es also noch viel zu tun für die Psychosomatik. Eine Reduktion des Stigmas kann Patienten helfen, schneller in eine geeignete Behandlung zu kommen, Unterstützung zu erfahren und, unabhängig vom Vorhandensein somatischer Befunde, ernst genommen zu werden.

In vielen Leitlinien überwiegend somatischer Erkrankungen wird mittlerweile sehr selbstverständlich die Durchführung von Psychotherapie als ein zentraler Behandlungsbaustein empfohlen. Die Psychokardiologie (▶ Kap. 19) ist ein Fachgebiet, das diese Haltung bereits vereint. Andererseits gehört zu einer integrierten Medizin des Sowohl-als-auch und der Simultandiagnostik, wie wir sie in ▶ Kap. 3 beschrieben haben, auch unbedingt der somatische Aspekt.

> ### 🔊 Podcast: Christiane Waller
>
>
> *»Wir können die Depression und ihre Auswirkungen zwar über die Zeit verstehen, aber spannend wird es sein, und das ist auch mein Forschungsgebiet, das biologisch zu erklären. Die Depression muss ja biologisch wirksam sein, damit sie ganz klar am Koronargefäß zu einer Verkalkung führen kann – und dazu gibt es noch kein Modell, was in die Klinik Einzug gehalten hat. Das hören meine psychosomatischen Kollegen vielleicht nicht so gerne, aber wir müssen auch so weit denken, dass wir die Mechanismen kennen und pharmakologische Ansätze haben, um die KHK [koronare Herzkrankheit] zu verhindern. Psychotherapie alleine verbessert zwar die Depression, aber den Nachweis haben wir noch nicht ausreichend geführt, dass sich die koronare Herzkrankheit dadurch verbessert und der Prozess aufgehalten wird. Da braucht es noch viel mehr Forschung und wir sollten auch den Blick nicht verschließen, das biologische Verständnis dafür zu entwickeln und daran zu forschen. Denn das führt dazu, dass unsere Arbeit immer mehr auch als Wechselwirkungsmedizin in der Organmedizin ankommt. Dass es nicht etwas Gefühltes, Emotionales, Geistiges ist, sondern dass das knallharte Medizin ist, die wir da machen, und auch etwas ausrichten mit unseren Interventionen.«*
> Christiane Waller

Die Arbeit an der Neufassung dieses Lehrbuches umspannte die gesamte Zeit der COVID-Pandemie. Diese Einflüsse können Sie in den Podcasts hören und sicher auch in unseren Lehrtexten herauslesen. Die Bedeutung psychosozialer Einflussfaktoren auf die Gesundheit wurde uns allen durch Social Distancing, Masken, Isolation und die wabernde Bedrohung durch etwas zunächst Unbekanntes sehr deutlich. Dass dies nicht sofort zu einer gesellschaftlichen Umstrukturierung führt, mag ernüchternd, aber gleichzeitig ziemlich beruhigend sein. Die menschliche Natur sorgt für eine erstaunliche Anpassungsfähigkeit. Der Mensch ist ein soziales Wesen und es ist ermutigend, dass wir unsere Bedürfnisse nach Bindung und Beziehung nicht einfach über Bord werfen können.

Dennoch kann der psychosomatische Blick auch durch eigene Erfahrungen, wie wir sie alle auf die eine oder andere Art gemacht haben, geschärft werden. Besonders die Veränderung des Arbeitsplatzes durch die pandemischen Bedingungen birgt wichtige Impulse für unsere Zeit. Arbeit kann Belastung, aber auch Ressource sein, gerade Letzteres ist vielen von uns nach der Pandemie viel klarer geworden als es vorher war.

> ### 🔊 Podcast: Harald Gündel
>
>
> *»Thema Arbeit und Gesundheit. Wir untersuchen gerade die Möglichkeit, ob in einem Betrieb, unabhängig vom Angebot niedergelassener Psychotherapeuten, eine Erstberatung und eine Kurzzeittherapie möglich ist. Der Psychosomatiker geht also hin und wartet nicht, bis der Patient kommt. Dies kann zu einer Verminderung der seelischen Belastung und zu einer Verminderung von Arbeitsunfähigkeitstagen führen.*
>
> *Und das Zweite ist das Thema Emotionalität. Hat das einen Einfluss auf biologische Prozesse? Oder: Inwiefern macht es Sinn, Menschen am Arbeitsplatz zu schulen, mit ihren Emotionen bewusster umzugehen, sensibler wahrzunehmen und gezielt zu reagieren? Das für die eigene Selbststeuerung zu nutzen. Ist das für die Betreffenden und das Team lohnenswert?«*
> Harald Gündel

Auch für die Psychosomatik, Klinische Psychologie und die Psychotherapie sind solche gesellschaftlichen Themen wichtig zu betrachten und in die Entwicklung des Faches – und vor allem in die Entwicklung der einzelnen ärztlichen, psychologischen und psychotherapeutischen Persönlichkeiten, die wir hoffentlich ein wenig begleiten durften – miteinzubeziehen.

Wir wünschen Ihnen die Lust darauf, jeden Kontakt mit einem Menschen wie eine Geschichte zu verstehen. Freud wunderte sich, dass sich seine Krankengeschichten wie Novellen lesen. Narrative Medizin. Neugier. Man findet nur das, was man sucht. Wir wünschen Ihnen viel Freude auf Ihrem weiteren Weg mit und durch die Psychosomatik, Klinische Psychologie und Psychotherapie.

Anhang

1 Tabelle: Anamnesestruktur

	Beschreibung	Hinweis
Vorstellung, Begrüßung	Who is who? Rahmenbedingungen werden geklärt.	Erster Eindruck entscheidet bereits viel bezüglich der gegenseitigen Einstellung.
Schaffen einer günstigen Gesprächssituation	Schaffung eines günstigen Klimas für die Anamnese. Wer sollte beim Gespräch dabei sein? Sind die räumlichen Bedingungen passend? Deklaration des zeitlichen Rahmens.	Rahmenschaffung muss stets situationsgerecht angepasst sein.
Landkarte der Beschwerden	Überblick, Inventar der aktuellen Anliegen des Patienten: Kurzes, übersichtsartiges Erfassen aller wichtigen Probleme, noch ohne ins Detail zu gehen, Erstellen einer Art To-do-Liste für die Konsultation.	Übersicht über die Anzahl und Art der Probleme und Anliegen, Festlegen von Prioritäten.
Jetziges Leiden	Fokus auf den jetzigen Konsultationsanlass, das aktuelle gesundheitliche Hauptanliegen: Exploration, u. a. anhand der acht Dimensionen, bezweckt nuanciertes Verständnis der Hauptproblematik.	Die acht Dimensionen sind: 1. zeitlicher Ablauf des Symptoms 2. Qualität 3. Intensität 4. Lokalisation und Ausstrahlung 5. Begleitzeichen 6. modulierende Faktoren 7. situative Umstände/Auswirkungen 8. Krankheitsmodell.
Persönliche Anamnese	Gesundheitsgeschichte: Wann, wo, welches gesundheitliche Problem gehabt (Krankheiten, Operationen, Unfälle, Klinikaufenthalte)?	Chronologische Auflistung des individuellen krankheitsgeschichtlichen Hintergrunds. Im Anschluss mit vorhandenen Akten vergleichen und vervollständigen.
Familienanamnese	Gesundheitsstammbaum; Information bezüglich hereditärer oder milieumäßiger Dispositionen.	Gemäß Checklisten internistischer Anamnesebögen.
Psychosoziale Anamnese	Kernbereiche: a) Aktuelle psychosoziale Situation Biografische, psychosoziale Anamnese: b) Ursprungsfamilie c) Lebensanfang d) Kindheitsphase e) Vorschulalter f) Kindergarten und Schulzeit g) Pubertät, Adoleszenz h) Ausbildung, berufliche Entwicklung, Karriere i) Militärdienst j) Partnerschaft, Gründung einer Familie, Kinder k) Prägende Lebensereignisse.	Erfassung aktueller Stressoren, aber auch Ressourcen. Wichtige Informationen für die Krankschreibung oder Bedarf an zusätzlicher Unterstützung. Bis zum 3.–4. Lebensjahr sind Erinnerungen nur im prozeduralen impliziten Gedächtnis gespeichert. Das Erzählte ist demnach die Wiedergabe der Beschreibung von Dritten (Eltern, Geschwister). Ab dem 3.–4. Lebensjahr hat sich ein episodisch-deklaratives Gedächtnis gebildet. Ab dann können Erinnerungen zu einzelnen Ereignissen gebildet und später beschrieben werden. Je nach Bindungsstil können Erinnerungen an die Kindheit unterschiedlich differenziert sein. Ein großer Teil der schwerwiegenden psychischen und psychosomatischen Probleme, die später oft zur Invalidität führen, manifestiert sich bereits in der Kindheit und Jugend. Hinweise über Grundbedürfnisse als Erwachsener: • Bindung/Zugehörigkeit/Beziehung • Orientierung/Kontrolle/Überblick/Sinn • Spaß/Freude/Lust/Unlustvermeidung • Selbstwerterhöhung/-erhalt Wichtige Informationen, wie es zu den aktuellen Belastungen, Stressoren und Konflikte gekommen ist.

Anhang

	Beschreibung	Hinweis
		Wichtige Informationen zu Ressourcen und Resilienzfaktoren.
Systemanamnese	Systematisches Komplettieren des allg. körperlichen Gesundheitsbildes gemäß Organsystemlogik und Gesundheitsförderung.	Gemäß Checklisten internistischer Anamnesebögen. Screening bezüglich sexueller Gesundheit. Ansprechen der Gesundheitsförderung, Identifikation von Risikoverhalten. Identifikation von kognitiven Beeinträchtigungen (Demenz).
Fragen des Patienten	Rückversicherung: Check, ob alle Erwartungen erfasst sind, nichts vergessen wurde.	Spricht nochmals an, sich einzubringen und damit auch, Mitverantwortung zu übernehmen.
Plan und Perspektive	Information zu den erhobenen Symptomen und Befunden vermitteln, Absprachen zu den nächsten Schritten bezüglich Diagnose, Abklärung und Therapie. Aufbringen von Fragen zur Gesundheitsförderung. Skizzieren einer Perspektive.	Wichtiger Konsensschritt für den Behandlungsauftrag, die Einwilligung zu Eingriffen und das weitere Arbeitsbündnis. Berücksichtigung des (oft unausgesprochenen) Krankheitsmodells.

2 Tabelle: Fragetechnik

Gesprächsimpuls	Beispiele	Vorteile	Gefahren	Vorkommen
1. Geschlossene Frage (z. B. Ja/Nein-Fragen)	»Sind Sie gegen FSME geimpft?« »Haben Sie Schmerzen beim Wasserlassen?« »Sind Sie vor Kurzem im Ausland gewesen?«	Gezielter Informationsgewinn. Wirkt u. U. bei ausuferndem Erzählstil strukturierend.	Wirkt schnell verhörartig. Patient hat nur eine passiv-reagierende, unmündige Gesprächsrolle. Man erfährt nur, wonach man fragt. »Geschlossene Fragen verschließen den Mund des Patienten.«	Gezielt angebracht, z. B. bei der Systemanamnese und bei der problemorientierten Differenzialdiagnostik (= Arzt-zentrierte Anamneseteile).
2. Offene Frage (enthält oft das Fragepronomen »wie«)	»Wie würden Sie Ihre Beschwerden beschreiben?« »Wie muss ich mir Ihr familiäres Umfeld vorstellen?« »Können Sie mir schildern, wie ...?«	Offene Fragen öffnen den Mund des Patienten. Bringt »Original-Info«, Patient setzt inhaltliche Schwerpunkte selbst, Gesprächsstil wirkt beziehungsfördernd, Informationsaustausch auf Augenhöhe. Man gewinnt Zusatzkenntnisse über den Persönlichkeitsstil des Patienten.	Bei Patienten mit Schwierigkeiten hinsichtlich Priorisierungen besteht u. U. Gefahr, auf »Nebengleise« zu kommen. Offene Fragen erfordern zunächst mehr Zeit, liefern aber letztendlich mehr Informationen.	Zweckmäßig zur Gesprächseröffnung, wichtig bei jetzigem Leiden, Standardfragetyp für die psychosoziale Anamnese und für Perspektiven und Pläne (= Patientenzentrierte Anamneseteile).
3. Suggestivfrage	»Ich habe den Eindruck, Sie haben kein einfaches Elternhaus gehabt, trifft das zu?« »Sie waren sicher traurig, als Ihre Stiefmutter starb?« »Trinken Sie denn den Alkohol vor allem zur Beruhigung?«	Kann als »Ich-Botschaft« Gespräch in Gang bringen. Wenn Suggestion effektiv zutreffend ist, zeugt das als Signal davon, dass Verständnis da ist. Kann hilfreich sein, um Gefühle des Patienten ansprechen zu können. Fragt u. U. auch nach Lücken und Unausgesprochenem.	Erzeugt Antwort-Informationen nach Gesichtspunkten des Befragers. Kann sehr schnell Zerrbilder oder Falschinformationen bewirken!	Nur absolut gezielt und »therapeutisch« bewusst einsetzen.
4. Doppel- und Mehrfachfrage (z. B. Alternativketten)	»Was war Ihr Vater für Sie, war er denn häufig zuhause?« »Ist es eher ein brennender, stechender oder ein dumpfer Schmerz?«	Auswahlantworten möglich, wirkt semistrukturierend, lässt dem Patienten die Auswahl, worauf er eingehen möchte. Für differenzial-diagnostische Überlegungen manchmal hilfreich.	Kann verwirrend wirken, vielfach erhält man nur auf *einen* der Frageteile Antwort.	Nur gezielt und bewusst anwenden.
5. Zirkuläre Frage (Spezialtyp der offenen Frage)	»Was denken Sie, was würde Ihre Frau zu diesem Thema sagen?« »Wie würden Ihre Kinder Ihre Situation schildern?«	Fordert den Patienten auf, Außenperspektive einzunehmen und Dinge einzuflechten, welche bei der direkten Anfrage an seine Person ev. nicht benannt würden. Eröffnet Einblick ins soziale System.	Meist impliziert diese Art von Frage bereits eine Hypothese des Interviewers. Erfordert die Fähigkeit des Interviewers, auf soziale Themen adäquat zu reagieren.	Eleganter Türöffner für eine thematische Ausweitung des Gespräches auf den psychosozialen Kontext.

3 Tabelle: ICD-11-Klassifikation

Übergeordnete Gruppe I	Übergeordnete Gruppe II	Nr. ICD-11	Name	Definition
Affektive Störungen				• Bipolare oder unipolare depressive Verläufe • Episoden durch Art und zeitlichen Verlauf definiert • Stimmungslagen sind depressiv, (hypo-)manisch, gemischt
	Depressive Störungen			• Depressive Stimmung oder Freudlosigkeit • Deutliche Einschränkung in Kognition und im Verhalten • Neurovegetative Symptome • Ausschluss: Hinweise auf manische Episode
		6A70	Einzelne depressive Episode	• Beschwerden wie oben • Auftreten fast jeden Tag über einen Zeitraum von mindestens zwei Wochen
		6A71	Rezidivierende depressive Störung	• Mindestens zwei depressive Episoden über jeweils mindestens mehrere Monate • Ausschluss: Hinweis auf bipolaren Verlauf
		6A72	Dysthyme Störung	• Depressive Episode geringerer Ausprägung über mindestens zwei Jahre • Beschwerden die meiste Zeit des Tages an mehr als der Hälfte der Tage • Kein Zeitraum über zwei Wochen, der für Diagnose einer depressiven Episode ausreicht • Keine Vorgeschichte mit manischen Episoden
		6A73	Gemischte depressive und Angststörung	• Mindestens zwei Wochen lang an mehreren Tagen sowohl depressive als auch Angstsymptome • Einzelbeschwerden erfüllen nicht die Kriterien einer depressiven oder Angststörung • Erheblicher Leidensdruck und Einschränkungen in den Bereichen des täglichen Lebens
		GA34.41	Prämenstruelle dysphorische Störung	• Ein Jahr lang über die meisten Zyklen • Einschränkungen der Stimmung, körperliche oder kognitive Beschwerden kurz vor Einsetzen der Periode • Symptome klingen innerhalb einer Woche nach Auftreten ab • Signifikante Einschränkung durch die Beschwerden
	Angst- und furchtbezogene Störungen			• Übermäßige Furcht und Angst mit einhergehender Verhaltensstörung • Unterscheidung: Furcht ist Reaktion auf erlebte Bedrohung; Angst bezieht sich auf die Zukunft • Lösen Beeinträchtigung und Leid aus • Einteilung erfolgt nach Inhalt der Befürchtungen und auslösender Situation
		6B00	Generalisierte Angststörung	• Mindestens mehrere Monate • »Freischwebende Angst« • Besorgnis bezieht sich auf mehrere Bereiche des Lebens, z. B. Familie, Gesundheit oder Beruf • Angstsymptome wie Verspannung, Reizbarkeit, Schlafstörung u. a. • Erhebliche Beeinträchtigung durch die Symptome • Ausschluss: Die Beschwerden sind nicht durch eine andere Störung erklärt

3 Tabelle: ICD-11-Klassifikation

Übergeordnete Gruppe I	Übergeordnete Gruppe II	Nr. ICD-11	Name	Definition
		6B01	Panikstörung	• Wiederkehrende unvorhersehbare Panikattacken (= Episoden intensiver Angst mit charakteristischen Symptomen, die v. a. das Herz-Kreislaufsystem betreffen) • Angst vor Wiederauftreten der Attacken • Verhaltensweisen, die der Verhinderung oder Vermeidung der Attacken dienen und die zu deutlicher Beeinträchtigung in verschiedenen Lebensbereichen führen
		6B02	Agoraphobie	• Angst oder Beklemmung in Situationen, in denen die Flucht schwierig ist bzw. es schwierig sein kann, Hilfe zu bekommen (wie z. B. in öffentlichen Verkehrsmitteln oder anderen Situationen mit Menschenmengen) • Angst vor der Situation und der eigenen Reaktion in dieser (z. B. Panikattacke) • Die Situationen werden vermieden, nur in Begleitung oder unter schwerster Angst ertragen • Die Beschwerden halten mehrere Monate an und führen zu erheblicher Beeinträchtigung
		6B03	Spezifische Phobie	• Übermäßige Angst, die an bestimmte Objekte oder Situationen geknüpft und unangemessen gegenüber der tatsächlichen Bedrohung ist • Die Situationen werden vermieden, nur in Begleitung oder unter schwerster Angst ertragen • Die Beschwerden halten mehrere Monate an und führen zu erheblicher Beeinträchtigung
		6B04	Soziale Angststörung	• Übermäßige Angst vor negativer Bewertung in einer oder mehreren sozialen Situationen, z. B. bei Unterhaltungen oder Vorträgen • Die Situationen werden vermieden oder unter schwerster Angst ertragen • Die Beschwerden halten mehrere Monate an und führen zu erheblicher Beeinträchtigung
		6B05	Trennungsangststörung	• Ausgeprägte Angst vor der Trennung von bestimmten Bezugspersonen (bei Kindern v. a. Eltern, bei Erwachsenen v. a. Partner) • Sorge, der Person könne etwas zustoßen • Vermeidung von Trennungssituationen • Beschwerden über mehrere Monate und erhebliche Beeinträchtigung
Zwangsstörungen und verwandte Störungen			Zwangsstörungen	• Gruppe von Verhaltensweisen, bei denen eine ätiologische Nähe vermutet wird • Kognitive Phänomene (z. B. Zwangsgedanken) gemeinsam mit verwandten Verhaltensweisen • Erhebliche Beeinträchtigung durch Symptome
		6B20	Zwangsstörungen	• Anhaltende Zwänge und/oder Zwangshandlungen • Zwangsvorstellungen: sich wiederholende und anhaltende Gedanken, Bilder oder Impulse, die aufdringlich und unerwünscht sind und mit Ängsten einhergehen • Versuch der Unterdrückung der Zwangsvorstellungen durch Zwangshandlungen: sich wiederholende Verhaltensweisen nach starren Regeln oder zur Erlangung eines Gefühls der »Vollständigkeit« • Zwangsvorstellungen und Zwänge sind zeitaufwendig (z. B. mehr als eine Stunde pro Tag) oder führen zu erheblichem Leidensdruck oder zu erheblichen Beeinträchtigungen in wichtigen Funktionsbereichen
		6B21	Körperdysmorphe Störung	• Anhaltende Beschäftigung mit einem oder mehreren wahrgenommenen subjektiven Mängeln im äußeren Erscheinungsbild, die für andere kaum oder nicht ersichtlich sind • Exzessive Beschäftigung mit dem Makel und ausgiebige Bestrebungen, diesen zu verändern oder zu verbergen • Erheblicher Leidensdruck, Beeinträchtigungen in wichtigen Funktionsbereichen

Anhang

Übergeordnete Gruppe I	Übergeordnete Gruppe II	Nr. ICD-11	Name	Definition
		6B23	Hypochondrie	• Ständige Sorge, schwer oder lebensbedrohlich erkrankt zu sein • Exzessive gesundheitsbezogene Verhaltensweisen (z. B. häufige Arztbesuche) oder maladaptive Vermeidung (z. B. Vermeidung von Arztbesuchen) • Erheblicher Leidensdruck und erhebliche Beeinträchtigungen in wichtigen Funktionsbereichen
Störungen, die spezifisch stressassoziiert sind				• Direkter Zusammenhang zu einem oder mehreren traumatischen oder negativen Ereignissen • Der Stressor ist notwendig, aber nicht allein kausal erklärend • Stressoren können im normalen Bereich (z. B. Scheidung) liegen oder extrem bedrohlich (traumatisch) sein • Definiert durch das Muster und die Dauer der Symptome – zusammen mit den damit verbundenen funktionellen Beeinträchtigungen

		6B40	Posttraumatische Belastungsstörung (PTBS)	• Nach Erleben eines bedrohlichen Erlebnisses
				• Symptome:
				  – Wiedererleben (z. B. Albträume, Flashbacks)
				  – Vermeidung (z. B. von Orten oder Personen)
				  – Fortgesetztes Bedrohungserleben (»Hypervigilanz«)
				• Symptome über mehrere Wochen bei deutlicher Beeinträchtigung

		6B41	Komplexe posttraumatische Belastungsstörung (kPTBS)	• Ein oder mehrere Ereignisse bedrohlicher Natur mit begrenzter Fluchtmöglichkeit (z. B. andauernde körperliche oder sexuelle Gewalt)
				• Alle Kriterien einer PTBS sind erfüllt
				• Zusätzlich:
				  – Probleme in der Affektregulierung
				  – Probleme im Selbstbezug (z. B. Gefühl von Wertlosigkeit)
				  – Schwierigkeiten mit Nähe und Beziehungen
				  – Symptome führen zu erheblicher Beeinträchtigung

		6B42	Verlängerte Trauerstörung	• Tiefgreifende Trauerreaktion nach Versterben einer nahestehenden Person • Sehnsucht, anhaltende Beschäftigung und emotionaler Schmerz • Dauer der Trauerreaktion übersteigt den sozial, kulturell oder religiös erwartbaren Zeitrahmen (z. B. sechs Monate)
		6B43	Anpassungsstörung	• Klarer Zusammenhang mit identifizierbarem psychosozialem Stressor (z. B. Krankenhausaufenthalt) • Tritt innerhalb eines Monats nach Stressor auf • Sorgen und Grübeln führen zu einer erheblichen Beeinträchtigung • Nicht besser durch andere Diagnose erklärt • Wenn der Stressor beseitigt ist, klingen die Symptome nach max. sechs Monaten wieder ab
		QE84	Akute Belastungsreaktion	• Ereignis oder eine Situation extrem bedrohlicher oder schrecklicher Natur (z. B. Natur- oder von Menschen verursachte Katastrophen) • Symptome: Angst, Benommenheit, Verwirrung, Traurigkeit, Wut, Verzweiflung, Überaktivität, Inaktivität, sozialer Rückzug, Stupor • Abklingen innerhalb weniger Tage nach dem Ereignis oder nach Entfernung aus der bedrohlichen Situation
Dissoziative Störungen				• Störung in der Integration der Bereiche Identität, Empfindungen, Wahrnehmungen, Affekte, Gedanken, Erinnerungen, Kontrolle über Körperbewegungen oder Verhalten • Vollständig oder partiell, meist fluktuierend • Symptome sind nicht anders besser erklärt • Erhebliche Beeinträchtigung
		6B60	Dissoziative neurologische Symptomstörung	• Störung der Integration motorischer, sensorischer oder kognitiver Funktionen • Nicht erklärt durch Erkrankung des Nervensystems oder anderweitig • Die Symptome treten nicht ausschließlich während einer anderen dissoziativen Störung auf

3 Tabelle: ICD-11-Klassifikation

Übergeordnete Gruppe I	Übergeordnete Gruppe II	Nr. ICD-11	Name	Definition
		6B61	Dissoziative Amnesie	• Unfähigkeit, wichtige autobiografische Erinnerungen, typischerweise an kürzlich stattgefundene traumatische oder belastende Ereignisse, abzurufen • Nicht mit einem normalen Vergessen vereinbar • Nicht ausschließlich im Rahmen einer anderen dissoziativen Störung • Nicht anders erklärt • Erhebliche Beeinträchtigung
		6B62	Trance-Störungen	• Deutliche Veränderung des Bewusstseinszustandes oder Verlust des Gefühls der Identität • Kleines Verhaltensrepertoire, das außerhalb eigener Kontrolle liegend erlebt wird • Mehrere Episoden oder eine mehrere Tage dauernde Episode • Trancezustand ist unfreiwillig und wird nicht als Teil einer kollektiven kulturellen oder religiösen Praxis akzeptiert • Nicht ausschließlich während einer anderen dissoziativen Störung • Nicht anders erklärt • Erhebliche Beeinträchtigung
		6B63	Besessenheitstrance	• Trancezustände, bei denen anstelle der eigenen eine andere, »besitzergreifende« Identität nach vorne tritt • Wiederauftretende Episoden oder eine Episode über mehrere Tage • Trancezustand ist unfreiwillig und wird nicht als Teil einer kollektiven kulturellen oder religiösen Praxis akzeptiert • Nicht anders erklärt • Erhebliche Beeinträchtigung
		6B64	Dissoziative Identitätsstörung	• Zwei oder mehr Persönlichkeiten, die in Erleben und Handeln getrennt sind • Persönlichkeitszustände unterscheiden sich bzgl. Empfindung, Wahrnehmung, Affekt, Kognition, Gedächtnis, motorischer Kontrolle und Verhalten • Persönlichkeiten übernehmen bestimmte Aufgaben und Lebensbereiche • Amnesie für andere Persönlichkeiten • Nicht anders erklärt • Erhebliche Beeinträchtigung
		6B65	Partielle dissoziative Identitätsstörung	• Ein einziger dominierender Persönlichkeitszustand, der meist vorliegt • Zeitweise Störung durch nichtdominante Anteile, die aversiv erlebt werden, z. B. bei starker emotionaler Belastung
		6B66	Depersonalisations-Derealisations-Störung	• Anhaltend oder wiederkehrende Depersonalisation und/oder Derealisation • Depersonalisation: Das Selbst wird fremd oder abgelöst erlebt • Derealisation: Umwelt wird als fremd oder unwirklich erlebt • Realitätsprüfung bleibt intakt • Nicht ausschließlich während einer anderen dissoziativen Störung • Nicht anders erklärt • Erhebliche Beeinträchtigung
Fütter- oder Essstörungen				• Abnormes und nicht anders erklärtes Ess- oder Fütterverhalten • Fütterstörungen: Störung des Essverhaltens, das nicht auf Körpergewicht oder -form zielt • Essstörungen: Störungen, die auch mit Veränderungen von Körperform und -gewicht zusammenhängen
		6B80	Anorexia nervosa	• Signifikant niedriges Körpergewicht, unter BMI 18,5 kg/m² bei Erwachsenen oder unter der fünften Perzentile bei Kindern oder eine Gewichtsabnahme von 20 % in sechs Monaten • Verhalten, das Gewichtsrekonstitution verhindert, wie reduzierte Nahrungszufuhr und gegensteuerndes Verhalten (z. B. Erbrechen oder Sport) • Körpergewicht wird überschätzt

Übergeordnete Gruppe I	Übergeordnete Gruppe II	Nr. ICD-11	Name	Definition
		6B81	Bulimia nervosa	• Häufige wiederkehrende Essanfälle • Gegensteuerndes Verhalten, das eine Gewichtszunahme verhindern soll (z. B. Erbrechen) • Gedankliche Fixierung auf Körperform • Leidensdruck durch Essen und kompensatorisches Verhalten und Beeinträchtigung • Kriterien für Anorexia nervosa nicht erfüllt
		6B82	Binge-Eating-Störung	• Häufige wiederkehrende Essanfälle • Kontrollverlust in den Anfällen • Belastend und von Scham und Ekel begleitet • Keine kompensatorischen Verhaltensweisen (wie bei Bulimia nervosa) • Leidensdruck und Beeinträchtigung
Störungen des körperlichen Erlebens oder der körperlichen Belastung				• Störungen im Erleben oder in der Integrität des Körpers • Belastend erlebte körperliche Symptome • Symptome im Fokus der Aufmerksamkeit
		6C20	Körperstressstörung	• Anhaltende belastende Körpersymptome an den meisten Tagen über mehrere Monate • Hohe Inanspruchnahme gesundheitlicher Leistungen • Aufmerksamkeit auf Symptom oder Gegebenheit ist übermäßig gegenüber dem Normalmaß • Untersuchungen schaffen Beruhigung • Häufig mehrere Körperbeschwerden • Symptome und Beschäftigung mit ihnen führt zu Einschränkungen
		6C21	Körper-Integritäts-Identitätsstörung (BIID)	• Intensiver und anhaltender Wunsch, körperlich behindert zu sein (z. B. durch Amputation) • Erhebliche Beeinträchtigung durch Wunsch und Beschäftigung • Versuche, Behinderung herbeizuführen, die gefährlich für Leib und Leben sind • Nicht anders erklärt
Störungen durch Verhaltenssüchte				• Leiden und Beeinträchtigung infolge wiederholter belohnender Verhaltensweisen • Durch abhängigkeitserzeugende Substanzen oder Verhalten

		6C50	Glücksspielstörung	• Anhaltendes (meist über 12 Monate) wiederholtes Glücksspiel online oder offline mit:
				  – Beeinträchtigter Kontrolle
				  – Zunehmender Priorität
				  – Fortführen trotz negativer Konsequenzen
				  – Leiden und Beeinträchtigung durch Glücksspiel

		6C51	Pathologisches Spielen	• Anhaltendes (meist über 12 Monate) wiederholtes Spielen (»Videospiele«) online oder offline mit:
				  – Beeinträchtigter Kontrolle
				  – Zunehmender Priorität
				  – Fortführen trotz negativer Konsequenzen
				  – Leiden und Beeinträchtigung durch Spielen

	Persönlichkeitsstörung	6D10		• Störung über mindestens zwei Jahre der Funktionen des Selbst (z. B. Selbststeuerung) und/oder in zwischenmenschlichen Beziehungen • Maladaptive und unflexible Muster des emotionalen Erlebens, Ausdrucks und des Verhaltens • Nicht anders erklärt • Erhebliche Beeinträchtigung durch die Störung
		6D11.5/ 6D10.Z	Borderline-Muster	• Kriterien der Persönlichkeitsstörung erfüllt • Instabilität in zwischenmenschlichen Beziehungen, Selbstbild, Affekten und Selbststeuerung • Versuch, Verlassenheit zu vermeiden • Instabile und intensive zwischenmenschliche Beziehungen • Episoden von Selbstverletzung • Vorübergehende dissoziative Symptome möglich.

3 Tabelle: ICD-11-Klassifikation

Übergeordnete Gruppe I	Übergeordnete Gruppe II	Nr. ICD-11	Name	Definition
Psychische Störungen oder Verhaltensstörungen in Zusammenhang mit Schwangerschaft, Geburt oder Wochenbett				• Syndrome in Zusammenhang mit der Schwangerschaft oder dem Wochenbett (Beginn innerhalb von etwa sechs Wochen nach der Entbindung), die signifikante psychische und verhaltensbezogene Merkmale aufweisen
		6E20	Psychische Störungen oder Verhaltensstörungen in Zusammenhang mit Schwangerschaft, Geburt oder Wochenbett ohne psychotische Symptome	• S. o. • Vor allem depressive Symptome • Keine Wahnvorstellungen, Halluzinationen oder andere psychotische Symptome • Wenn Kriterien für eine andere umschriebene Störung erfüllt sind, sollte diese vergeben werden
		6E40	Psychologische Faktoren oder Verhaltensfaktoren bei anderenorts klassifizierten Störungen oder Erkrankungen	• Manifestation, Behandlung oder Verlauf einer in einem anderen Kapitel der ICD klassifizierten Erkrankung wird beeinträchtigt • Zusätzliches Gesundheitsrisiko, z. B. durch Störung der Therapietreue • Faktoren erhöhen das Risiko von Leiden, Behinderung oder Tod und stellen einen eigenen Schwerpunkt dar • Kodierung gemeinsam mit der begleitenden Diagnose (»6E40 bei XY«).
(Sekundäre) psychische oder Verhaltenssyndrome aufgrund von Gesundheitszuständen, die nicht unter psychische oder Verhaltensstörungen fallen				• Vorhandensein ausgeprägter psychologischer oder Verhaltenssymptome • direkte Folgen einer nicht unter psychische und Verhaltensstörungen fallenden Erkrankung • Nicht anders erklärt • Symptome sind über die grundlegende Erkrankung hinaus so schwerwiegend, dass sie einer Behandlung bedürfen

Verzeichnisse

Literaturverzeichnis

Adler, R. (1990). Konversion. In: T. von Uexküll (Hrsg.), *Psychosomatische Medizin* (S. 469 f.). Urban & Schwarzenberg.

Ainsworth, M. D. S., Blehar, M. C., Waters, E. & Wall, S. N. (2015). *Patterns of attachment: A psychological study of the strange situation*. Psychology Press.

Albus, C., Waller, C., Fritzsche, K. et al. (2018). Bedeutung von psychosozialen Faktoren in der Kardiologie – Update 2018. *Kardiologe, 12*(5), 312–331.

Alexander, F. (1950/1977). *Psychosomatische Medizin: Grundlagen und Anwendungsgebiete*. De Gruyter.

Alexander, F. E. & French, T. M. E. (1948). *Studies in Psychosomatic medicine: An approach to the cause and treatment of vegetative disturbances*. Ronald Press.

Arcelus, J., Mitchell, A. J., Wales, J. & Nielsen, S. (2011). Mortality rates in patients with anorexia nervosa and other eating disorders: A meta-analysis of 36 studies. *Archives of general psychiatry, 68*(7), 724–731.

Bateman, A. & Fonagy, P. (2004). *Psychotherapy for borderline personality disorder: Mentalization-based treatment*. Oxford University Press.

Bateman, A. & Fonagy, P. (2016). *Mentalization based treatment for personality disorders: A practical guide*. Oxford University Press.

Bohus, M. & Schmahl, C. (2006). Psychopathologie und Therapie der Borderline-Persönlichkeitsstörung. *Deutsches Ärzteblatt, 103*(49), 3345–3352.

Bowlby, J. (1969). *Attachment and loss. Vol. I: Attachment*. Basic Books.

Bowlby, J. (1973). *Attachment and loss. Vol. II: Separation. Anxiety and Anger*. Basic Books.

Bowlby, J. (1975). *Bindung*. Fischer.

Bowlby J. (1976). *Trennung. Psychische Schäden als Folge der Trennung von Mutter und Kind*. Kindler.

Bowlby, J. (1980). *Attachment and loss. Vol. III. Loss. Sadness and depression*. Hogarth.

Brauchle, G. (2011). Erklärungsmodelle zur Entstehung und Aufrechterhaltung der posttraumatischen Belastungsstörung. *Journal für Psychologie, 19*(3).

Breuer, J. & Freud, S. (1977). *Studien über Hysterie*. Fischer.

Briquet, P. (1859). *Traité clinique et thérapeutique de l'hystérie*. JB Baillière.

Bromberg, W. (1975). *From shaman to psychotherapist: A history of the treatment of mental illness*. Henry Regnery Company.

Brüne, M. (2016). On the role of oxytocin in borderline personality disorder. *British Journal of Clinical Psychology, 55*(3), 287–304.

Brunner, R., Parzer, P., Haffner, J. et al. (2007). Prevalence and psychological correlates of occasional and repetitive deliberate self-harm in adolescents. *Archives of pediatrics & adolescent medicine, 161*(7), 641–649.

Buchheim, A. (2016). *Bindung und Exploration: Ihre Bedeutung im klinischen und psychotherapeutischen Kontext*. Kohlhammer Verlag.

Buchheim, A. (2018). *Bindungsforschung und psychodynamische Psychotherapie*. Vandenhoeck & Ruprecht.

Buchheim, A. & Benecke, C. (2007). Mimisch-affektives Verhalten bei Patientinnen mit Angststörungen während des Adult-Attachment-Interviews: Eine Pilotstudie. *PPmP – Psychotherapie Psychosomatik Medizinische Psychologie*, 343–347.

Buchheim, A. & Diamond, D. (2018). Attachment and borderline personality disorder. *Psychiatric Clinics, 41*(4), 651–668.

Buchheim, A. & George, C. (2011) Attachment disorganization in borderline personality disorder and anxiety disorder. Disorganized attachment and caregiving. In J. Solomon & C. George (Hrsg.), *Disorganzied attachment and caregiving* (S. 343–382). The Guilford Press.

Büssing, A. (2011). Spiritualität/Religiosität als Ressource im Umgang mit chronischer Krankheit. In A. Büssing & N. Kohls (Hrsg.), *Spiritualität transdisziplinär: Wissenschaftliche Grundlagen im Zusammenhang mit Gesundheit und Krankheit* (S. 107–124). Springer Verlag.

Cassem, N. & Hackett, T. (1979). Caring for the cardiac patient. »Ego infarction« psychological reactions to a heart attack. *The Journal of Practical Nursing, 29*(10), 17–20, 39.

Cho, E. N., von Kanel, R., Marten-Mittag, B. et al. (2012) Determinants and trajectory of phobic anxiety in patients living with an implantable cardioverter defibrillator. Heart 98 (10): 806–812.

Clarkin, J. F., Yeomans, F. E. & Kernberg, O. F. (2006). *Psychotherapy for borderline personality. Focusing on object relations*. American Psychiatric Publishing.

Daniel, R. (2021) Krebs. In E. Frick & K. Hilpert (Hrsg.), *Spiritual Care von A bis Z* (S. 196–198). De Gruyter.

Demétigny, M. L. (1784). *Tentamen Psycho-Somato-Iatrikon, Seu Conspectus Thesiformis, De naturâ Animæ & Corporis, sive de Spiritu & Materiâ quatenùs Medicinam spectant: Deo duce, publicis subjiciebat disputationibus in Augustissimo Ludoviceo Medico Monspeliensi*. Picot.

Doering, S. (2011). Psychotherapie der Angststörungen. *Journal für Neurologie, Neurochirurgie und Psychiatrie, 12*(4), 348–353.

Doering, S. (2021a). Klassifikation und Testdiagnostik. In S. Doering, H.-P. Hartmann & O. F. Kernberg (Hrsg.), *Narzissmus: Grundlagen-Störungsbilder-Therapie* (S. 224–245). Schattauer.

Doering, S. (2021b). Klassifikation und Testdiagnostik. In S. Doering, H.-P. Hartmann & O. F. Kernberg (Hrsg.), *Narzissmus: Grundlagen – Störungsbilder – Therapie*, Bd. 2 (S. 224–245). Schattauer.

Dozier, M., Stovall-McClough, K. C., & Albus, K. E. (2008). Attachment and psychopathology in adulthood. In J. Cassidy & P. R. Shaver (Hrsg.), *Handbook of attachment: Theory, research, and clinical applications* (2. Aufl., S. 718–744). The Guilford Press.

Dulz, B., Kernberg, O. F., Sachsse, U. & Herpertz, S. C. (2018). *Handbuch der Borderline-Störungen*. Klett-Cotta.

Durt, C., Fuchs, T. & Tewes, C. (2017). *Embodiment, enaction, and culture: Investigating the constitution of the shared world*. MIT Press.

Dyer, A. R. (2011). The Need for a New» New Medical Model«: A Bio-Psychosocial-Spiritual Model. *Southern Medical Journal, 104*(4), 297.

Engel, G. L. (1967). The concept of psychosomatic disorder. *Journal of Psychosomatic Research, 11*(1), 3–9.

Engel, G. L. (1977). The need for a new medical model: a challenge for biomedicine. *Science, 196*(4286), 129–136.

Ermann, M. (2023). *Narzissmus: Vom mythos zur Psychoanalyse des Selbst* (2. Auflage). Kohlhammer Verlag.

Ermann, M. (2024). *Psychotherapie und Psychosomatik: Ein Lehrbuch auf psychoanalytischer Grundlage*. Kohlhammer Verlag.

Fischer-Kern, M., Doering, S., Taubner, S. et al. (2015). Transference-focused psychotherapy for borderline personality disorder: Change in reflective function. *The British Journal of Psychiatry, 207*(2), 173–174.

Flückiger, C. & Beesdo-Baum, K. (2020a). Ressourcenaktivierung. In J. Hoyer & S. Knappe (Hrsg.), *Klinische Psychologie & Psychotherapie* (S. 575–588). Springer.

Fonagy, P., Gergely, G., Jurist, E. L. & Target, M. (2023). *Affektregulierung, Mentalisierung und die Entwicklung des Selbst*. Klett-Cotta.

Freud, S. (1895). Über die Berechtigung, ein bestimmtes Syndrom der Angstneurose von der Neurasthenie abzugrenzen. In S. Freud, *Standard Edition* (Bd. 3), 85–115.

Freud, S. (1914). *Zur Einführung des Narzißmus*. Internat. Psychoanalyt. Verlag.

Freud, S. (1916–17/1940). *Vorlesungen zur Einführung in die Psychoanalyse*. In S. Freud, Gesammelte Werke (Bd. 11). Imago.

Freud, S. (1926) *Hemmung, Symptom und Angst*. Internationaler Psychoanalytischer Verlag.

Freud, S. (1930/2012) *Das Unbehagen in der Kultur*. Reclam Verlag.

Frick, E., Büssing, A., Rodrigues Recchia, D. et al. (2021). Spirituelle Bedürfnisse von Patienten eines Notfallzentrums. *Medizinische Klinik Intensivmedizin und Notfallmedizin, 116*, 245–253.

Frick, E. & Roser, T. (2009). *Spiritualität und Medizin: gemeinsame Sorge für den kranken Menschen* (Bd. 4). Kohlhammer Verlag.

George, C., Kaplan, N. & Main, M. (1985). *The Adult Attachment Interview*. University of California, Berkeley.

George, C. & West, M. L. (2012). *The adult attachment projective picture system: Attachment theory and assessment in adults*. The Guilford Press.

Gilman, S., King, H., Porter, R. et al. (1993). *Hysteria Beyond Freud*. University of California.

Golder, W. (2007). *Hippokrates und das Corpus Hippocraticum: Eine Einführung für Philologen und Mediziner*. Königshausen & Neumann.

Grossman, K. (1988). Maternal attachment representations as related to patterns of infant-mother attachment and maternal care during the first year. In R. A. Hinde & J. Stevenson-Hinde (Hrsg.), *Relationships within Families. Mutual Influences* (S. 241–258). Clarendon Press.

Gunderson, J. G. (1996). The borderline patient's intolerance of aloneness: Insecure attachments and therapist availability. *The American journal of psychiatry, 153*(6), 752–758.

Hahn, P. (2007). Anthropologische Medizin als Grundlage ärztlichen Handelns. In H.-C. Deter (Hrsg.), *Allgemeine Klinische Medizin: Ärztliches Handeln im Dialog als Grundlage einer modernen Heilkunde* (S. 18–29). Vandenhoeck & Ruprecht.

Heinroth, J. C. A. (1818). *Lehrbuch der Störungen des Seelenlebens oder der Seelenstörungen und ihrer Behandlung. Vom rationalen Standpunkt aus entworfen* (Bd. 1). Vogel.

Henseler, H. (2000). *Narzisstische Krisen: Zur Psychodynamik des Selbstmords*. Springer.

Herpertz, S. C. & Bertsch, K. (2015). A new perspective on the pathophysiology of borderline personality disorder: A model of the role of oxytocin. *American Journal of Psychiatry, 172*(9), 840–851.

Herr, H. W. (2005). Franklin, Lavoisier, and Mesmer: origin of the controlled clinical trial. *Urologic Oncology: Seminars and Original Investigations, 23*(5), 346–351.

Hillman, J. (1980). *Selbstmord und seelische Wandlung: eine Auseinandersetzung*. Daimon.

Hoek, H. W. (2006). Incidence, prevalence and mortality of anorexia nervosa and other eating disorders. *Current opinion in psychiatry, 19*(4), 389–394.

Holland, J. C. (2002). History of psycho-oncology: Overcoming attitudinal and conceptual barriers. *Psychosomatic Medicine, 64*(2), 206–221.

Hosseini, S. A. & Padhy, R. K. (2019). *Body image distortion*.

Huber, H. P. (2008). *Allgemeine Klinische Psychologie*. Hogrefe.

Janssen, P. L. (2009). *Leitfaden psychosomatische Medizin und Psychotherapie: Orientiert an den Weiterbildungsrichtlinien der Bundesärztekammer*. Deutscher Ärzteverlag.

Jobst, A., Albert, A., Bauriedl-Schmidt, C. et al. (2014). Social exclusion leads to divergent changes of oxytocin levels in borderline patients and healthy subjects. *Psychotherapy and Psychosomatics, 83*(4), 252–254.

Jobst, A., Padberg, F., Mauer, M.-C. et al. (2016). Lower oxytocin plasma levels in borderline patients with unresolved attachment representations. *Frontiers in Human Neuroscience, 10*, 125.

Kernberg O. G. (1975). *Borderline Conditions and Pathological Narcissism*. Jason Aronson.

Kernberg, O. G. (1981). Structural Interviewing. *Psychiatric Clinics of North America, 4*, 169–195.

Kramer, H. (2000). *Der Hexenhammer*. W. Behringer & G. Jerouschek (Hrsg.). Deutscher Taschenbuch Verlag.

Langer, T. & Follmann, M. (2015). Das Leitlinienprogramm Onkologie (OL): Nukleus einer evidenzbasierten, patientenorientieren, interdisziplinären Onkologie? *Zeitschrift für Evidenz, Fortbildung und Qualität im Gesundheitswesen, 109*(6), 437–444.

Leichsenring, F., Beutel, M. E. & Leibing, E. (2008). Psychoanalytisch-orientierte Fokaltherapie der sozialen Phobie. *Psychotherapeut, 53*(3), 185–197.

Leichsenring, F., Winkelbach, C. & Leibing, E. (2005). Psychoanalytisch-orientierte Fokaltherapie der generalisierten Angststörung. *Psychotherapeut, 50*(4), 258–264.

Linehan, M. M., Armstrong, H. E., Suarez, A. et al. (1991). Cognitive-behavioral treatment of chronically parasuicidal borderline patients. *Archives of general psychiatry, 48*(12), 1060–1064.

Magee, W. J., Eaton, W. W., Wittchen, H.-U. et al. (1996). Agoraphobia, simple phobia, and social phobia in the National Comorbidity Survey. *Archives of general psychiatry, 53*(2), 159–168.

Mai, F. M. (1983). Pierre Briquet: 19th century savant with 20th century ideas. *The Canadian Journal of Psychiatry, 28*(6), 418–421.

Marshall, B. & Warren, J. R. (1984). Unidentified curved bacilli in the stomach of patients with gastritis and peptic ulceration. *The Lancet, 323*(8390), 1311–1315.

Meares, R., Hampshire, R., Gordon, E. & Kraiuhin, C. (1985). Whose hysteria: Briquet's, Janet's or Freud's? *Australian and New Zealand Journal of Psychiatry, 19*(3), 256–263.

Mehnert, A., Mueller, D., Lehmann, C. & Koch, U. (2006). The German version of the NCCN distress thermometer: validation of a screening instrument for assessment of psychosocial distress in cancer patients. *Zeitschrift für Psychiatrie Psychologie und Psychotherapie, 54*(3), 213–223.

Meier, I. & Roth, G. (2022). *Depression: Verstehen und Behandeln aus Sicht der Analytischen Psychologie*. Kohlhammer Verlag.

Mesmer, F. A. (1779). *Mémoire sur la découverte du magnétisme animal*. Didot.

Micale, M. S. & Porter, R. (1994). *Discovering the history of psychiatry*. Oxford University Press, USA.

Milrod, B. (1997). *Manual of panic-focused psychodynamic psychotherapy*. American Psychiatric Pub.

Milrod, B., Busch, F., Cooper, C. & Shapiro, T. (1997). *Manual of panic-focused psychodynamic psychotherapy*. American Psychiatric Pub.

Milrod, B., Markowitz, J. C., Gerber, A. J. et al. (2014). Childhood separation anxiety and the pathogenesis and treatment of adult anxiety. *American Journal of Psychiatry, 171*(1), 34–43.

Morschitzky, H. (2007). *Somatoforme Störungen: Diagnostik, Konzepte und Therapie bei Körpersymptomen ohne Organbefund*. Springer.

Mowrer, O. H. (1951). Two-factor learning theory: summary and comment. *Psychological Review, 58*(5), 350.

Nager, F. (1993) *Das Herz als Symbol*. Ed. Roche.

Ng, B.-Y. (1999). Hysteria: A cross-cultural comparison of its origins and history. *History of psychiatry, 10*(39), 287–301.

Nicholson, A., Kuper, H. & Hemingway, H. (2006). Depression as an aetiologic and prognostic factor in coronary heart disease: A meta-analysis of 6362 events among 146538 participants in 54 observational studies. *European heart journal, 27*(23), 2763–2774.

Oerter, R., Altgassen, M. & Kliegel, M. (2020). Entwicklungspsychologische Grundlagen. In J. Hoyer & S. Knappe (Hrsg.), *Klinische Psychologie & Psychotherapie* (S. 331–352). Springer.

OPD, Arbeitskreis (Hrsg.) (2023). *Operationalisierte Psychodynamische Diagnostik – OPD-3. Das Manual für Diagnostik und Therapieplanung*. Hogrefe.

Pargament, K. I. (2010). Religion and Coping: The Current State of Knowledge. In S. Folkman (Hrsg.), *The Oxford handbook of stress, health, and coping* (S. 269–288). Oxford University Press.

Pincus, A. & Wright, A. (2021). Narzissmus als Dynamik von Grandiosität und Vulnerabilität. In S. Doering, H.-P. Hartmann & O. F. Kernberg (Hrsg.), *Narzissmus: Grundlagen – Störungsbilder – Therapie* (S. 56–61). Klett-Cotta.

Platon (1998). *Politikos. Philebos. Timaios. Kritias.* Rowohlt Verlag.

Reich-Ranicki, M. (2014). *Meine Geschichte der deutschen Literatur: Vom Mittelalter bis zur Gegenwart.* DVA.

Reich, W. (1972). *Die Entdeckung des Orgons: Sexualökonomische Grundprobleme der biologischen Energie.* Fischer Taschenbuch.

Rizzolatti, G., Fabbri-Destro, M. & Cattaneo, L. (2009). Mirror neurons and their clinical relevance. *Nature clinical practice neurology, 5*(1), 24–34.

Rogers, J., Collins, G., Husain, M. & Docherty, M. (2021). Identifying and managing functional cardiac symptoms. *Clin Med (Lond), 21*(1), 37–43.

Ronel, J. (2010). Fördern Blindstudien das Sehen? Der animalische Magnestismus Mesmers und die evidenzbasierte Medizin. In M. Spitzer & W. Bertram (Hrsg.), *Hirnforschung für Neu(ro)gierige: Braintertainment 2.0* (S. 289–304). Schattauer.

Ronel, J., Noll-Hussong, M. & Lahmann, C. (2008). Von der Hysterie zur F45.0. *PiD – Psychotherapie im Dialog, 9*(3), 207–216.

Schulz, E. (1979). »Besessenheit« und Exorzismus im Jahre 1976. *Zeitschrift für Rechtsmedizin, 82,* 313–321.

Schulze L., Schmahl C., Niedtfeld I. (2016). Neural correlates of disturbed emotion processing in borderline personality disorder: A multimodal meta-analysis. *Biol. Psychiatry, 79,* 97–106.

Shedler, J. (2011). Die Wirksamkeit psychodynamischer Psychotherapie. *Psychotherapeut, 56*(3), 265–277.

Solano-Pinto, N., Sevilla-Vera, Y., Fernández-Cézar, R. & Garrido, D. (2021). Can parental body dissatisfaction predict that of children? A study on body dissatisfaction, body mass index, and desire to diet in children aged 9–11 and their families. *Frontiers in psychology, 12,* 650744.

Spielberger, C. D. (1966). Theory and research on anxiety. *Anxiety and behavior, 1*(3), 413–428.

Spitzer, C. & Freyberger, H. J. (2008). Geschlechtsunterschiede bei dissoziativen Störungen. *Bundesgesundheitsblatt-Gesundheitsforschung-Gesundheitsschutz, 1*(51), 46–52.

Spitzer, M. (2006). *Lernen.* Spektrum Akademischer Verlag.

Steinberg, H. (2007). Die Geburt des Wortes ›psychosomatisch‹ in der medizinischen Weltliteratur durch Johann Christian August Heinroth. *Fortschritte der Neurologie· Psychiatrie, 75*(7), 413–417.

Steinert, C., Schauenburg, H., Dinger, U. & Leichsenring, F. (2015). Psychodynamische Kurzzeittherapie der Depression: Ein evidenzbasiertes vereinheitlichtes Therapieprotokoll. *PPmP – Psychotherapie·Psychosomatik Medizinische Psychologie, 66,* 9–20.

Stotz-Ingenlath, G. & Frick, E. (2023). Depression und Demoralisierung. In J. Anneser & E. Frick (Hrsg.), *Psychosomatische Medizin und Palliative Care. Ein gemeinsamer Blick auf den ganzen Menschen* (S. 61–76). Kohlhammer.

Subic-Wrana, C., Milrod, B. & Beutel, M. E. (2012). *Panikfokussierte Psychodynamische Psychotherapie.* Hogrefe.

Sweeting, H., Walker, L., MacLean, A. et al. (2015). Prevalence of eating disorders in males: A review of rates reported in academic research and UK mass media. *International Journal of Men's Health, 14*(2).

Theml, H. (2002). Aufklärungsprozess in den Phasen des Diagnose- und Krankheitsweges. In A. Sellschopp, M. Fegg, E. Frick et al. (Hrsg.), *Tumor Manual Psychoonkologie* (S. 23-27). Zuckschwerdt.

Tschuschke, V. (2003). Psychologisch-psychotherapeutische Interventionen bei onkologischen Erkrankungen. *Der Onkologe, 9,* 657–665.

Veith, I. (1965). *Hysteria: The history of a disease.* University Chicago Press.

Verbitsky, A., Dopfel, D. & Zhang, N. (2020). Rodent models of post-traumatic stress disorder: Behavioral assessment. *Translational psychiatry, 10*(1), 132.

Verrecchia, A. (1999). *Giordano Bruno: Nachtfalter des Geistes.* Böhlau.

Weizsäcker, V. v. (1997). *Gesammelte Schriften Bd. 4: Der Gestaltkreis. Theorie der Einheit von Wahrnehmen und Bewegen.* Suhrkamp.

Wittchen, H.-U. (1988). Natural course and spontaneous remissions of untreated anxiety disorders: Results of the Munich Follow-up Study (MFS). In I. Hand & H.-U. Wittchen (Hrsg.), *Panic and phobias,* Bd. 2: *Treatments and variables affecting course and outcome* (S. 3–17). Springer.

Wittchen, H.-U. & Hoyer, J. (2011). Was ist Klinische Psychologie? Definitionen, Konzepte und Modelle. In J. Hoyer & S. Knappe (Hrsg.), *Klinische Psychologie & Psychotherapie* (S. 3–25). Springer.

Young, J. E., Klosko, J. S. & Weishaar, M. E. (2006). *Schema therapy: A practitioner's guide.* The Guilford press.

Yusuf, S., Hawken, S., Ôunpuu, S. et al. (2004). Effect of potentially modifiable risk factors associated with myocardial infarction in 52 countries (the INTERHEART study): Case-control study. *The Lancet, 364*(9438), 937–952.

Zanarini, M. C. (2000). Childhood experiences associated with the development of borderline personality disorder. *Psychiatric Clinics of North America, 23*(1), 89–101.

Zanarini, M. C., Williams, A. A., Lewis, R. E. et al. (1997). Reported pathological childhood experiences associated with the development of borderline personality disorder. *Am J Psychiatry, 154*(8), 1101–1106.

Stichwortverzeichnis

A

Abwehr 16, 43
Abwehrmechanismus 81
Affektregulation 66
Agoraphobie 56
Anamnese 28
Angst, existenzielle 37
Anorexia nervosa 36
Anorexie 12
Arbeitsplatzverlust 22
Arthritis 12
Arzt-Patienten-Beziehung 29
Asthma bronchiale 12
Ätiologie
Auslöseereignis 31
Ausschlussdiagnostik 22

B

Behandlungsmodell 29
Belastungsreaktion, akute 17
Belastungsstörung, posttraumatische 62
Betrachtungsweise
– dimensionale 74
– kategoriale 74
Beziehungsaufbau 29
Bindungskonflikt 42
Bindungstheorie 42
BMI 33
Briquet-Syndrom 15

C

Chronic Fatigue Syndrom 16
Coping 91
Craving 37

D

Darmerkrankung, entzündliche 12
Demoralisierung 53
Depression 23, 48, 50, 53
– narzisstische 72
Dermatologie 21
Desensibilisierung, systematische 78
Dissoziation 63
DSM-5 16
Dystonie, vegetative 16

E

Embodiment 16
Entaktualisierung 64
Entspannungsverfahren 78

Entwertung 81
Essstörung 23, 36
Expositionsbehandlung 78

F

Feinfühligkeit 25
Fibromyalgie 16
Fragetechnik 30
Funktionsstörung
– körperliche 16
– psychische 16
Furcht 55

G

Gastroenterologie 21
Gebärmutter 13
Gegenübertragung 29
Gender 13
Geschlechtsidentität 82
Gewichtsphobie 37
Gewichtsverlust 37, 38
Gewichtsvertrag 39

H

Herzneurose 84
Hilflosigkeit, erlernte 50
Hyperthyreose 12
Hypertonie 12
Hypervigilanz 63
Hypnose 15
Hypochondrie 14
Hysterie,

I

Idealisierung 81
Identifikation, projektive 81
Identitätsdiffusion 72
Identitätsstörung 66
– hysterische 17
Imagination 33
Impulsivität 66
Irritable Bowel Syndrom 16

K

Kachexie 12
Kardiologie
Komorbidität 11
Konditionierung 56

Konflikt
- Autarkie vs. Versorgung 36
- Autonomie vs. Abhängigkeit 36
- Autonomie vs. Bindung 36
- innerer 36
- intrapsychischer 16
- psychodynamisch relevanter (nach OPD) 73

Konsildienst 18
Kontrollattribution 93
Konversion 15
Körperbelastungsstörung 16, 27
Körperbeschwerden 31
- funktionelle 27

Körperbild 37
Körperschemastörung 36
Körpertherapie 33
Krankheitsmodell, individuelles 28
Krankheitstheorie, subjektive 92
Krankheitsverarbeitung 21
- spirituelle 93

Krisenintervention 64
Kunsttherapie 39

L

Liaisondienst 20

M

Medical Unexplained Physical Symptoms 16
Mentalisierung 25, 26
Mesmerismus 15
Modell
- Behandlungs- 29
- bio-psycho-soziales
- bio-psycho-sozio-spirituelles 12

Multiple Chemical Sensitivity 16
Multiple Sklerose 28
Mutismus, selektiver 55
Mutter-Kind-Beziehung 24

N

Narzissmus 66, 70
Neurasthenie 16
Neurodermitis 12
Neurologie
Nordic Walking 33

P

Panik 37
Panikattacke 57
Panikstörung 55
Persönlichkeit
- dissoziative 17
- hysterische 17

Persönlichkeitsstörung 17
- Borderline 57, 66, 74
- emotional instabile 64
- narzisstische 72, 74

Phobie, soziale 67
Predictive Processing 95
Psychoanalyse
Psychodynamik
Psychoedukation 21

Psychokardiologie 49
- funktionelle 84
- strukturelle 84

Psychoneuroimmunologie 12
Psychoonkologie 49
- Additives Modell 87
- Integratives Modell 88

Psychosomatose 12
Psychotherapie
- Analytische 77
- Dialektisch-Behaviorale 69, 80
- Einzel- 77
- Familientherapie 82
- Gruppen- 33, 77
- Mentalisierungsbasierte 69
- Panikfokusierte Psychodynamische (PFPP) 79
- Psychodynamische 51
- Schematherapie 69
- Systemische 50, 77, 82
- Tiefenpsychologisch fundierte 77
- Traumafokussierte 64
- Übertragungsfokussierte (TFP) 69, 81
- Verhaltenstherapie 50, 77–78

Psychotherapiewissenschaft
Purging 38

Q

Qigong 33

R

Reizexposition, gestufte 78
Religiosität 92
Resilienz 22, 93
Rezidivangst 92
Rückenschmerzen 29
Rückfallrisiko 50

S

Selbstschädigung 66
Selbstwert 70
Selbstwertkonflikt 72
Shared decision making 50
Signalangst 56
Simultanbehandlung
Simultandiagnostik 20
Social Distancing 96
Somatisierung 26
Somatisierungsstörung 17, 27
Spiegelneuronen 29
Spiritualität 10, 92
Störung
- dissoziative 13, 17, 64
- funktionelle 16
- psychogene 16
- somatoforme 27
- Verhaltensstörung 36

Stress 18
Struktur 38
Suizidalität 22, 48, 51
Supervision 50

T

Trauer 53
- unverarbeitete 45, 58
Traumaexposition 65
Traumafolgestörung 62
Traumatisierung 31, 62
- komplexe 63
Trennungsangst 55
Tresorübung 64

U

Ulcus 12
Unfall 22

V

Verleugnung 92
Vermeidung 63
Verschiebung 57
Virtual Reality 95
Vulnerabilität 93

Z

Zuhören, aktives 30
Zwangsstörung 37

Die umfassende Einführung in Psychotherapie, Psychosomatik und das psychodynamische Denken

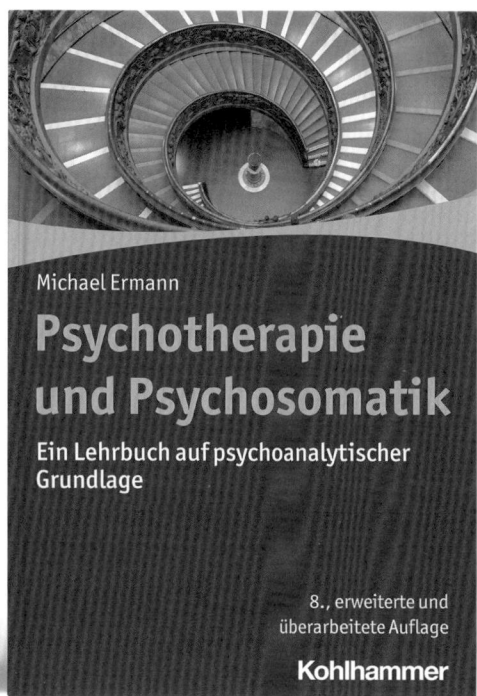

Michael Ermann
Psychotherapie und Psychosomatik
Ein Lehrbuch auf psychoanalytischer Grundlage

8., erw. und überarb. Auflage 2024
674 Seiten mit 13 Abb. und 16 Tab.
Fester Einband
€ 59,–
ISBN 978-3-17-043051-8

Dieses Lehrbuch bietet eine umfassende Einführung in die Psychotherapie und Psychosomatik und in das psychodynamische Denken. Zugleich gibt es einen Überblick über die Theorie und Praxis der Psychoanalyse sowie der psychodynamischen Verfahren.
Es vermittelt außerdem Basiswissen über weitere psychotherapeutische Methoden.
Beruhend auf den Säulen reaktive Pathologie, Konflikt-, Entwicklungs- und Traumapathologie bietet das Werk eine konsistente Systematik der Krankheitslehre sowie der Behandlungspraxis und behandelt spezielle Themen wie die psychische Entwicklung und psychosoziale Aspekte des Krankseins.
Für die 8. Auflage wurden neue Entwicklungen der theoretischen Grundlagen und klinischen Konzepte berücksichtigt und der gesamte Inhalt aktualisiert.

Auch als E-Book erhältlich.
Leseproben und weitere Informationen: **shop.kohlhammer.de**

Systematischer und empirisch fundierter Überblick über die gesamte Psychosomatik

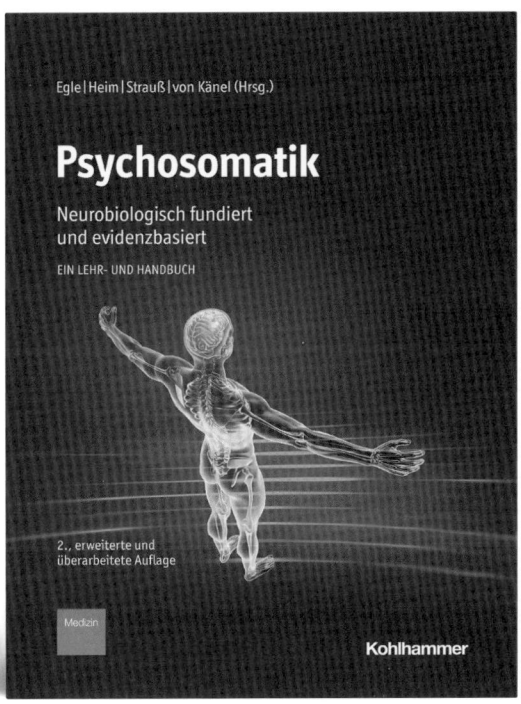

Egle/Heim/Strauß/von Känel (Hrsg.)

Psychosomatik
Neurobiologisch fundiert und evidenzbasiert
Ein Lehr- und Handbuch

2., erw. und überarb. Auflage 2024
906 Seiten mit 148 Abb. und 101 Tab.
Fester Einband
€ 159,–
ISBN 978-3-17-041384-9

Neue Erkenntnisse in der Neuro- und Molekularbiologie, der Epigenetik und Entwicklungspsychologie sowie der Psychotherapie- und der Stressforschung haben zu einem weitreichenden Paradigmenwechsel in der Psychosomatischen Medizin geführt.
Dieses Lehr- und Handbuch bietet in 100 Kapiteln zunächst eine aktuelle Bestandsaufnahme der wissenschaftlich gesicherten bio-psycho-sozialen Grundlagen dieser neuen Psychosomatik, um darauf aufbauend die Diagnostik und Therapie der wichtigsten psychosomatischen Erkrankungen umfassend darzustellen. Ergänzt wird dies durch Beiträge zur Geschichte der Psychosomatik, Epidemiologie, Gesundheitsökonomie, psychosozialen Prävention, Sozialmedizin und Begutachtung. Die 2. Auflage wurde um Kapitel zu assoziativen Lern- und Gedächtnisprozessen, PTBS, Diabetes mellitus Typ 2, Asthma, COPD, funktionellen Atemwegserkrankungen sowie Placebo- und Nocebo-Effekten erweitert.
Dieser umfassende, systematische und empirisch fundierte Überblick über die gesamte Psychosomatik hat sich als modernes Standardwerk für das Studium, die Aus- und Weiterbildung sowie die klinische Praxis etabliert.

Auch als E-Book erhältlich.
Leseproben und weitere Informationen: **shop.kohlhammer.de**

Das praxisbezogene Handbuch mit aktuellen Fallbeispielen

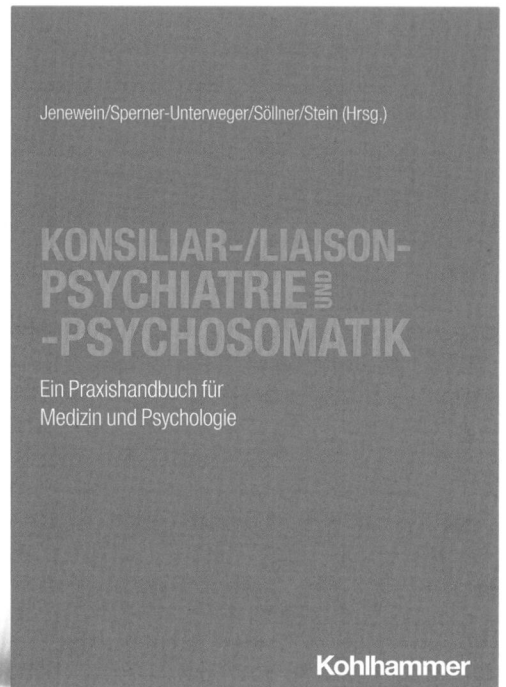

Jenewein/Sperner-Unterweger
Söllner/Stein (Hrsg.)

Konsiliar-/Liaisonpsychiatrie und -psychosomatik

Ein Praxishandbuch für Medizin und Psychologie

2025. 358 Seiten mit 13 Abb. und 34 Tab. Kart.
€ 59,–
ISBN 978-3-17-043066-2

Dieses praxisbezogene Handbuch bietet Berufsanfängern einen komprimierten Überblick über die wichtigsten Tätigkeitsbereiche der Konsiliar-/Liaisonpsychiatrie und -psychosomatik und dient erfahrenen Klinikern als Nachschlagewerk. Ausgewiesene Experten erläutern die Grundlagen wie die Organisations- und Versorgungsstrukturen von KL-Diensten inkl. der Prinzipien der praktischen Durchführung von Konsilien, die Unterstützung bei der Krankheitsverarbeitung, psychotherapeutische Interventionen und die Betreuung von Angehörigen, die Psychopharmakotherapie sowie rechtliche und ethische Fragestellungen. Darauf aufbauend werden klinische Aspekte und Behandlungsprinzipien bei einzelnen psychischen Störungsbildern sowie in ausgewählten klinischen Anwendungsbereichen dargestellt.
Die Inhalte werden jeweils anhand von typischen Fallbeispielen veranschaulicht und sind mit aktuellen Forschungsdaten und Behandlungsempfehlungen unterlegt.

Auch als E-Book erhältlich.
Leseproben und weitere Informationen: **shop.kohlhammer.de**